Esther Howoldt
Von Windeln verweht



PIPER

Zu diesem Buch

Als Esther Howoldt mit 23 Jahren zum zweiten Mal die Faszination des wachsenden Lebens in sich spürt, wird ihr plötzlich klar: Etwas Spannenderes gibt es nicht für sie. Sie beschließt, ihr Studium an den Nagel zu hängen und Hebamme zu werden, um so selbst neuen Erdenbürgern zu einem guten Start ins Leben zu verhelfen. Mit viel Einfühlungsvermögen und einer guten Portion Humor erzählt sie in ihrem Buch die lustigsten, dramatischsten und spannendsten Geschichten rund um Schwangerschaft, Vor- und Nachsorge und Geburt, die sie als Hebamme erlebt hat. Sie berichtet von ereignisreichen Klinik- und Hausgeburten, haarsträubenden Ultraschallirrtümern und deren Folgen sowie vielen weiteren absurden und aufwühlenden Ereignissen aus ihrem Klinik- und Praxisalltag.

Ein Buch für alle werdenden oder frisch gebackenen Eltern.

*Esther Howoldt,* geboren 1972, ist freiberufliche Hebamme und Mutter von vier Kindern. Sie lebt mit ihrer Familie in Frankfurt am Main.

Esther Howoldt

# VON **WINDELN** VERWEHT

Aus dem Leben einer Hebamme

Unter Mitarbeit von Christiane Stella Bongertz

Piper München Zürich

*Mehr über unsere Autoren und Bücher:*
*www.piper.de*

Die in diesem Buch beschriebenen Ereignisse haben sich so zugetragen, wie geschildert. Zum Schutz von Persönlichkeitsrechten wurden einzelne Namen geändert.

MIX
Papier aus verantwortungsvollen Quellen
FSC® C083411
www.fsc.org

Originalausgabe
Dezember 2013

Umschlaggestaltung: Mediabureau Di Stefano, Berlin
Umschlagabbildung: Franziska Biermann
Satz: Fotosatz Amann, Aichstetten
Gesetzt aus der Life
Papier: Munken Print von Arctic Paper Munkedals AB, Schweden
Druck und Bindung: CPI – Clausen & Bosse, Leck
Printed in Germany ISBN 978-3-492-30427-6

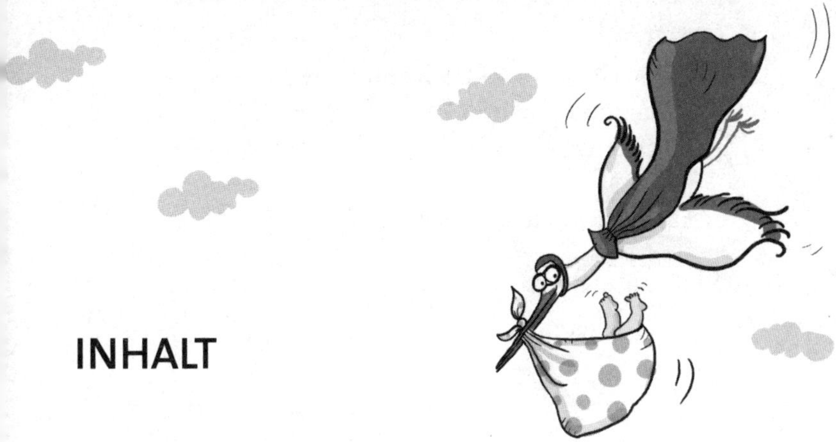

# INHALT

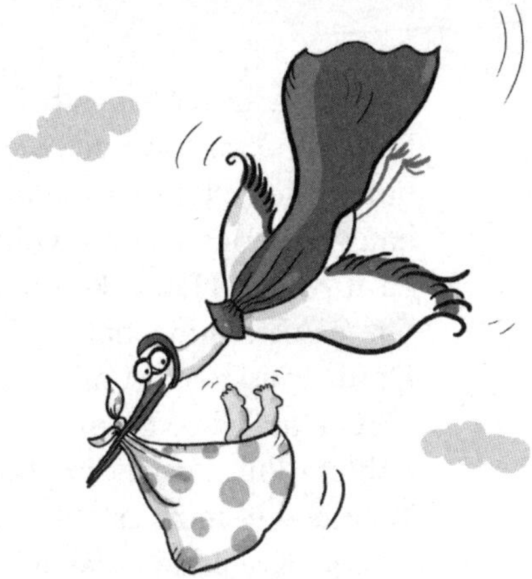

# PROLOG: GIMME FIVE!

Meine Lieblingszahl ist die Fünf. Von allen einstelligen Zahlen ist sie für mich die harmonischste. Die anderen Ziffern sind mir entweder zu eckig oder zu rund. Nur die Fünf kriegt mühelos die Verbindung von Rundungen mit Ecken und Kanten hin. Gewissermaßen schaffe ich als Hebamme auch eine solche Verbindung. Ich helfe anderen Frauen, dass eines der einschneidendsten Ereignisse im Leben eine möglichst harmonische, runde Erfahrung wird: die Schwangerschaft und die Geburt. Und sieht die Fünf mit ihrem Bäuchlein nicht auch ein bisschen aus wie eine Schwangere?

Apropos Fünf! Apropos Schwangere! Da sind wir ja gleich mitten im Thema: dem wohlgeordneten Chaos meines Lebens als Hebamme. Um fünf Uhr fünfzig wurde ich heute früh von einer SMS geweckt. Als Beleghebamme begleite ich »meine« Frauen auch durch die Geburt, darum muss ich natürlich immer erreichbar sein, man weiß ja nie, wann es losgeht. Mein Handy liegt darum auch nachts stets in Hörweite. *Pling* machte es also, und ich schälte mich aus dem Bett. Etwas erstaunt, denn normalerweise rufen die Frauen an, wenn sie Wehen haben und schicken keine SMS.

Die Nachricht kam aber auch nicht von einer wehenden Frau, sondern von einer, die ich zwei Tage zuvor entbunden hatte. Sie gedenke, am nächsten Vormittag das Krankenhaus zu verlassen und wollte wissen, wann ich denn dann zu ihr nach Hause kommen würde. War das zu fassen? Diese Mitteilung hatte nicht noch zwei Stunden Zeit? Dafür musste man mich wecken? Ich knallte das Handy zurück auf die Kommode und wackelte mit vor Ärger erhöhtem Puls zurück ins Bett, aus dem meine sechsjährige Tochter Liv mir verschlafen entgegenblinzelte. »Musst du in den Kreißsaal, Mama?«, fragte sie ängstlich. »Nein, mein Schatz«, antwortete ich und strich ihr über die weizenblonden Locken. »Alles okay. Schlaf weiter.« Beruhigt kuschelte sich Liv an mich und schlummerte sofort wieder ein. Was man von mir nicht sagen konnte. Ich war sauer. Mein Herz schlug viel zu schnell und trotz vor Müdigkeit brennender Augen war erst mal an Schlaf nicht zu denken. Also autogenes Training. Tief einatmen: *Ich bin ganz ruhig und entspannt. Mein rechter Arm ist warm und schwer …* Es muss irgendwo zwischen linkem Fuß und Oberschenkel gewesen sein, da kriegte ich doch noch die Kurve und segelte ins Reich der Träume. Schätzungsweise zwanzig Minuten später, um zehn vor sieben, klingelte der Wecker. Obwohl, genau genommen klingelte er nicht, er sang »Good Morning!« von Kanye West. »Von wegen Good Morning«, zischte ich den armen Herrn West an und haute unsanft auf die Ausschalttaste. Jetzt war ich noch wackliger auf den Beinen als um zehn vor sechs, dafür hatte ich keine Option mehr, mich noch einmal hinzulegen. Ich ging also rüber und weckte meine Großen.

Ich habe vier Kinder. Meine Söhne Leon und Tristan stammen aus meiner ersten und einzigen Ehe und sind heute 19 und 17 Jahre alt, von ihnen lebt nur Tristan noch zu Hause. Meine Töchter heißen Mathilda, zwölf, und Liv, das ist die Sechsjährige, die Sie ja gerade schon kennengelernt haben. Die Mädchen stammen aus anderen Beziehungen.

Wenn man mich als Teenager gefragt hat, wie viele Kinder ich gerne haben wollte, dann habe ich natürlich fünf gesagt. Aber nicht nur weil es meine Lieblingszahl war. Ein Einzelkind konnte ich mir noch nie vorstellen. Mit fünf Kindern hat man eine kleine Horde – und ich mag Horden. Wenn man zu sechst oder zu siebt am Tisch sitzt, dann ist die Stimmung immer locker, keiner steht unter genauer Beobachtung, keiner kann sich zu wichtig nehmen. Dafür sind einfach viel zu viele da.

Die Fünf habe ich bis jetzt noch nicht geschafft, und mit fortschreitendem Alter – ich bin jetzt 41 – rückt diese Zahl auch Jahr für Jahr in weitere Ferne. Nun bin ich also alleinerziehende Mutter von vier Kindern und stehe jeden Morgen um kurz nach sieben auf – und manchmal auch um fünf Uhr fünfzig.

Ich wanderte die nächste halbe Stunde zwischen Küche, Bad und Kinderzimmer hin und her, bis alle aus den Betten waren und ihre Brote hatten. Dabei musste ich jedes Mal an dem Poster von Alfred Hitchcock vorbei, das bei uns im Flur hängt und von dem er den Betrachter mit weit aufgerissenen Augen und drohendem Zeigefinger mahnt: *Nimm dich zusammen!* Das ist mein Motto, denn mein Leben ist manchmal ganz schön anstrengend. »Als ich so alt war wie ihr, da hat mich niemand geweckt und mir mein Pausenbrot geschmiert, das musste ich alles selbst machen«, hörte ich mich sagen, als ich für Tristan Käse auf sein Pausenbrot hobelte. Ach, was habe ich diese »Als ich in deinem Alter war«-Sätze früher gehasst – und jetzt sagte ich sie selbst, ohne es zu wollen. Mein sechzehnjähriger Sohn Tristan zog darauf nur eine Augenbraue hoch und servierte mir ein trockenes »Ach Mudda …«. So hätte ich in seinem Alter auch mal reagieren sollen!

Irgendwann zwischen Broteverteilen und Zähneputzen hörte ich wieder das vertraute *Pling*. Als Mathilda wie immer als Letzte das Haus verlassen hatte (»Hast du auch dein Brot, deine Schlüssel, deinen Kopf?«), schaffte ich es endlich, einen Blick auf mein Handy zu werfen. Die kleine Hoffnung, es könne sich bei der Nachricht um die eines heimlichen Verehrers handeln, der mich am morgigen Abend bekochen wollte, löste sich schnell in nichts auf: Die Nachricht war von einer meiner Teilnehmerinnen im Rückbildungskurs, Miriam. Sie könne leider wieder nicht zum Kurs kommen. Der Kleine sei gestern geimpft worden und quengele noch sehr. Ob sie die verpassten Stunden denn nachholen könne? Und ob ich mich mal melden könne?

Na klar, das machte ich doch gerne – später!

Als Hebamme wird man den ganzen Tag angerufen oder bekommt SMS. Auch am Abend oder am Wochenende. Um von meinem Job leben zu können, betreue ich sieben bis zehn Frauen pro Monat. In einem Betreuungszeitraum von durchschnittlich sechs Monaten – von der ersten Vorsorge bis zur letzten Nachsorge – sind das etwa 60 Frauen. Wenn von diesen 60 Frauen nur jede auch nur einen Anruf pro Monat tätigt oder eine SMS schickt, dann sind das schon 60 Anrufe oder Textnachrichten pro Monat. Jede Frau ruft mich aber im Laufe eines Monats mindestens vier Mal an und schickt mindestens ebenso viele SMS …

Ich ging zurück ins Schlafzimmer und weckte Liv. Meine kleine Tochter hatte aber noch keine Lust aufzustehen.

»Mama, können wir noch ein bisschen gammeln?«, fragte sie hoffnungsvoll. Das fragt sie eigentlich immer. Also schlüpfte ich zu ihr unter die Decke und wir lümmelten noch ein paar Minuten im Bett herum, bis mein Blick auf den Wecker fiel und ich zum Appell blies.

Liv verschwand im Bad, ich war gerade dabei, ihr Pulli und Jeans herauszusuchen, da klingelte das Handy.

»Hi Esther, Fiona hier. Du, der Kleine hat seit heute Morgen so einen wunden Po. Müssen wir da irgendwas machen?«

»Aber Fiona, ich komme doch nachher sowieso zu euch!«, entgegnete ich, leicht genervt. Um halb eins nach der Rückbildung hatte ich mit Fiona nämlich einen Termin. Musste sie mich da um viertel nach acht anrufen? Ein wunder Po war ja nun nicht lebensbedrohlich. Aber so sind sie eben, die jungen Eltern. Jede Hautschuppe wird zur Katastrophe, jedes Pickelchen zum Weltuntergang. Also sagte ich: »Ich schaue es mir nachher an. Mach den Po erst mal gut sauber und trocken und trag dünn eine Pflegecreme auf.«

Knapp zwanzig Minuten später war es Liv und mir gelungen, ohne weitere Zwischenfälle im Auto anzukommen. Wir hörten unsere absolute Lieblings-CD von Alexandra. Dabei singen wir immer mit, so gut wir können. Mitten »Auf dem Weg nach Odessa« klingelte das Telefon schon wieder. Tanja war dran. Sie sei ja drei Tage über ihrem errechneten Termin und hätte jetzt gerne, dass das Kind kommt, was sie denn da machen könne. Ich erklärte ihr, dass ich im Auto säße und später zurückriefe.

»Musst du in den Kreißsaal, Mama?«, tönte es bangend vom Rücksitz, nachdem ich aufgelegt hatte.

»Nein, jetzt nicht«, gab ich zur Antwort.

»Aber später?«, wurde nachgehakt.
»Ich glaube nicht, mein Schatz.«
»Mama, ich will nicht, dass du in den Kreißsaal gehst!«
»Ich weiß, Liv, aber manchmal muss ich das. Heute aber nicht, glaube ich. Ich hol dich später vom Kindergarten ab, okay?«
»Du holst mich ab?«, jubelte es von hinten.
»Ja.«
»Mama, machst du die Musik jetzt wieder laut?«
Ich musste grinsen: Liv hatte alles Wichtige geklärt, jetzt konnte sie wieder zum vergnüglichen Teil übergehen.
Inzwischen war es fast viertel vor neun und wir waren beinahe am Kindergarten angekommen. Aber wer sich zu früh freut, den bestraft das Leben genauso wie die Zuspätkommenden. Heute Morgen galten für uns wohl beide Kategorien – ich würde jetzt gern sagen, dass das eine Ausnahme war, aber das wäre glatt gelogen. Gerade fuhren wir durch eine ziemlich enge Straße, als plötzlich aus einem der schrägen Parkplätze auf der gegenüberliegenden Straßenseite ein silberner Audi rückwärts hervorschoss. Direkt vor mir war alles dicht, dort wurde mit Warnblinker in zweiter Reihe geparkt. Die Fahrerin des silbernen Audis hatte kaum den nötigen Radius, um auszuparken – aber sie probierte es trotzdem. Folglich legte sie den Verkehr in beiden Richtungen lahm. Sie kurbelte eine Ewigkeit hin und her, geschlagene fünf Minuten – dann fuhr der Wagen, der in der zweiten Reihe geparkt hatte, endlich weg. Der silberne Audi konnte raus und alle anderen weiter. Rücksicht? Wozu denn!
Um 8 Uhr 52 parkte ich beim Kindergarten (nicht in zweiter Reihe!) und um fünf vor neun saß ich bereits wieder hinterm Lenkrad. Um neun hatte ich mein erstes Gespräch in der Praxis, herrje, ich musste mich beeilen.

Nun ging es Gott sei Dank endlich flott voran – ungefähr hundert Meter bis zur nächsten Straßenkreuzung. Hier hatte sich eine lange Schlange bis zur Hauptstraße gebildet.

»Ist wohl nicht mein Tag«, murmelte ich gereizt. (Okay, ich gebe es zu. In Wirklichkeit habe ich: »Was ist das denn schon wieder für eine verdammte Scheiße?« gerufen.)

Um neun hatte ich es fast bis zur Praxis geschafft und freute mich schon, wie durch ein Wunder doch noch rechtzeitig zu kommen – als ein Müllauto direkt vor mir in die Straße einbog.

Mein Lenkrad hat jetzt eine leichte Beißspur oben in der Mitte.

Ich kam nur ganz leicht abgehetzt in der Praxis an, fünf Minuten zu spät. Zum Glück war von meinem Neun-Uhr-Termin noch nichts zu sehen. Oder war die Dame möglicherweise schon wieder gegangen? Vielleicht war ja Rebecca schon da und hatte sie hereingelassen? Rebecca ist meine Schwester, sie gibt bei uns die Shiatsu-Kurse, sie ist in unserer kleinen Praxisgemeinschaft morgens oft die Erste. Schnell befühlte ich die Klinke: Fehlanzeige, es war noch abgeschlossen. Ich holte tief Luft und sperrte die Praxis auf. Gleich links hinterm Eingang liegt unser Behandlungsraum. Meine Hebammenkollegin Eva und ich haben das Zimmer liebevoll »Vorfreuderaum« getauft. Darin befindet sich ein kleiner Schreibtisch, an dem wir die Gespräche mit unseren Patientinnen führen und das bequeme Bett, das immer fürchterlich quietscht, wenn die Schwangeren sich darauf für die Untersuchung niederlassen. An der Wand darüber hängt ein Bild, das mein Sohn Tristan mir vor Jahren einmal gemalt hat. In Acryl auf Leinwand zeigt es einen afrikanischen Elefanten, der mit wehenden Ohren auf den Betrachter zugelaufen kommt, es sieht aus, als würde er jeden Moment aus dem Bild herauslaufen. Der Hintergrund ist ganz in Orange gehalten und fügt sich prima in die sonnenwarmen Töne des Zimmers ein. Außerdem gibt es einen Kardiotokographen, kurz CTG, mit dem sowohl die Herztöne eines ungeborenen Babys als auch die Wehentätigkeit gemessen werden können, und eine Waage, die zur Freude der meisten Frauen stets zwei Kilo weniger anzeigt als andere Waagen. Dazu eine Regalwand von Ikea und unsere Pflanze, die leider nie genug Wasser bekommt, weil immer eine von uns denkt, die andere habe sie schon gegossen.

Ich hängte meine Jacke und Tasche an die Garderobe und schloss erst einmal alle Räume auf. Neben unserem »Vorfreuderaum« befindet sich der Kursraum. Darin liegen grüne, rote und blaue Gymnastikmatten und Bälle, die wir für unsere Kurse brauchen. Eva und ich bieten hier Rückbildung, Geburtsvorbereitung und Babymassage an. Ein Kronleuchter hängt von der hohen Stuckdecke, Weidenkörbe, in denen sich Decken und Kissen stapeln, stehen in den Ecken.

Rechts neben dem Kursraum gelangt man in Rebeccas Shiatsu-Raum. Shiatsu hat nicht direkt etwas mit einer Hebammenpraxis zu tun, ergänzt unsere Arbeit aber ganz wunderbar. Mit Shiatsu lassen sich Schmerzen bekämpfen, Schwangere finden durch die Massage wieder Ruhe und sogar die Entwicklung von Babys wird gefördert. Es hilft, wenn wir als Hebammen nicht mehr helfen können. Ich selbst habe dank der Shiatsu-Behandlung meine Rückenschmerzen in den Griff bekommen. Die Atmosphäre bei Rebecca ist etwas ganz Besonderes. Wenn ich mich abregen muss, brauche ich nur hier einzutreten. So war es auch an diesem Morgen. Ich schloss auf und knipste die Beleuchtung an. Sanft erhellten die versteckten Lampen hinter den schwarz gerahmten Paravents aus weißem Reispapier den Raum. Es wirkte, als würde mich die kleine dicke Buddhafigur hinter den Futons direkt angrinsen. Nur die Ruhe, schien Buddha zu sagen, das Leben ist ein langer ruhiger Fluss. Ich spürte förmlich, wie mein Puls in den Ruhebereich sank. Worüber hatte ich mich noch einmal aufgeregt?

Daneben gibt es noch unseren Warteraum mit einer kleinen Teeküche. Ich bin eigentlich nicht so der Typ, der sich selbst einen Tee kocht. Aber wenn mir jemand – meist ist es Rebecca – einen vor die Nase stellt, dann freue ich mich. Als ich in meiner Aufsperr-Runde dort angekommen war, hörte ich, wie die Tür ging. Rebecca kam herein.

»Na, das war ja mal wieder ein Verkehr heute, was?«, schnaufte sie. »Ich habe meinen Termin um Viertel vor neun absagen müssen, weil ich seit Bad Vilbel im Stau stand. Ich war übrigens die ganze Zeit hinter dir, hast du mich nicht bemerkt?«

Ich schüttelte den Kopf: »Nein, aber ich glaube, ich werde gerade versetzt. Ich hätte jetzt eigentlich ein Vorgespräch für eine Nachsorge im August.«

Da hetzt man sich ab und zum Schluss kommen die Damen nicht. »Vielleicht steckt sie auch im Stau?«, schlug Rebecca vor. »Hör doch mal den AB ab, vielleicht hat sie ja draufgesprochen?« Ich seufzte. Eigentlich sollten Absagen immer aufs Handy gehen, leider halten sich viele nicht daran, sondern besprechen unseren Anrufbeantworter in der Praxis. Oder genauer: Im Shiatsu-Raum. Dort steht das Telefon, weil Rebecca auch für Eva und mich die Termine vergibt und die Kurse einteilt. Wir hörten also den Anrufbeantworter ab. Es war nur eine Nachricht drauf. Die war von Samstag und stammte von Frau Klüter, meinem Neun-Uhr-Termin. »Hallo Frau

Howoldt, ich muss unseren Termin am Montag absagen, ich hatte heute eine Fehlgeburt.« Die Dame war natürlich entschuldigt, das tat mir sehr leid – Fehlgeburten sind im frühen Stadium der Schwangerschaft leider keine Seltenheit.

Ich ging schnell meinen Kalender durch. Wenn noch mehr Telefongespräche notwendig waren, erledigte ich das am besten gleich. »Weißt du was«, sagte ich zu Rebecca. »Jetzt rufe ich mal diese Frau Porl an. Die hatte vor zehn Tagen Entbindungstermin und hat sich immer noch nicht bei mir gemeldet.«

Frau Porl hatte im Spätherbst ein Vorgespräch mit mir geführt. Sie suchte eine Hebamme für die Nachsorge, ihr Baby sollte im Februar zur Welt kommen. Zu meinen Frauen, die ich zur Geburt begleite, nehme ich jeden Monat noch zwei Frauen an, die nur eine Nachsorge wünschen. Mehr schaffe ich nicht. Zusammen mit meinen Geburtenfrauen sind das sieben bis neun Nachsorgen im Monat. Damit ist die Grenze erreicht, die ich guten Gewissens betreuen kann, auch wenn Eva und ich wesentlich mehr Anfragen bekommen. Frau Porl hatte sich rechtzeitig gemeldet, und ich hatte noch einen Platz frei. Wie allen anderen hatte ich ihr erklärt, dass sie sich jederzeit melden könne, wenn in der Schwangerschaft etwas vorfiele. Ansonsten sähen wir uns, wenn das Baby auf der Welt sei.

»Porl«, meldete sich eine weibliche Stimme.

»Ja, guten Tag. Esther Howoldt mein Name. Spreche ich mit Tanita Porl?«

»Das ist richtig«, klang es betont freundlich aus dem Hörer.

»Ich habe Sie bei mir als Nachsorge für diesen Monat in meinem Kalender und der Geburtstermin ist ja nun schon zehn Tage vorüber. Ich wollte mal nachfragen, ob das Baby denn immer noch nicht da ist?«

»Doch, doch, das Baby ist schon da.«

Die Dame klang merklich ertappt und fuhr nervös-freundlich fort: »Ich habe mir nur überlegt, dass ich das auch alleine schaffe und eigentlich gar keine Hebamme brauche.«

*Na, super*, dachte ich. Vielen Leuten ist irgendwie nicht klar, dass Hebamme mein Beruf ist und nicht mein Hobby.

»In diesem Fall wäre es sehr nett gewesen, wenn Sie da abgesagt hätten, für mich bedeutet das jetzt einen Verdienstausfall«, sagte ich und ich spürte, wie Ärger in mir aufstieg. Ich fragte mich, ob Frau Porl auch eine Waschmaschine bestellte und dann bei der Lieferung sagte: Och, nö, ich hab's mir anders überlegt.

»Das wusste ich nicht, dass ich da absagen muss, das war mir nicht klar, das tut mir leid.«

Frau Porl klang jetzt richtig kleinlaut. Sie räusperte sich. »Ich bin ja auch schon wieder am Arbeiten, weil ich ja selbstständig bin …«

»Das bin ich auch«, sagte ich. »Tschüss, Frau Porl.«

Ich legte auf. Rebecca hatte die ganze Zeit neben mir gestanden und mit dem Kopf geschüttelt. Solche Geschichten sind leider kein Einzelfall. Eigentlich müssten wir Hebammen mit unseren Frauen Verträge machen. Viele Kolleginnen tun das auch. Aber irgendwie scheue ich mich nach wie vor davor. Dass sich ein Plan ändert oder eine persönliche Situation, das ist ja an sich kein Drama. Aber die Tatsache, dass man uns Hebammen – oder Shiatsu-Praktikerinnen – auflaufen lässt, ist einfach nicht fair. Wir sind am Ende immer die Dummen.

Aber jetzt hatte ich keine Zeit mehr, mich aufzuregen, denn es klingelte es an der Tür: Mein Neun-Uhr-dreißig-

Termin. Melanie erwartete ihr zweites Kind und statt zum Arzt zu gehen, kam sie für die Vorsorgeuntersuchungen lieber zu mir. Solches Vertrauen freut und ehrt mich. Während wir im Vorfreuderaum zugange waren, hörte ich, wie die Eingangstür immer wieder auf- und zuklappte. Langsam füllte sich die Praxis. Eva steckte kurz den Kopf zur Tür herein, sie brauchte Nadeln für die Akupunktur.

Nach Melanie kam eine junge Frau zum Vorgespräch, die ihr erstes Kind erwartete und im vierten Monat war. Ich erklärte ihr, was es bedeutet, eine Beleghebamme zu haben, und wie wir zusammenarbeiten würden. Dass ich sie im Krankenhaus so lange begleiten würde, bis sie mit Kind auf dem Arm in ihrem Zimmer läge und dass ich dann zur Nachsorge zu Mutter und Kind nach Hause käme. Zum Schluss legte sie sich auf das quietschende Bett. Ich tastete nach ihrer Gebärmutter und zeigte ihr, bis wohin diese bereits gewachsen war. Dann hörten wir gemeinsam die Herztöne ihres Babys, maßen ihren Bauchumfang und den Abstand zwischen ihrer Symphyse – der Schambeinfuge – und ihrer Gebärmutter. Die obere Kante der Gebärmutter markiert den sogenannten Fundusstand, daran lässt sich der Schwangerschaftsfortschritt ablesen.

Die junge Frau verließ zufrieden die Praxis. Jetzt war es Zeit, zu meinen Rückbildungsmädels hinüberzugehen, die sich inzwischen versammelt hatten. Von neun angemeldeten Frauen waren immerhin sieben da – nicht schlecht. Die Babys lagen auf Decken in der Nähe ihrer Mütter, einige schliefen, die anderen sahen uns zu, wie wir mit unserem Aufwärmprogramm starteten. Eine Viertelstunde turne ich immer fleißig mit.

Als wir bei der dritten Übung angelangt waren, war plötzlich ein lautes Knurren zu hören: mein Magen. Ein paar Teilnehmerinnen kicherten. Mir fiel ein, dass ich – wie gewöhnlich – noch nichts gegessen hatte. Ich verschwand kurz in die Teeküche, auf der Suche nach den Keksen, die Rebecca immer so gewissenhaft besorgt. Den zweiten Keks knabbernd erschien ich wieder im Kursraum und stellte die Keksdose für alle zugänglich in die Mitte des Raumes.

»Was soll das denn? Wir sollen doch abnehmen, dachte ich!«, tönte Kira gespielt empört aus der ersten Reihe, aber eigentlich schielten alle Turnerinnen verzückt in Richtung Dose.

»Das ist zur Motivation gedacht«, konterte ich augenzwinkernd. »Dann strengt ihr euch noch mehr an.«

Nach dem Warm-up begannen wir mit den eigentlichen Übungen für den Beckenboden. Spätestens nach der zweiten Übung habe ich immer das erste Kind auf dem Schoß, so war es auch heute. Klein-Daniel quengelte rum, kurz darauf folgte Baby Nina. Ich setzte mich mit den Kleinen auf einen Gymnastikball und gab, sanft auf und ab schaukelnd, meine Anweisungen. Wenn mehr als zwei Kinder unruhig werden, wird es kritisch, weil ich ja nun mal leider nur zwei Arme habe, auch wenn ich mehr gebrauchen könnte. Die besonders unruhigen nehme ich mir auf den Ball und hopse mit ihnen den Rest der Stunde. Stillen kann ich die Bande leider nicht, wer Hunger hat, muss von der Mama versorgt werden. Aber meistens bekommen wir es erstaunlicherweise ganz gut hin, dass alle Frauen ihre Übungen absolvieren können.

Nach dem Kurs verabschiedete ich mich und machte mich auf den Weg zu meinen Nachsorgen. Weil ich immer noch nichts Gescheites gegessen hatte, sprang ich schnell beim Bäcker gegenüber hinein. Ich sah mir abwechselnd die belegten Brötchen und die süßen Hefeteilchen an und konnte mich nicht entscheiden. Die noch recht junge Verkäuferin mit den wippenden roten Locken strahlte mich wie immer an. Ich habe mich schon oft gefragt, wie sie das macht, dass sie immer so vergnügt wirkt. Sie ist das krasse Gegenteil des Verkäufers, der bei dem 400 Meter von unserem Hebammenladen entfernten Bäcker bedient. Der wirkt so emotions- und freudlos wie ein platt gefahrener Frosch. Leider gibt es nur dort diese spiralförmig gedrehten Hefeteilchen mit Quarkfüllung, die ich so gerne esse und die der Bäcker unglücklicherweise »Käseschnecken« getauft hat. Dazu muss man wissen, dass »Schnecke« in Hessen und Umgebung auch ein umgangssprachlicher Ausdruck für das weibliche Geschlechtsteil ist. Ich gehe also in Frankfurt als Frau in einen Laden und verlange eine Käseschnecke. Müsste der Typ sich nicht jedes Mal wegschmeißen vor Lachen? Ich habe es mal eine Zeit lang damit versucht, nur darauf zu deuten: »Ich hätte gern so eines da.« Darauf kam dann prompt: »Sie möchten eine Käseschnecke?« Seitdem bestelle ich die Käseschnecken wieder direkt.

Nun, hier beim lachenden Lockenkopf gab es keine Käseschnecken – wenigstens keine zum Essen (Himmel, das muss am Job liegen, wir Hebammen sind so verdorben!) –, und ich war mir immer noch nicht im Klaren darüber, was ich wollte. »Was darf's denn sein?«, fragte also die nette Dame. »Soll es satt machen oder soll es richtig befriedigen?« Das war das Stichwort! »Befriedigen! Auf jeden Fall!«, antwortete ich und entschied mich im Bruchteil einer Sekunde für ein Teilchen mit Mandarinen. Bis zum Auto hatte ich das Ding bereits inhaliert. Dann fuhr ich los, zum wunden Po. Der Po war allerdings gar nicht wund, sondern nur leicht gerötet. Ich erklärte der Mutter, wie sie ihr Kind möglichst nur mit warmen Wasser reinigen und den Po auf niedriger Stufe trocken föhnen solle, bevor sie die Windel zumachte, damit der Kleine nicht feucht eingepackt wird. Nach zwanzig Minuten konnte ich mich verabschieden und mich zum nächsten Hausbesuch aufmachen. Sowohl dieser jungen Mutter als auch der nächsten ging es – samt den Kindern – hervorragend. Um kurz vor halb drei kam ich bei der letzten Nachsorge heraus. Ich stieg in mein Auto, aber fuhr nicht direkt los. Jetzt hatte ich endlich ein paar Minuten, um Tanja anzurufen, die so ungeduldig auf ihr Kind wartete. Ich fragte sie nach den letzten Untersuchungen beim Arzt, erkundigte mich nach den Kindsbewegungen und ihrem allgemeinem Wohlbefinden. Alles war fein – nur Tanja hatte keine Lust mehr, die dicke Kugel vor sich herzuschieben. »Je ungeduldiger du bist, umso länger lässt das Kind auf sich warten«, erklärte ich ihr. »Wehen setzen erfahrungsgemäß dann ein, wenn man aufgehört hat, andauernd darauf zu warten.«

»Hm…«, brummte Tanja. Sie war ganz klar nicht zufrieden mit meinen Ausführungen. Ich fuhr fort: »Tanja, wenn du willst, dass das Baby so schnell wie möglich kommt, geb ich dir den Tipp: Verabrede dich mit Freundinnen. Oder geh mit deinem Mann noch mal schön essen. Aber schränk dich vor allem sexuell nicht ein. Dann wird das schon bald…« Inzwischen war ich am Supermarkt angekommen. Das Handy immer noch am Ohr lief ich durch die Gänge. Nachdem Tanja endlich aufgelegt hatte, überlegte ich, was fehlte. Heute war unser Pizzatag. Eine Woche machen wir die selbst und in der nächsten gehen wir in unsere kleine Stammpizzeria. Dort waren wir vorige Woche gewesen, heute mussten wir also selber ran. Ich suchte schnell Hefe, Tomaten und die restlichen Zutaten zusammen und eilte zur Kasse. Liv musste bis 15 Uhr im Kindergarten abgeholt werden.

Meine Jüngste empfing mich mit der Frage, ob sie heute bei uns zu Hause mit Tamara spielen könne. Da sich keine

Geburt angekündigt hatte, sagte ich ja. Ich war gerade dabei, Liv ihre Jacke hinzuhalten, da klingelte das Telefon schon wieder. Meine größere Tochter Mathilda war dran. Sie wollte wissen, wann ich denn nach Hause käme. »Quasi jetzt – also wie immer!«, sagte ich, leicht verwundert über die Frage. »Ach so!«, kam es zurück. Soeben hatte ich Liv und ihre Freundin im Auto verstaut, da bimmelte es schon wieder. Himmel, hörte das irgendwann noch einmal auf? Diesmal war Tristan dran. »Warum bist du nicht auf dem Weg zum Schwimmen?«, fragte ich mit einem Anflug von Schärfe in der Stimme. Er habe sein Schwimmzeug zunächst nicht gefunden, erklärte er, jetzt würde er vermutlich zu spät kommen. Ach, darum ging's: den Taxiservice ›Mama‹!

»Okay«, erwiderte ich. »Ich bin auf dem Weg nach Hause. Komm schon mal runter, ich fahre dich schnell. Und sag deiner Schwester bitte, dass ich ein paar Minuten später komme.«

»Mama, kann ich »Die drei ???« hören?«, kam es jetzt von der Rückbank. »Nein, Liv, Tamara ist dafür noch zu klein.«

Von hinten war kurz ein mosernder Laut zu hören, doch dann fingen die beiden Mädchen an, sich etwas zu erzählen. Vor der Haustür angekommen, sprang Tristan mit seiner Sporttasche ins Auto und stellte im Radio erst einmal seinen Lieblingssender »Planet« an.

»Böh, das ist doof, das will ich aber nicht hören«, motzte Liv und funkelte ihren großen Bruder sauer an.

Ich holte tief Luft. Manchmal ist es wirklich nicht so einfach, die Interessen aller Kinder unter einen Hut zu bekommen, aber irgendwie scheine ich es meistens zu schaffen.

Um 16 Uhr kamen wir zum zweiten Mal wieder zu

Hause an. Liv und Tamara verschwanden in Livs Zimmer zum Spielen, Mathilda kam aus ihrem heraus. Es stellte sich heraus, dass weder die Meerschweinchen versorgt, noch die Hausaufgaben gemacht waren.

»Dann aber mal zackig«, forderte ich sie auf. Sie zog ein Gesicht und trollte sich in Richtung Meerschweinchenkäfig. Während Mathilda die Meerschweinchen fütterte und sich anschließend an ihre Hausaufgaben setzte, brachte ich den Müll hinunter und räumte die Spülmaschine erst aus und dann wieder ein. Mein Handy klingelte. Miriam war dran. Stimmte ja, die hatte ich noch nicht zurückgerufen. Der Kleine hing nach der Impfung immer noch ziemlich durch. Während ich ihr ein paar Tipps gab, kamen Liv und Tamara fröhlich in die Küche gehopst und wollten etwas zu essen. Ich drückte ihnen Apfelstückchen und ein paar Butterkekse in die Hand und die zwei zogen zufrieden von dannen. Inzwischen war es Viertel vor fünf. Ich erinnerte Mathilda ans Ballett.

»Kannst du mich nicht fahren, Mama?«, fragte die direkt.

»Nein, unmöglich. Liv hat eine Freundin da, die beiden kann ich kaum allein lassen. Außerdem ist es totaler Schwachsinn, die Strecke im Berufsverkehr zu fahren, da bist du mit der Bahn schneller.«

»Aber Tristan hast du auch zum Schwimmen gefahren.«

»Da war ich ja auch noch unterwegs.«

»Manno.«

Okay, ich geb's zu, dass jede und jeder genügend Aufmerksamkeit bekommt, ist manchmal ein wirkliches Jonglage-Kunststück. Mathilda moserte noch eine ganze Weile vor sich hin, bis sie schließlich schmollend die Wohnung verließ. Nachdem ich eine Maschine Wäsche im Kurzprogramm angestellt und eine andere von der Leine genommen und zusammengelegt hatte, begann ich, Schinken, Salami und Gemüse für die Pizza zu schneiden. Liv und Tamara gesellten sich zu mir und schnippelten fleißig mit. Ich nahm gerade die Hefe aus dem Kühlschrank, als mein Handy zur Abwechslung mal wieder klingelte. Tanja war schon wieder dran. Sie hätte jetzt vermehrt Schleimabgang (ja, so ist das als Hebamme, da darf man nicht empfindlich sein, die Anruferinnen wissen ja nicht, dass ich gerade koche), sie wollte nur schon einmal Bescheid sagen, das Kind käme ja bestimmt jetzt bald. Ich erklärte ihr, dass das trotzdem noch Tage dauern könne: »Wie gesagt: Geh aus, mach es dir schön mit deinem Mann!«

»Mama, musst du jetzt in den Kreißsaal?«, fürchtete sich Liv, als ich aufgelegt hatte. »Nein, Schatz, muss ich nicht. Wir machen jetzt Pizza, okay?«

Während der Teig aufging, holte ich die Wäsche aus der Maschine. Gerade hatte ich das letzte T-Shirt auf die Leine gehängt, da klingelte es an der Tür und am Festnetz gleichzeitig. Ich drückte den Türöffner, während Liv ans Telefon ging. Am Telefon war meine Lektorin, die wissen wollte, wie es denn nun mit dem Buch aussähe, an der Tür Tamaras Vater. Da ich die Lektorin nicht schon wieder vertrösten wollte, warteten Tamaras Vater und der Pizzateig eine geschlagene halbe Stunde, bis ich wieder zur Verfügung stand. In der Zwischenzeit war auch Tristan wieder da und jammerte, wann das Essen denn fertig sei. Nach dem Schwimmen ist er immer komplett ausgehungert. Ich entschuldigte mich bei Tamaras Vater und bei Tamara, die gerne mit uns Pizza gegessen hätte. Die zwei gingen ohne Pizza nach Hause, und ich konnte mich nun tatsächlich deren Fertigstellung widmen. Um 19 Uhr war auch Mathilda wieder da und wir konnten zu aller und vor allem Tristans großer Freude unsere Pizza verzehren.

Inzwischen sind die Kinder im Bett (okay, sie sind zumindest in ihren Zimmern). Ich sitze im Wohnzimmer am Schreibtisch, genieße die Ruhe und tippe diese Zeilen in meinen Computer. Nun haben Sie mich schon bei einem ganz normalen Tag in meinem Leben begleitet. Falls Sie darin eine Geburt live und in Farbe vermisst haben: Keine Sorge, lesen Sie einfach weiter. Von Geburten werde ich noch jede Menge erzählen.

Vor ein paar Minuten, es war zehn vor elf, hat mein Telefon übrigens zuletzt *Pling* gemacht. Mira bat um Auskunft, wann sie mich anrufen könne. Sie hätte heute erfahren, dass man einen Blasensprung vor der 36. Schwangerschaftswoche haben könne, und wollte dringend wissen, wie sie sich in solch einem Fall verhalten müsse. Ich habe ihr nur ganz kurz geantwortet, dass ich sie sich keine Sorgen machen solle und ich sie morgen anriefe. Denn jetzt habe ich Feierabend und falls nicht Tanjas Kind genauso ungeduldig ist wie ihre Mama und nicht – zum Beispiel – morgen früh um fünf Uhr fünfzig auf die Welt zu kommen gedenkt, habe ich vielleicht ein paar ruhige Stunden. Stunden, in denen ich schlafen kann, bis Kanye West mich mit einem melodischen »Good Morning« weckt.

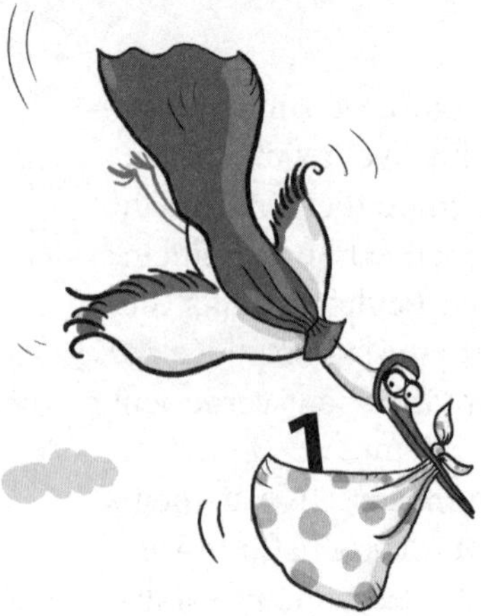

# 1 AUCH UMLEITUNGEN FÜHREN ZUM ZIEL

Ich würde jetzt gern sagen, dass ich immer schon Hebamme werden wollte, aber das wäre nicht ganz die Wahrheit. Hebamme war einer dieser Berufe wie Molekularbiologe oder Polarforscher. Ich wusste vage, dass es so etwas gibt, aber wie man dazu wird, war mir schleierhaft. Allerdings dachte ich auch nicht groß darüber nach: Mit mir schien das nichts zu tun zu haben.

Fakt ist, dass ich Kinder liebte und dass ich mich nach dem Abi – in der Annahme, dass sich irgendwann schon ein Berufswunsch materialisieren würde – für Pädagogik und Psychologie an der Uni in Frankfurt einschrieb. In diesem ersten Jahr an der Uni war ich vor allem auf der Suche nach mir selbst – wie so ziemlich alle in meinem Semester.

Dann verliebte ich mich.

Es passierte ausgerechnet in einem Kurs zur Fußreflexzonenmassage, den ich neben der Uni belegt hatte. Der schöne Michel war der einzige Mann im Kurs und aus irgendeinem Grund hatte er nur Augen für mich. Dann ging alles ziemlich schnell. Michel und ich zogen zusammen. Schon nach ein paar Monaten sah es so aus, als sei ich schwanger – er machte mir direkt einen romantischen Heiratsantrag. Eine Woche später stellte sich die Schwangerschaft zwar als Fehlalarm heraus, geheiratet haben wir trotzdem. Kurz drauf erwartete ich dann wirklich ein Baby. Mein Traum von den fünf Kindern war auf dem Weg, wahr zu werden – nun ja, zumindest schon mal zu einem Fünftel.

Aber es passierte noch etwas anderes, etwas Unerwartetes: Mit dem Baby im Bauch fühlte ich mich zum ersten Mal in meinem Leben wirklich komplett. Als ich meinen ältesten Sohn Leon an einem Augusttag in dem Krankenhaus zur Welt brachte, in dem ich heute auch meine Frauen entbinde, war ich gerade mal 22 Jahre alt.

Bereits ein Jahr später war ich mit meinem Sohn Tristan schwanger. Ein willkommener Unfall. Ein zweites Mal spürte ich diese Faszination des wachsenden Lebens in mir und die unglaublichen Veränderungen, die in meinem Körper vorgingen, und ich merkte: Etwas Spannenderes gab es nicht für mich. Der Stoff an der Uni dagegen schien mir staubtrocken und hatte für mein Gefühl wenig mit dem wirklichen Leben zu tun. Tristan war erst kurze Zeit auf der Welt, als ich beschloss, das Studium sein zu lassen. In mir war in der Zwischenzeit ein ganz bestimmter Berufswunsch herangereift, und den Grundstein dafür gelegt hatte Maja.

Maja war die Hebamme gewesen, die die Nachsorge nach Tristans Geburt übernommen hatte – bei Leon zwei Jahre vorher hatte ich keine eigene Hebamme gehabt und mir nach der Geburt alles selbst beigebracht. Das Stillen, das Baden, das Behandeln eines wunden Pos, alles. Ich hatte nicht die leiseste Ahnung, dass ich Hilfe hätte bekommen können. Erst als sich Maja so liebevoll um mich und Tristan kümmerte, hatte ich auf einmal begriffen, dass »Hebamme« ein richtiger eigenständiger Beruf ist. Bis dahin hatte ich Hebammen für Krankenschwestern mit Zusatzausbildung gehalten.

Maja war ungefähr in meinem Alter und ihre Fröhlichkeit war immer ansteckend gewesen. Egal, was sie tat, sie behielt dabei immer ihre lebensbejahende Leichtigkeit. Gleichgültig, ob sie Tristan wog, seinen Nabel begutachtete oder sich die Naht an meinem Dammschnitt ansah.

Maja hatte im Kreißsaal Dienst getan, aber sie hatte als Nachsorgehebamme auch Frauen – wie mich – nach der Geburt zu Hause besucht. Maja war jemand, der anderen Frauen half, auf ganz bodenständige Art. Maja sorgte dafür, dass winzige Wesen einen guten Start ins Leben bekamen. Ihr Beruf war sinnvoll und nah am Menschen. Das war etwas ganz anderes als die verkopfte Langeweile und das Geschwafel an der Uni!

Hebamme?! Das war's!

Zunächst ergatterte ich im Marienkrankenhaus, wo ich meine Söhne bekommen hatte, einen Praktikumsplatz. Über drei Wochen begleitete ich dort den Nachtdienst. Meine Söhne mussten tagsüber betreut werden, also hatte ich nur nachts Zeit – heute ist es mir ein Rätsel, wann ich wohl damals geschlafen habe.

Man ließ mich natürlich bestenfalls bei Geburten zusehen, aber alles, was ich mitbekam, fand ich spannend. Obwohl es mitten in der Nacht war, war im Kreißsaal fast immer etwas los. Das Krankenhaus schlief nie. Da waren Frauen, die ebenso ängstlich wie vorfreudig der Ankunft ihres Babys entgegenfieberten und die mit der Geburt am Beginn eines ganz neuen und besonderen Lebensabschnitts standen. Ärzte, die bei möglichen Komplikationen zur Stelle waren, damit die neuen Erdenbürger sicher und unversehrt im Leben ankamen. Anästhesisten, die mit ein paar Handgriffen Schmerzen nehmen konnten. Die winzigen Neugeborenen, die die ersten Momente ihres Lebens hier verbrachten.

Und natürlich die Hebammen.

Sie waren wie die weisen Frauen einer Dorfgemeinschaft. Sie hüteten altes und erprobtes Wissen über das Kinderkriegen. Sie gaben dem klinischen Geschehen menschliche Wärme und sie strahlten trotz aller Hektik in jedem Moment zuversichtliche Ruhe aus.

Na ja, zumindest einige von ihnen.

Im Anschluss an das Praktikum hatte ich dann tatsächlich eine Ausbildung als Hebamme begonnen und mittlerweile neigte sich bereits das zweite von drei Ausbildungsjahren dem Ende zu. Es war Sommer und warm, kurz vor den großen Ferien. Ich saß im Aufenthaltsraum für Hebammen und Hebammenschülerinnen und machte eine kurze Essenspause. Verwundert bemerkte ich, dass mir mein Butterbrot gar nicht schmeckte, stattdessen fühlte ich Übelkeit in mir aufsteigen. Schnell war er da, der Gedanke: *Shit, du bist schwanger!* Sofort schaltete sich meine interne Zensur ein: *Unsinn, das Einzige, was du bist, ist paranoid.*

Meine Ehe mit Michel war in der Zwischenzeit auseinandergegangen, und ich war mit meinem neuen Freund Robert gerade erst ein paar Monate zusammen.

Meine Regel war zwar noch nicht lange überfällig, aber gewundert hatte ich mich trotzdem. Robert wollte keine eigenen Kinder, wenigstens nicht in den nächsten Jahren. Auch bei mir hielt sich der Wunsch nach weiterem Nachwuchs gerade in Grenzen, meine Ausbildung ging vor. Ich hatte also verhütet. Allerdings hatte ich ungefähr in der Mitte des vergangenen Zyklus zum ersten Mal in meinem Leben plötzlich Zwischenblutungen gehabt. Schon da war mir der Gedanke gekommen, ob die da oben im Himmel irgendwelche Pläne hatten, in die ich nicht eingeweiht war.

Ich legte das Brot beiseite und stand auf. Vielleicht war die Übelkeit ja nur psychosomatisch. Ja, wahrscheinlich war sie das! Eine Folge meiner Anspannung. Doch als ich kurze Zeit später das Gebäude verließ, spürte ich einen leicht spannenden Schmerz in meinem Busen. Das sowieso schon recht enge Oberteil der weißen Schwesterntracht schien heute besonders eng, und da ich an der frischen Luft ein wenig forscher unterwegs war als im Kreißsaal, wippte die Brust bei jeden Schritt ein wenig auf und ab. Jedes Mal gab es einen leichten, ziehenden Schmerz.

*Du bist schwanger,* dachte ich, *das kann doch gar nicht sein …*

Zehn Tage später erhielt ich dann bei meiner Gynäkologin die Gewissheit. Schon der Tastbefund war eindeutig. Das, was ich da verschwommen auf dem schwarzweißen Ultraschallbild sah, räumte auch den letzten Zweifel aus dem Weg: Da war der Embryo, das Herzchen schlug!

Auf dem Weg nach Hause warf ich im Auto R.E.M. in den CD-Player und drehte die Lautstärke hoch. Das mache ich immer, wenn ich mich irgendwie abreagieren muss. Einerseits freute ich mich wie verrückt und hatte das Gefühl, dass alles so sein sollte. Aber das Kind hatte sich wirklich den ungeeignetsten Moment ausgesucht, um sich auf den Weg zu machen.

*There's a problem, feathers, iron,* sang Michael Stipe.

*Probleme sind dazu da, gelöst zu werden,* dachte ich, plötzlich kämpferisch. Das Baby würde Ende März auf die Welt kommen, kurz nach Anbruch des letzten Halbjahres der Ausbildung. Die Prüfungen standen also an, wenn das Kleine gerade mal drei Monate alt war. Das waren sowohl schriftliche und mündliche Prüfungen als auch die Betreuung einer Geburt im Kreißsaal.

*Fall on me, what is it up in the air for? It's gonna fall!*, behauptete Michael Stipe, als ich an einer Ampel halten musste.

Während ich wartete, dass es Grün wurde, trommelte ich nervös mit den Fingern aufs Lenkrad und überlegte. Wenn ich das, was für die Hebammenprüfung zu lernen war, vor der Geburt meines eigenen Kindes in meinen Schädel prügelte, war die Situation eigentlich gar nicht so übel. Ich wusste aus Erfahrung, dass ein Baby während der ersten sechs Lebensmonate relativ leicht von jemand anderem betreut werden kann – schließlich hatte ich schon mein Vordiplom an der Uni durchgezogen, als Leon gerade mal zwei Monate alt war.

Nein, das Problem lag woanders. Das Problem war die Hebammenschule selbst. Ich wusste ganz genau, was die Schulleitung sagen würde, wenn ich erzählte, dass ich ein Baby erwartete. Man würde mir garantiert ans Herz legen, ein Jahr zu pausieren. Erst mal das Kind zu bekommen und dann wieder einzusteigen. Das war aus Perspektive der Schule nur logisch, denn als Schwangere darf man wegen der – ausgesprochen theoretischen – Infektionsgefahr nicht im Kreißsaal eingesetzt werden.

Für mich schien eine Pause allerdings keine gute Alternative zu sein: Wenn ein Kind erst einmal ein Jahr alt ist, läuft und krabbelt es herum und ruft die ganze Zeit nach der Mama. Mal ganz abgesehen davon wollte ich die Ausbildung endlich vom Tisch haben. Ich wollte arbeiten dürfen!

Damit stand mein Entschluss fest: Ich würde die Schwangerschaft für mich behalten. Jedenfalls solange es nur ging. Dann konnte man weitersehen.

Robert machte erwartungsgemäß keinen Freudensprung, als er von meiner Schwangerschaft hörte, aber nach anfänglicher Grummelei gab er schließlich Ruhe und akzeptierte, dass er Vater wurde.

Die Sommerferien der Hebammenschule begannen auch nicht gerade gut, denn ich fing mir einen furchtbaren Darmvirus ein und nach zehn Tagen Virus, ich war in der zwölften Schwangerschaftswoche, war der Muttermund verstrichen und zentriert – ein Befund wie in der Eröffnungsphase einer Geburt. Die Zeichen standen auf Fehlgeburt. Alles, was ich tun konnte, war zu hoffen und das Bett zu hüten.

Nur langsam normalisierte sich mein Zustand wieder.

Nach den Ferien wagte ich es einmal in einem leeren Kreißsaal kurz den Kardiotokographen – das CTG-Gerät – anzuschalten und den Herzschlag meines Babys zu hören. Ich war zwar erst im vierten Monat, aber die isolierende Speckschicht an meiner Bauchdecke war ja nicht gerade üppig. Tatsächlich konnte ich mein Kind ganz kurz und leise hören: *Dedum, dedum, dedum*. Glück und Hoffnung strömte mir in diesem Moment durch alle Poren. *Was sitzt, das sitzt*, hatte eine Freundin mal gesagt, an diese Aussage klammerte ich mich. Ein Kind, das unter solch unmöglichen Umständen entstanden war, das wollte auch geboren werden. Das konnte mich jetzt nicht einfach wieder so verlassen.

Als ich im fünften Monat war, war ich auf der Säuglingsstation der Uniklinik eingesetzt, die wir alle nur »Kinderzimmer« nannten. Hier war leider die weiße enge Schwesternkleidung angesagt. Ich hatte in den vergangenen Wochen die durch die Krankheit verlorenen Pfunde wieder zugelegt und konnte das Baby jetzt auch spüren. Wo die Hose zu stramm saß, stupste es oft dagegen. Ich krempelte dann den Bund ganz nach unten, unter den Bauch. Doch wenn ich mich streckte oder hinsetzte zeichnete sich mein Bäuchlein unter der Uniform ab. Mir blieb nichts anderes übrig, als die Kolleginnen einzuweihen und zu hoffen, dass sie dichthalten würden.

Und das taten sie.

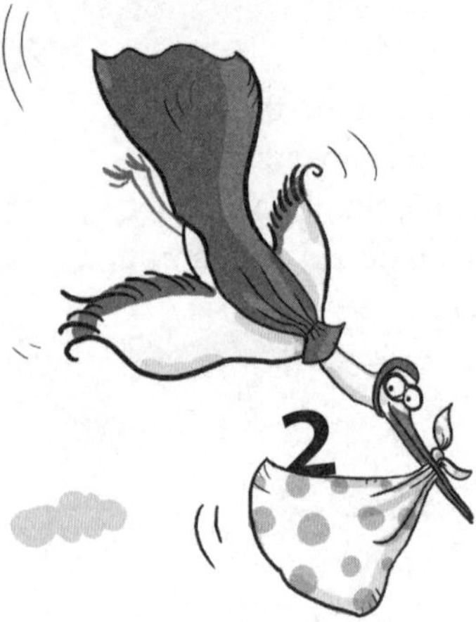

# 2 EIN PAAR KOLLISIONEN

Der Spätsommer mit seinen langen schönen Abenden verabschiedete sich allmählich, und während die Tage kühler wurden und die Herbstregen einsetzten, ging es mir besser und besser.

Bis zu einem Abend im Oktober.

Ich hatte, wie leider so oft, Spätdienst. Das war die einzige Dienstzeit, die sich nicht gut mit dem Mutterdasein verbinden ließ, und ich tauschte ihn, so oft es ging. Heute war das nicht möglich gewesen, aber es war ausgesprochen ruhig auf der Station, es gab nichts mehr zu tun. Die wenigen Babys waren bei ihren Müttern. Brigitte war die diensthabende Kinderkrankenschwester, eine liebe und fürsorgliche Person.

»Esther, fahr nach Hause zu deinen Jungs, ich hab das hier im Griff!«, sagte sie.

So fuhr ich statt wie gewöhnlich um halb elf schon gegen halb zehn auf der A 66 in Richtung Frankfurt. Es hatte geregnet, die Fahrbahn glänzte im Licht der Scheinwerfer, aber ich kannte die Strecke aus dem Effeff und fuhr zügig durch die Dunkelheit. Ich war glücklich über die geschenkte Stunde: Zeit war etwas, was mir wirklich immer fehlte.

Auf einmal sah ich, wie sich einige Fahrzeuge weiter vorn ein weißer Kombi aus der Reihe der Fahrzeuge löste und um die eigene Achse drehte. Wie in Zeitlupe rotierte dieser Pkw und kollidierte mit einem roten Kleinwagen, der auf der regennassen Fahrbahn nun ebenfalls zu kreiseln begann wie eine Billardkugel, die angestoßen worden war. Es sah aus wie ein unwirklicher Tanz, passend zu Paolo Conte, der aus meinen Lautsprechern schallte.

Meine automatische Reaktion erstaunt mich noch heute. Ich legte keine Vollbremsung hin, weil mir unbewusst wohl klar war, dass ich das Auto dann nicht mehr würde lenken können. Stattdessen bremste ich mit viel Gefühl stotternd ab und manövrierte meinen kleinen Fiat zwischen den Pirouetten drehenden Unfallwagen hindurch. Schließlich rollte ich auf dem Standstreifen am rechten Fahrbahnrand aus. Ich wolle gerade aufatmen, da nahm ich im Rückspiegel einen BMW wahr, der wohl weniger Geschick beim Bremsen bewiesen hatte. Er raste in einen der beiden Unfallwagen hinein und rotierte anschließend genau auf mich zu. Dummerweise war ich ja gerade im Schritttempo angelangt und konnte nicht mehr ausweichen. Ich hatte nicht mal mehr Zeit, einen Schreck zu bekommen, so schnell krachte der BMW im stumpfen Winkel in meine Fahrerseite. Der Sicherheitsgurt straffte sich mit einem Ruck um meinen babyrunden Leib.

Paolo Conte ließ sich nicht beirren: Er sang weiter, als sei nichts geschehen. Der CD-Player war definitiv nicht beschädigt. Ich hatte Glück im Unglück: Die Fahrerseite meines Autos war ziemlich nach innen gewölbt, aber das war alles. Der Rest und vor allem ich selbst mit meinem Baby im Bauch war unversehrt. Jedenfalls fühlte ich mich so, als ich über die Beifahrerseite aus dem Wagen kletterte. Auch keiner der anderen Betroffenen schien ernsthaft verletzt zu sein.

Schon näherten sich mit lautem Tatütata Feuerwehr, Polizei und natürlich der Rettungswagen, bald blinkte der Asphalt wie ein Discoboden im rotierenden blauen Licht. Ich fröstelte. Ein junger Sanitäter sprang aus dem Rettungswagen und lief sofort auf mich zu. Sein Blick blieb an meinem Bauch hängen, der sich unter dem Pulli wölbte: »Sie sind schwanger?« Es war mehr eine Feststellung als eine Frage. »Dann muss ich Sie bitten, mitzukommen, damit Sie im Krankenhaus untersucht werden können.«

»Muss das denn wirklich sein?«, fragte ich gereizt. »Ich fühle mich gut, ich muss nach Hause zu meinen Kindern.«

»So sind die Vorschriften«, gab er nur zurück.

»Und mein Wagen?«, erkundigte ich mich.

»Der kann hier erst mal stehen bleiben, den können Sie oder jemand für Sie später abholen oder er wird abgeschleppt. Je nachdem. Wir sagen der Polizei Bescheid, dass wir Sie mitnehmen.«

Ich seufzte, schnappte mir ärgerlich meine Handtasche vom Beifahrersitz und folgte ihm zum Krankenwagen.

So kam es, dass ich statt einer Stunde früher zu Hause an diesem späten Abend in der Klinik landete. Ich sollte es mir zur Beobachtung eine Nacht in einem Krankenbett »gemütlich« machen – man gönnt sich ja sonst nix.

Vom Münzapparat im Foyer – damals waren Handys noch nicht so flächendeckend verbreitet, ich jedenfalls besaß keines – rief ich nacheinander Robert und meine Schwester an, jemand musste ja mein Auto von der Straße bringen.

Nachdem ich diese Anrufe erledigt hatte, zögerte ich kurz.

Dann warf ich noch eine Münze ein und wählte die Nummer meines Vaters. Meine Eltern lebten getrennt. Keiner von beiden wusste, dass ich schwanger war. Ich hatte es bisher vermieden, ihnen davon zu erzählen: Weder meine Mutter noch mein Vater hatten sich über meine beiden ersten Schwangerschaften gefreut, ihrer Ansicht nach verbaute ich mir meine Zukunft. Meine Hebammenausbildung war auch nicht so recht in ihrem Sinne, etwas Akademisches hatte ihnen wohl eher für mich vorgeschwebt. Trotzdem schien mir nun der Moment gekommen, ihr drittes Enkelkind anzukündigen.

»Howoldt«, kam es vom anderen Ende.

»Hallo Papa«, sagte ich und hatte auf einmal feuchte Handflächen und Herzklopfen.

»Na, was gibt's?«

Sein Tonfall war lauernd, er ahnte etwas, mein Vater war nicht doof.

»Ich wollte nur Bescheid sagen, dass ich einen Autounfall hatte. Ich bin gerade noch in der Klinik. Mir ist eigentlich auch gar nichts passiert, die wollen mich nur vorsichtshalber eine Nacht zur Beobachtung hierbehalten, ich … ich bin nämlich schwanger!«

Jetzt war es raus.

»Mädchen, Mädchen, du lernst es nicht mehr«, sagte mein Vater und hatte damit vermutlich recht. »Tja, da wird sich deine Mutter aber freuen.«

Der sarkastische Ton war deutlich, aber ich hatte mir das Gespräch schlimmer vorgestellt.

Am nächsten Morgen wurde ich entlassen, Robert holte mich ab und fuhr mich nach Hause.

Im Krankenhaus hatte man nichts gefunden, aber wie es der Teufel wollte, bekam ich nach ein paar Stunden zu Hause auf einmal Schmerzen im linken Unterleib. Nachdem diese immer schlimmer wurden, rief ich schließlich meine Hebamme Iris an. Sie kam sofort vorbei, tastete meinen Bauch ab und wir hörten nach dem Baby. Der Bauch war nicht hart und das Herz des Babys schlug. Das war schon mal beruhigend und Iris fuhr wieder heim. Trotzdem ging es mir immer schlechter, und schließlich fuhr mich Robert doch noch zu meiner Frauenärztin.

Als die Ärztin das Untersuchungszimmer betrat, stampfte sie leicht mit dem linken Fuß auf: »Mensch, so ein Mist!« Sie hatte offenbar von ihren Damen an der Anmeldung bereits erfahren, worum es ging, und nahm wohl an, dass ich Wehen hatte und das Kind verlieren würde. Sie bat mich auf den gynäkologischen Stuhl und machte den Ultraschall an.

»Sie haben eine Einblutung an der linken Uteruswand«, sagte sie nach einer Weile und deutete mit besorgter Miene auf das schwarz-weiße Bild. »Hier, zwischen Uterus und Darm.«

Ich kniff die Augen zusammen und betrachtete den schwarzen Fleck, auf den ihre Fingerspitze zeigte.

»Ich überweise Sie ins Krankenhaus, das müssen die sich noch einmal anschauen.«

Prima, da war ich ja schon länger nicht gewesen.

Es dauerte eine Weile, bis sich dann im Krankenhaus jemand um mich kümmern konnte, und ich bekam erst einmal nur ein Bett, auf dem ich mich zusammenkrümmen konnte. Die Schmerzen wurden immerhin ein wenig besser, auf jeden Fall nicht mehr schlimmer. Während ich wartete, schneite plötzlich meine Mutter herein. Sie hatte Robert auf dem Handy angerufen und der hatte ihr mitgeteilt, wo ich war.

»Mensch, was machst du denn für Sachen?«, rief sie und es war nicht klar, ob sie den Autounfall oder meine Schwangerschaft meinte.

»Tja …«, sagte ich in Ermangelung einer schlüssigen Erklärung.

»Aber dein Vater hat ja auch lange mit seinen eigenen Neuigkeiten hinter dem Berg gehalten«, fuhr meine Mutter fort.

»Welche Neuigkeiten?«, fragte ich erstaunt.

»Oh, hat er es dir nicht erzählt?«

Ich erfuhr nicht, was mein Vater verheimlicht hatte, denn in diesem Augenblick wurde ich zur Untersuchung gerufen.

Die Ärztin, die die Ultraschalluntersuchung machte, war sehr freundlich. Zu meinem Erstaunen meinte sie, die Blutung sei nicht zwischen Darm und Gebärmutter, sondern innerhalb des Uterus. Das, was meine Frauenärztin gesehen habe, sei vermutlich eine Amnionablösung. Ich schluckte. Das Amnion ist die innere Schicht der Fruchtblase, und wenn die sich löst, ist das alles andere als ein gutes Zeichen.

»Aber das wird sich ein Kollege noch genauer ansehen, ruhen Sie sich erst einmal ein bisschen aus«, sagte sie.

Damit schickte sie mich zurück auf mein Zimmer. Ich war inzwischen so erschöpft, dass ich meine Umgebung nicht mehr richtig wahrnahm. Ich igelte mich ein und fiel sofort in tiefen Schlaf.

Erst am Abend wurde ich nochmals zum Ultraschall geholt. Diesmal empfing mich der Chef höchstpersönlich, Dr. Kolding, der – wie ich gehört hatte – nur mit der neuesten technischen Ausrüstung arbeitete. Wahrscheinlich war das Ultraschallgerät hier gestern erst vom Band gelaufen, es sah jedenfalls nigelnagelneu aus.

»Dann wollen wir mal schauen«, erklärte er lächelnd. Ich konnte mir nicht helfen, ich hatte den Eindruck, dass ich ihm mit meiner widersprüchlichen Diagnose gerade recht kam, weil das die tollen Eigenschaften seines Spielzeugs natürlich besonders gut zur Geltung brachte.

Dr. Kolding klatschte mir das kalte Kontaktgel auf den

Bauch und glitt mit dem Schallkopf über meine Haut. Das, was man jetzt auf dem Schirm sah, verhielt sich zu den üblichen schwarz-weißen Schemen wie ein moderner Flachbildfernseher zu einem TV-Gerät aus den Fünfzigern. Verzückt vermaß der Arzt mein Kind auf dem gestochen scharfen Bild. Dabei freute er sich selbst wie eines über das, was sein Gerät da so zutage brachte. Mittendrin klopfte es und ein anderer Arzt trat ein. Nun betrachteten beide Männer fasziniert den Bildschirm, auf dem mein Baby zu sehen war, als stünden sie vor einem Schaufenster mit Nobelkarossen.

»Sieh dir das an, Peter«, sagte Dr. Kolding. »Die Kontraste! Das ist schon ein gewaltiger Unterschied zum alten Gerät, oder?«

Der Kollege nickte anerkennend, die beiden schienen völlig versunken.

Ich räusperte mich.

»Wenn ich mal kurz unterbrechen darf«, sagte ich etwas genervt. »Was ist denn nun mit dieser Amnionablösung?«

Dr. Kolding sah mich zerstreut an.

»Ach das, ja«, meinte er. »Da kann ich Sie beruhigen. Davon ist nichts zu sehen, eine Amnionablösung ist das definitiv nicht.«

Er fuhr noch einmal in verschiedenen Richtungen über meinen Bauch.

»Ich kann derzeit keinen Anlass zur Beunruhigung erkennen, weder innerhalb noch außerhalb des Uterus.«

»Wie kann das denn sein? Ihre Kolleginnen haben doch eindeutig etwas gesehen«, sagte ich misstrauisch.

»Das kommt vor. Möglicherweise hat sich die Blutung so schnell verflüchtigt, wie sie gekommen ist – Sie hatten doch auch gesagt, dass Ihre Schmerzen nachgelassen haben, oder?«

Ich nickte.

»Ja, aber dass man jetzt so gar nichts mehr sieht, finde ich schon etwas seltsam«, beharrte ich.

»Nun, es kann auch sein, dass die Kollegen das Amnionband hier für eine Ablösung gehalten haben. Das sieht man auf den herkömmlichen Geräten ja oft nicht so deutlich.«

Er zeigte auf ein ziemlich dickes Band, das quer durch die Fruchthülle verlief.

»Ich habe ein Amnionband?«, fragte ich verblüfft. Ein Amnionband bildet sich selten und wenn man Pech hat, windet es sich um Füße oder Hände des Ungeborenen und behindert deren Entwicklung.

»Das muss man selbstverständlich beobachten«, entgegnete der Arzt. »Aber im Augenblick sieht das von der Lage her unproblematisch aus. Von mir aus können Sie morgen nach Hause.«

Zwei Tage später war ich wieder im Einsatz im »Kinderzimmer«.

Ich war gerade damit beschäftigt, einen winzigen Jungen zu wickeln, der drei Wochen vor dem errechneten Termin geboren worden war, da tippte mir Schwester Monika auf die Schulter: »Du sollst zu Frau Jürgens kommen.«

Frau Jürgens war die Leiterin der Hebammenschule.

»Jetzt?«, fragte ich und merkte, wie das Blut aus meinem Gesicht wich.

»Ja, sofort«, erwiderte Monika, drehte sich schnell um und verließ den Raum. Ich brachte den kleinen Jungen noch zu seiner Mama, dann machte ich mich auf den Weg.

»Guten Tag, Frau Howoldt, nehmen Sie bitte Platz«, sagte Frau Jürgens nach meinem Eintreten und deutete auf einen der Besucherstühle vor ihrem Schreibtisch.

»Ich habe von Ihrem Autounfall gehört«, sagte sie freundlich und ihre ordentlich frisierten Locken wippten leicht. »Aber zum Glück ist Ihnen ja nichts Schlimmeres passiert ...«

Ich verneinte, ihr säuselnder Tonfall ließ meine Alarmglocken schrillen.

»... und auch nicht Ihrem Baby. Frau Müller hat mich über alles in Kenntnis gesetzt.«

Frau Jürgens sagte das Letzte mit Nachdruck und warf dabei einen demonstrativen Blick auf meine Körpermitte. Frau Müller war Schwester Monika, die leitende Schwester auf der Säuglingsstation, sie hatte wohl kalte Füße bekommen und gepetzt. Spätestens hier und jetzt war Leugnen zwecklos, mein Bauch sprach Bände.

Frau Jürgens lehnte sich etwas über den Schreibtisch.

»Frau Howoldt, ich denke, es ist in dieser Lage das Beste, wenn Sie ein Jahr pausieren. Dann können Sie in Ruhe Ihr Kind bekommen und steigen dann im nächsten Jahr wieder ein. Schließlich hätte das alles hier ja auch schiefgehen können.«

Ich schüttelte den Kopf.

»Das möchte ich auf keinen Fall, ich will die Schule wie geplant im nächsten Jahr abschließen. Außerdem hat der Unfall doch nichts mit meiner Ausbildung zu tun!«

Frau Jürgens zog die Augenbrauen hoch, nun lächelte sie nicht mehr.

»Sie wissen ja vermutlich, dass wir Sie in Ihrem Zustand ab sofort nicht mehr im Kreißsaal einsetzen dürfen. Hinzu kommt die Zeit des Mutterschutzes. Ich wüsste nicht, wie das funktionieren sollte.«

Sie klang schnippisch.

Mit dieser Argumentation hatte ich gerechnet – und ich hatte mich vorbereitet.

»Das weiß ich natürlich«, fing ich an. »Aber ich habe

mir das genau überlegt. Es sind gar nicht mehr so viele Kreißsaaleinsätze und alles andere darf ich ja machen. Das Baby kommt erst Ende März. Nach der Geburt liegt direkt ein Schulblock, den darf ich trotz Mutterschutz wahrnehmen, und im Sommer sind Ferien. Ich falle also nur ein paar Wochen zwischen dem Schulblock und dem Ende der gesetzlichen Schutzfrist aus.«

Frau Jürgens runzelte die Stirn, offenbar war sie Widerstand nicht gewohnt. Dann richtete sie den Blick auf die Papiere, die in einem Hefter vor ihr auf dem Schreibtisch lagen.

»Ich sehe hier, dass Ihnen doch noch einige Geburten fehlen, um zur Prüfung zugelassen zu werden. Die müssten Sie in diesem Fall nach Ihrer Rückkehr absolvieren. Dann dürfen Sie Ihr Kind aber nicht stillen, das ist bei Einsätzen im Kreißsaal verboten!«

»Das würde ich in Kauf nehmen.«

Sie sah mich ebenso überrascht wie skeptisch an. Eine nicht stillende Hebamme – gut: Hebammenschülerin – klang in ihren Ohren vermutlich so wahrscheinlich wie ein Bäcker, der kein Brot isst. Ich hatte natürlich trotzdem vor zu stillen, aber das musste Frau Jürgens ja nicht wissen – was man nicht weiß, macht schließlich nicht heiß. Für mich stand jedenfalls fest, dass ich bis zur letzten Instanz gehen würde, um die Prüfungszulassung zu erhalten. Die letzten Jahre waren wahnsinnig anstrengend gewesen und die Ausbildung war nur durch eine straffe Organisation möglich. Nein, ich wollte jetzt nicht ein ganzes Jahr verlieren! Leon würde im Sommer in die Schule kommen, und ich wollte die Ausbildung dann bald hinter mir haben, um mehr Zeit und Ruhe für alle drei Kinder zu haben.

»Es gibt aber noch ein anderes Problem«, sagte Frau Jürgens nun. Sie sah aus wie ein Pokerspieler, der eine

Trumpfkarte aus dem Ärmel zieht. »Sie haben bereits sehr viele Fehlstunden wegen Ihrer Streptokokkeninfektion und der Mandeloperation im Februar. Wenn da jetzt noch mehr Wochen dazukommen, könnte das knapp werden.«

Sie tippte mit dem Zeigefinger auf das Blatt vor sich, auf dem offenbar alle meine »Sünden« aufgelistet waren. Zum Glück hatte ich in weiser Voraussicht bei der Prüfungskommission angerufen. Dort hatte man mir mitgeteilt, dass ich auch mit über das normale Maß hinausgehenden Fehlstunden zugelassen werden könnte, wenn die Hebammenschule der Ansicht war, ich könnte die Prüfung trotzdem schaffen – und das würde nun wirklich jeder meiner Ausbilder bestätigen.

»Also …«, fing ich an, »… ich habe mich da beim Prüfungsamt erkundigt …«

Nachdem ich fertig war, sah Frau Jürgens mich mit einer Mischung aus Gereiztheit und Resignation an.

»Sie geben wohl nicht so schnell auf, Frau Howoldt«, stellte sie seufzend fest. »Eine Eigenschaft, die man in unserem Beruf durchaus gebrauchen kann. Tja, was soll ich machen? Dann probieren wir es.«

Mit diesen Worten klappte sie den Hefter vor sich zu und entließ mich.

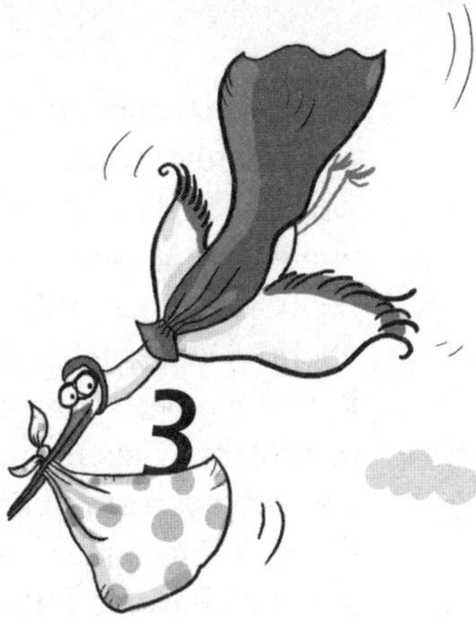

# 3 SCHLECHTE NACHRICHTEN

Die nächsten Monate vergingen zum Glück ohne weitere Komplikationen. Wenn man einmal davon absieht, dass mein Vater schwer krank war, womit er mir gegenüber allerdings nicht herausgerückt war. Nachdem er meiner Mutter am Telefon von meinem Unfall und meiner Schwangerschaft berichtet hatte, hatte er hinzugefügt: »Ach, übrigens, wo wir gerade bei den schlechten Nachrichten sind: Ich habe Krebs.« Mein Vater hatte eben seine ganz eigene Art von Humor.

In der Ausbildung war ich nun auf der Wöchnerinnenstation eingesetzt. Dort liegen Frauen, die gerade entbunden haben, Schwangere mit vorzeitigen Wehen oder anderen Problemen. Wegen meines Zustandes erlaubte ich mir keine Blöße, im Gegenteil, ich gab eher 120 Prozent. Natürlich wollte ich auf keinen Fall, dass sich irgendeiner meiner Vorgesetzten über mangelnden Einsatz beschwerte und ich dann doch noch gezwungen sein würde zu pausieren. Also scheute ich keine der anfallenden Arbeiten und wurde auch von den Schwestern und Kolleginnen nicht geschont. Ohne Hilfe mobilisierte ich Wöchnerinnen, die einen Kaiserschnitt gehabt hatten, was jedes Mal ein kleiner Kraftakt war. Dabei muss man die Frauen, die sich wegen des Bauchschnittes nicht alleine aufsetzen können, zunächst halb aus dem Bett hieven. Dann hilft man ihnen beim Aufstehen, geht ein paar Schritte mit ihnen – das ist wichtig, damit sich keine Thrombose entwickelt. Dazu kurvte ich Betten mit Schwangeren, die ja gern mal 80 Kilo und mehr wiegen, hin und her und schob voll beladene Essenswagen durch die Station und teilte Mahlzeiten aus.

Eines Tages kam eine Schwangere namens Lucy Sonko auf die Station. Lucy stammte aus Gambia und sprach schlecht Deutsch. Sie war im sechsten Monat, hatte vorzeitige Wehen und stand darum unter stationärer Beobachtung und war zu Bettruhe verdonnert. Sie war ruhig und zurückhaltend und wirkte sehr ängstlich, dass sie ihr Baby verlieren könnte. Auch ihr Mann, der sie besuchen kam, machte einen unruhigen Eindruck. Doch bald gaben die Ärzte Entwarnung und Lucy wurde nach Hause entlassen. Lucy war auf der Station eine Schwangere unter vielen und wahrscheinlich wäre sie mir nicht im Gedächtnis geblieben, wenn ich sie nicht sehr bald wiedergesehen hätte.

Als ich im neunten Monat schwanger war, hatte ich meinen letzten praktischen Einsatz in der Schwangerenambulanz und beim Ultraschall. Beim Ultraschall durften wir den Spezialisten während der Untersuchungen über die Schulter schauen. Auch Amniozentesen wurden hier vorgenommen, also Fruchtwasseruntersuchungen, bei denen Chromosomenauffälligkeiten beim Ungeborenen aufgedeckt werden können.

Drei Tage in der Woche war ich dort, zwei Tage in der Ambulanz, wo wir Hebammenschülerinnen uns mit Anamnesen vertraut machen sollten – also mit der Erfassung der

Krankengeschichte einer Patientin. Außerdem lernten wir den richtigen Umgang mit den Schwangeren, ganz unabhängig davon, ob diese eine normale unauffällige Schwangerschaft hatten oder ob sie in der Uni-Klinik würden entbinden müssen, weil es bei Mutter oder Kind das Risiko für Komplikationen gab.

Für mich war das zur Abwechslung mal eine recht entspannte und geregelte Zeit mit freien Wochenenden, das gefiel mir. Ich schob also ein paar Wochen vor meiner eigenen Entbindung endlich eine etwas ruhigere Kugel.

Es war bereits gegen Ende meines Einsatzes dort, als ich Lucy wiedertraf. Sie war inzwischen in der 30. Schwangerschaftswoche und mit ihrem Mann zum Spezialultraschall gekommen, da ihr Frauenarzt Wachstumsabweichungen des Fötus diagnostiziert hatte. Unser Oberarzt Dr. Lohr, ein sehr ruhiger Mann, der emphatisch auf seine Patienten einging, erklärte dem Paar sehr freundlich und sachlich die anstehende Untersuchung. Ich selbst stand ein wenig abseits im Hintergrund. Diskret, aber mit gutem Blick auf den Bildschirm.

Dr. Lohr vermaß zunächst sämtliche Extremitäten des Fötus, dann den Rumpf und schließlich den Kopf.

»Nun«, sagte er schließlich, immer noch mit auf den Bildschirm gehefteten Blick. »Es gibt im Augenblick tatsächlich eine ganz leichte Diskrepanz im Wachstum, das hat Ihr Gynäkologe richtig gesehen, Frau Sonko. Die Arme und Beine des Fötus erscheinen momentan im Verhältnis zum Rumpf etwas kleiner. Wie gravierend dies ist und ob die Angst vor einem Zwergwuchs des Kindes gerechtfertigt ist, kann man jedoch nicht sagen. Es kann genauso gut sein, dass Ihr Kind im Verhältnis zum Rest des Körpers einfach etwas kürzere Oberschenkel und Oberarme hat, was völlig ist der Norm liegen würde.«

Dr. Lohr sah Lucy und ihren Mann, die ihn ängstlich anstarrten, mit festem Blick an. Dann fuhr er fort:

»Es gibt zwei Möglichkeiten. Die Differenz kann in den nächsten Wochen noch deutlicher werden. Es kann sich aber durchaus auch noch normalisieren und das halte ich für das Wahrscheinlichste. Ich würde Ihnen raten: Gehen Sie nach Hause und freuen Sie sich auf Ihr Kind, ich gehe tendenziell eher davon aus, dass es gesund ist.«

Lucys Miene regte sich nicht, man konnte nur spekulieren, was in ihr vorging, doch ihr Mann sah auf einmal ärgerlich aus.

»Aber Sie können nicht ausschließen?«, fragte Herr Sonko nun in nur leicht gebrochenem Deutsch.

»Nein, ausschließen kann ich den Kleinwuchs leider auch nicht«, gab Dr. Lohr wahrheitsgetreu zur Antwort.

»Dann will ich die Kind nicht!«, bestimmte Herr Sonko, als würde er in einem Restaurant ein Gericht zurückgehen lassen, in dem er ein Haar entdeckt hat. Er hatte sich von seinem Platz erhoben und redete aufgebracht weiter: »Es ist schlimm genug, in dieser Welt als Schwarzer zu leben. Aber als schwarzer Zwerg? Nein, geht nicht! Unmöglich! Ich will die Kind nicht, machen Sie die Kind weg!«

Lucy schwieg weiterhin. Aus der Zeit auf der Wöchnerinnenstation war mir in Erinnerung, dass sie deutlich schlechtere Sprachkenntnisse hatte als ihr Mann, und ich fragte mich, wie viel sie wohl verstand. Vermutlich genug. Mir erschien das Ganze verrückt: Noch vor ein paar Wochen hatten Lucy und ihr Mann bei ihren vorzeitigen Wehen um das Leben ihres Ungeborenen gebangt und jetzt sollte es einfach »weg«.

Dr. Lohr versuchte noch einmal, den Ehemann freundlich und ruhig davon zu überzeugen, dass es das Beste war, die Ruhe zu bewahren, aber ich merkte, dass auch er ein wenig fassungslos war. Herr Sonko ließ sich nicht besänftigen.

»Ich will die Kind nicht, auf keinen Fall, machen Sie es weg!«, wiederholte er wieder und wieder, wobei er wild mit den Händen fuchtelte. Lucy blickte nach unten, so als würde sie das alles nichts angehen. Vielleicht verstand sie nichts, vielleicht suchte sie aber auch gerade Zuflucht in ihrer eigenen Welt. Vielleicht war der Rückzug ihre Strategie, sich zu schützen.

Dr. Lohrs Gesicht hatte sich verfinstert, jetzt wurde auch er ein wenig unfreundlicher und direkter. »Hören Sie, Herr Sonko. Ihr Kind ist voll lebensfähig und ein möglicher Kleinwuchs ist in Deutschland kein Grund, eine Abtreibung vorzunehmen. Glauben Sie mir, Sie finden in ganz Deutschland keine Klinik, die das machen würde. Da müssten Sie schon ins Ausland gehen!«

Der Arzt drehte sich plötzlich zu mir um und schaute ein paar Sekunden auf meinen Bauch. Dann sagte er zu mir: »Frau Howoldt, würden Sie bitte den Raum verlassen?«

Ich nickte und verzog mich.

Eine Weile später sah ich Lucy und ihren Mann aus dem Zimmer kommen, ihren Gemütszustand konnte ich nicht deuten, aber ich ging davon aus, dass sie nicht zufrieden waren mit dem, was sie zu hören bekommen hatten.

Als sie verschwunden waren, kam Dr. Lohr zu mir und entschuldigte sich für den Rauswurf. Er erklärte, er habe mir das in meinem Zustand nicht länger zumuten wollen. Was nach meinem Verlassen des Untersuchungszimmers besprochen worden war, erzählte er mir nicht. Was mit Lucy und ihrem Baby wurde, sollte ich allerdings noch erfahren – doch erst mal stand meine erste Hausgeburt als angehende Hebamme an.

Es war meine eigene.

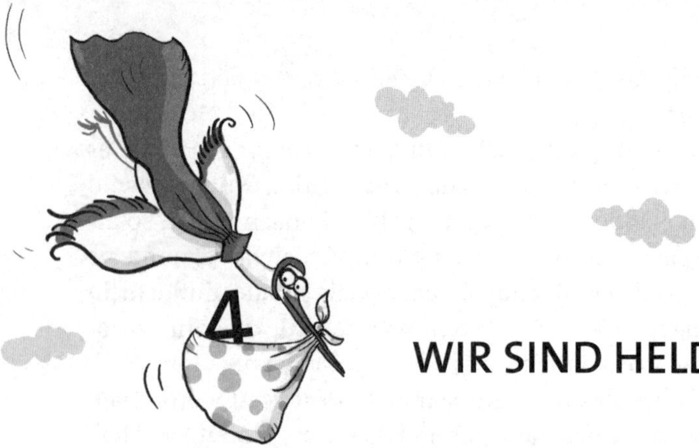

# 4 WIR SIND HELDEN

*Ärzte sind die schlimmsten Patienten* heißt es – bei Hebammen liegt die Sache ähnlich, zumindest, wenn es ums Kinderkriegen geht. Je mehr ich in der Ausbildung darüber lernte, umso weniger wollte ich, dass mir in meine nächste eigene Entbindung jemand hereinredet. Ich wollte mich auch nicht den organisatorischen Abläufen eines Krankenhauses unterwerfen müssen wie bei den Geburten von Leon und Tristan. Nein, ich wollte endlich einmal meinen ganz eigenen Rhythmus finden – bei einer Geburt zu Hause. Zunächst schien allerdings das Baby nicht mitzuspielen. In der 32. Woche der Schwangerschaft drehte es sich in Beckenendlage, das heißt, es lag mit dem Po nach unten. Ich fluchte schon, denn das war eine Indikation, mit der man tunlichst im Krankenhaus entbinden sollte. Zu meiner Freude machte das Baby dann aber nach gut einem Monat auch wieder die Rolle rückwärts. Glück gehabt! Obwohl ich mir nicht sicher bin, ob ich das auch gedacht hätte, hätte ich schon gewusst, was mich da erwartete …

Robert und ich verbrachten die letzten Tage vor dem errechneten Entbindungstermin bei ihm zu Hause. Es war der Abend des 24. März, ein Samstag. Der voraussichtliche Geburtstermin war am Vortag gewesen und ich entsprechend bockig. Ich wollte, dass das Kind jetzt kam, und kuschelte mich an Robert, der die Botschaft sofort verstand. Frauen, deren Babys überfällig sind, wird immer geraten, es beim Sex ordentlich krachen zu lassen. Das hat mit zwei Faktoren zu tun. Zum einen ist das beim Orgasmus ausgeschüttete Hormon Oxytocin auch das Hormon, das die Wehen verursacht. Zum anderen enthält Sperma Prostaglandin, einen Botenstoff, der die Gebärmutter ebenfalls zu Kontraktionen anregt. Beide Hormone wirken allerdings erst wehenanregend, wenn die Schwangerschaft das Endstadium kurz vor der Geburt erreicht hat – schwangere Frauen müssen also keine Angst haben, dass Sex vorzeitige Wehen auslöst.

Jedenfalls war ich der Ansicht, dass sich ein paar Hormone in meiner Lage durchaus als nützlich erweisen konnten, Robert war eigentlich immer dieser Ansicht. Es war schon nach Mitternacht, als er sich zufrieden zur Seite rollte. Er schlief sofort ein und begann zu schnarchen. Ich wartete gespannt darauf, dass sich mein Bauch regte, aber außer ein paar sachteren Kontraktionen tat sich nicht sehr viel.

Ich überlegte. Schließlich warf ich noch einmal einen prüfenden Blick auf die andere Betthälfte, aber der Herr des Hauses schlief tief und fest, da war nichts mehr zu holen. Okay, selbst war die Frau. Mal sehen, wie oft ich es noch schaffte. Es klappte tatsächlich drei Mal. Kurz darauf wurde mein Bauch sehr hart und es zog ordentlich in den Rücken. *Na, wer sagt's denn?*, dachte ich zufrieden, und rollte mich nun ebenfalls zur Seite, um noch ein wenig Schlaf zu bekommen. Aber so richtig zur Ruhe kam ich nicht. Der Bauch arbeitete nämlich fleißig weiter, und schon nach einer Stunde fragte ich mich, ob nicht zwei Mal auch gereicht hätten. Noch einmal 30 Minuten später bezweifelte ich, dass es überhaupt eine gute Idee gewesen war, selbst Hand anzulegen.

Ich war kreuzmüde und probierte gefühlte 1000 Stellungen, um mir zwischen den Wehen noch ein wenig Schlaf zu gönnen, aber da war nicht mehr viel zu wollen. Robert ließ sich im Schlaf nicht stören, meine Turnübungen im Bett ließen ihn gänzlich unbeeindruckt. Um sechs Uhr war ich seit etwa einer Stunde dazu übergegangen, mich in jeder Wehe an den Bettrand zu setzen, um besser atmen zu können. Dann überrollte mich die nächste heftigere Wehe. Ich konnte nicht mehr anders und stöhnte laut auf.

Mit einem Ruck saß Robert im Bett, strich sich mit der Hand übers Gesicht und schüttelte seine langen schwarzen Indianerhaare zurück.

»Ich hab's gewusst, das war mir die ganze Zeit klar. Was soll ich jetzt machen?«, erklärte er mit rauer Stimme. Robert gehörte zu der Sorte Mann, die immer alles vorher wissen und ständig sich selbst und aller Welt das Gefühl vermitteln müssen, alles im Griff zu haben. Ich nickte nur müde und bat ihn, die Jungs zu wecken und anzuziehen. Meine Söhne wollte ich nicht dabeihaben, während ich in den Wehen lag, da war ich genant. Robert verfrachtete sie darum vom Kinderzimmer aus direkt ins Wohnzimmer und machte ihnen ein Müsli. In der Zwischenzeit rief ich meine Schwester an. Sie sollte sich während meiner Entbindung um die Kinder kümmern und schlief seit Tagen mit Hörer am Ohr. Rebecca war sofort dran und mit ihrem Freund innerhalb von einer halben Stunde bei uns, was wirklich eine beachtliche Leistung war, sie mussten nach meinem Anruf sofort zur Tür hinausgeflogen sein.

Um sieben waren die Jungen bereits abgeholt und ich bat Robert, meine Hebamme Iris anzurufen. Bis sie da war, wollte ich noch schnell duschen und meine Haare waschen. Leider wurde an diesem Morgen das Wasser einfach nicht warm. Ich hockte in der Wanne und wartete und wartete, aber was da aus dem Duschkopf kam, blieb eiskalt. In diesem Moment fiel mir auf, dass ich in der vergangenen Stunde, die ich damit verbracht hatte, im Schlafzimmer auf und ab zu gehen, auch ziemlich gefroren hatte.

»Robert, das Wasser wird nicht warm!«, rief ich. Dann lief ich mit um den Leib geschlungenem Handtuch ins Schlafzimmer und befühlte die Heizung. Kalt! Und das, obwohl sie fast auf höchster Stufe stand. Ich drehte am Regler, der Heizkörper machte keinen Mucks.

»Robert, die Heizung ist auch ausgefallen!«, klagte ich.

»Kein Problem, mein Schatz, ich mach das schon! Immer mit der Ruhe, alles okay!«, gab er zurück. Er sprach mit extra ruhiger Stimme und noch viel langsamer und tiefer als sonst sowieso schon. In etwa so, als wolle er ein wildes Tier beruhigen. Ich versuchte, mich nicht darüber zu ärgern, und nickte nur. Er verschwand in Richtung Keller, wo sich die Heizungsanlage befand, kam aber sofort wieder zurück.

»Was ist?«, fragte ich verwundert.

»Abgeschlossen. Aber keine Sorge, mein Schatz, ich habe ja die Nummer von Klaus. Den werde ich dann jetzt mal aus dem Bett holen!«

Die Stimme von Herrn Allesimgriff hatte jetzt einen interessanten Unterton, so eine Mischung aus der Pate und Rambo, möglicherweise überspielte er damit eine langsam aufwallende leichte Unsicherheit. Er griff zum Handy – im Gegensatz zu mir hatte er natürlich das neueste Exemplar auf dem Markt, echte Männer brauchen das wohl – und wählte seinen Vermieter an, der ein Kumpel von ihm war. In der Männerwelt, in der Robert lebte, waren eigentlich alle bis auf ein paar wenige Kumpel.

»Hallo Klaus, Robert hier! Du, wir haben hier einen Heizungsausfall, und die Kellertür ist abgeschlossen. Wie kommen wir denn jetzt da rein?«

Robert klang extrem freundlich. Das änderte sich allerdings schlagartig innerhalb der nächsten Sekunden.

»Nee, nix da, am Dienstag!«, zischte er in den Hörer. »Wir bekommen hier gerade ein Kind und wir brauchen *jetzt* warmes Wasser und eine funktionierende Heizung! Wir frieren uns doch hier nicht bis Dienstag den Arsch ab!«

Er hörte sich jetzt an wie Chuck Norris, und ich hoffte, das würde nicht seine Wirkung verfehlen.

»Okay, alles klar!«, sagte Chuck nach einer Weile und legte auf.

»Klaus hat sein Okay gegeben, dass wir die Tür zum Heizungskeller einschlagen dürfen«, verkündete er triumphierend. Er nickte mir siegessicher zu und marschierte mit geballten Fäusten Richtung Keller, mit einem Gang wie Arnold Schwarzenegger als »Terminator«. Ich sah ihm nach, wie er sich zu meiner Verwunderung ohne Werkzeug auf den Weg machte. Kurz darauf hörte ich es ordentlich krachen.

Chuck-Arnold kam zurück und warf mir ein leicht verkniffenes »Sprich mich besser nicht an, ich habe immer noch alles im Griff«-Lächeln zu. Dabei nickte er kurz, so, als würde er gerade den Befehl geben, seinen Widersacher zu eliminieren.

Normalerweise hätte ich das vermutlich kommentiert, doch ich hatte derzeit ganz andere Probleme. In jeder Wehe lief ich durch die Wohnung. Robert hatte eine recht speziell geschnittene Dreizimmerwohnung, ein ehemaliges Ladenlokal mit zwei Eingängen, alle Räume waren miteinander verbunden. Ich startete also im Schlafzimmer, lief über den kurzen Flur, durch die Küche, das Kinderzimmer, das er extra für meine Jungs eingerichtet hatte, und von dort aus ins Wohnzimmer. Dort machte ich wieder kehrt und lief die gleiche Strecke zurück. Wenn ich wieder im Schlafzimmer angekommen war, war die Wehe jedes Mal vorbei.

Mein Superheld machte sich inzwischen erneut in Richtung Keller auf, diesmal mit einem großen Hammer und einem Handtuch bewaffnet. Kurz darauf krachte es wieder und ich hörte Glas klirren. Und zwar nicht nur einmal. Ein paar Sekunden später kam er zurück, diesmal ohne mich eines Blickes zu würdigen. Das sah nicht gut aus, genauso wenig wie das Blut, das von seiner linken Hand tropfte. Aber ich hatte, wie gesagt, momentan andere Sorgen.

Als er das nächste Mal an mir vorbeilief, trug Robert eine Säge in der Hand. Keine Ahnung, was er damit anzustellen gedachte, aber fünf Minuten später rauschte es wieder in der Heizung und er erschien mit siegreicher Miene in der Wohnung.

Ich gratulierte ihm zur Heldentat und verschwand im Bad, glücklich, nun doch noch in den Genuss einer warmen Dusche zu kommen. Anschließend kuschelte ich mich in ein Flanellhemd. Vor der Schublade mit den dicken Socken zögerte ich kurz. Ich hatte einer Eingebung folgend vor ein paar Tagen zwei Paar warme Socken für mich gekauft. Ein rosafarbenes und ein blaues. Spontan entschied ich mich nun für die rosa Variante.

Inzwischen war auch Iris eingetroffen. Wir hörten erst einmal nach dem Baby. *Dedum, dedum, dedum*, alles okay.

Dann untersuchte sie mich.

»Sieben Zentimeter«, verkündete sie und meinte damit die Öffnung des Muttermundes. Das war eine gute Nachricht. Bei ein oder zwei Zentimetern steht die Geburt noch ziemlich am Anfang. Bei etwa zehn Zentimetern ist der Geburtskanal vollständig geöffnet und man kann mit einiger Sicherheit erwarten, dass das Kind in Kürze kommt.

»Gott sei Dank!«, rief ich. »Wenn du jetzt drei oder vier gesagt hättest, wäre ich durchgedreht.«

In dem Moment kam auch schon die nächste Wehe und ich lief meine Strecke durch die Wohnung. Robert war damit beschäftigt, für sich Kaffee und für Iris Tee zu kochen. Ich hatte den Endpunkt der Route geändert, nach jeder Wehe setzte ich mich mittlerweile in der Küche auf einen Stuhl. Dort saß ich dann so lange, bis mich die nächste Wehe wieder auf die Reise schickte.

Nachdem das eine Weile so gegangen war, sagte Iris zu Robert, der inzwischen ihr gegenüber am Küchentisch Platz genommen hatte und wahrscheinlich etwas verloren wirkte: »Du, geh ihr doch einfach mal hinterher. Mal schauen, wo sie sich niederlässt, um das Baby zu kriegen.« Dann widmete sich wieder ihrem Tee. Robert folgte mir ab sofort brav, und so drehten wir die nächsten Wehen im Gänsemarsch gemeinsam unsere Runden, es muss ein Bild für die Götter gewesen sein.

Das Radio lief, soeben waren wir wieder in der Küche angelangt und ich hatte mich auf meinem Stuhl niedergelassen, da klangen die ersten Töne von Alphavilles »Forever Young« aus dem Radiolautsprecher, ein Song, den Robert aus tiefstem Herzen verabscheute. Er zog ein Gesicht. Darüber konnte ich gerade noch lachen, als mich die nächste Wehe anfiel. Es war eine der besonders schmerzhaften Sorte, die ankündigen, dass das Kind jetzt gleich kommt – und ich rannte wieder los. Ich habe mich schon oft gefragt, was die Steigerung von »am schlimmsten« ist und diese Art Wehen war ein ganz klarer Kandidat für diese Kategorie. Auf jeden Fall lief ich die nächsten zwei Wehen nicht mehr die ganze Strecke, sondern musste zwischendurch stehen bleiben. Dabei schrie ich immer nur: »Nein, nein, nein!«

Iris kam nun an meine Seite. Irgendwie drang ihre klare und ruhige Stimme zu mir durch und ich hörte, wie sie sagte: »Nein ist das falsche Wort, Esther. Du musst es zulassen, du musst dich darauf einlassen.« Auf diese Weise mit den Schwangeren zu reden hatte auch ich in der Hebammenschule gelernt. Doch bei mir verfehlte Iris' Zuspruch vollends seine Wirkung. Zulassen, ha, die hatte gut reden! Stattdessen wurde ich richtig sauer und schrie noch lauter als zuvor: »Nein, nein, nein!« Ich beschloss, dass das Kind jetzt aus mir rausmusste und meinte auch, bei der letzten Wehe eine Bewegung des Babys in Richtung Becken verspürt zu haben. Oder war hier der Wunsch Vater des Gedankens? Egal! Es reichte! Es war inzwischen zehn Uhr geworden und ich wehte bereits lange genug. Basta! So entschlossenen Schrittes, wie es mir in meinem Zustand möglich war, ging ich ins Schlafzimmer und holte mir meine Kissen.

Ich hatte nämlich kürzlich einen Film gesehen, in dem eine Inuitfrau ein Kind in ihrem Iglu geboren hatte. Dabei ging sie in den Kniestand – die Knie hatte sie mit ein paar Seehundfellen abgepolstert – und steckte sich ein Stück Holz zwischen die Zähne, um nicht zu schreien. Aus dieser Position heraus gebar sie das Kind, ganz ohne Hilfe. Ich war zutiefst beeindruckt von dieser Selbstbestimmtheit und Beherrschtheit und wusste gleich: Das wollte ich auch!

Ich hatte mir also beim nächsten Ikea-Besuch die richtige Ausrüstung beschafft. Die Seehundfelle waren leider gerade aus, darum wurden es zwei gelbe und zwei grüne Baumwollkissen. Rote oder braune wären vermutlich die bessere Wahl gewesen, aber so weit dachte ich beim Einkauf nicht. Nun legte ich mir diese Kissen unter den interessierten Blicken von Iris und Robert zurecht. Ich legte die Polster direkt vor den Stuhl, auf dem ich die ganze Zeit in der Wehenpause gesessen hatte, und bat Robert, sich dort hinzusetzen. Dann hockte ich mich mit dem Rücken zu ihm hin, in Erwartung der nächsten Wehe, in der ich heldenhaft auf Inuitart mein Kind auf die Welt pressen wollte. Nur auf den Stock zwischen den Zähnen verzichtete ich, schließlich gestand ich mir zu, kräftig zu schreien! So weit also der Plan. Iris kniete sich links von mir auf den Boden, die Handschuhe hatte sie sich schon einmal angezogen. Die nächste Wehe kam und es dauerte keine zwei Sekunden, da fiel ich mit einem erbärmlichen Schrei aus meiner Heldenpose nach hinten genau in Roberts Arme und fing unter gellendem Geschrei an zu pressen. Iris bückte sich vornüber, um zu sehen, wie weit denn das Köpfchen schon vorgerückt war. Plötzlich zuckte sie zurück, konnte aber nicht schnell genug ausweichen: Just in diesem Moment sprang nämlich die Fruchtblase und ein halber Liter Fruchtwasser schoss nach vorne in Richtung einer offenen Regalfront, in der Schüsseln und sonstiges Geschirr standen. Kein Wunder, bei dem Druck, den ich beim Pressen ausübte.

Trotzdem war auch ich überrollt von dieser Heftigkeit, und hing zitternd und schwer in Roberts Armen, der mich kaum halten konnte. Iris trocknete sich in aller Windeseile ab. Dann schob sie mir wasserfeste Unterlagen unter den Po und schaffte schnell die getränkten Kissen zur Seite.

Meine Beine zitterten, ich merkte schon, dass die nächste Wehe im Anmarsch war. Diesmal schrie ich zwar nicht mehr so sehr, aber der Druck auf den Hintern war jetzt unbeschreiblich. Ich fühlte deutlich, wie sich das Köpfchen Richtung Ausgang schob.

»Esther, nicht so doll, du musst langsamer schieben, damit dir nichts reißt.« Wie gesagt, ich bin nicht so gut darin, Anweisungen zu befolgen, auch nicht gut gemeinte. Also nahm ich das als Aufforderung und gab nochmals alles. Geflickt wurde später. Jetzt musste der Kürbis aus mir raus, bevor ich noch platzte. Es gab einen gefühlten Knall, und der Kopf war da. Ich bemerkte sofort erleichtert den ersten Spannungsabfall. *Eine Wehe noch*, dachte ich, *dann ist es da*, und diese Wehe wartete nicht, sie kam. Kurz darauf hielt mir Iris einen kleinen pummeligen Menschen hin.

»Das ist ja ein Mädchen«, rief ich überglücklich aus. Ich hatte mich mental auf einen dritten Sohn eingestellt, um nicht zu enttäuscht zu sein. Allerdings hatte ich die ganze Schwangerschaft hindurch das Gefühl, es würde ein Mädchen sein. Hugh, die Socken hatten gesprochen. Mathilda war da!

»Ja, es ist ein Mädchen«, bestätigte Iris und legte mir den Wonneproppen in die Arme. Die Nabelschnur war ziemlich kurz und spannte furchtbar zwischen meinen Beinen. Nach einer Entbindung ist man plötzlich extrem schmerzempfindlich. Das Maß ist einfach voll, und die Irritation, die die gespannte Nabelschnur zwischen meinen Beinen ausübte, ließ mich jetzt zur Zicke werden.

»Befrei mich endlich von dem Ding, das tut weh«, jammerte ich.

»Ich will doch nur noch warten, bis sie auspulsiert ist«, erklärte Iris. Dass man warten soll, bis kein Blut mehr durch die Nabelschnur gepumpt wird, ist ebenfalls ein Standard in der heutigen Hebammenausbildung. Es soll alles so natürlich und sanft wie möglich ablaufen. »Ist mir scheißegal, ob die auspulsiert ist!«, meckerte ich. »Schneid sie jetzt ab!«

Iris gehorchte und nabelte das Baby ab. Ein paar Minuten später war ich auch von der Nachgeburt befreit, und lag nun frisch gewindelt im großen Bett, meine Kleine im Arm. Ich hatte mich immer gefragt, wie es wohl sein würde, eine Tochter zu haben. Jetzt hatte ich sie und es war – toll. Plötzlich fiel mir auf, dass ich hier schon eine ganze Weile allein mit meinem Baby lag und fühlte mich vernachlässigt.

»Hallo? Wo seid ihr denn?«, rief ich.

»Na hier«, echote es aus der Küche. »Wir räumen gerade das Regal aus, das Fruchtwasser hat eine kleine Überschwemmung verursacht.« Iris lachte: »Noch ein bisschen Geduld, wir kommen gleich!«

Zehn Minuten später waren Iris und Robert bei mir.

»Wir müssen jetzt erst einmal schauen, was zu nähen ist. Wie machen wir das am besten?«, fragte sie und sah abwechselnd mich und meinen Freund fragend an. Ich bat Robert, zwei Stühle zu holen, auf die ich meine Beine ablegen konnte, wenn ich auf dem Bettrand saß – wer braucht schon einen gynäkologischen Stuhl?

»Wir brauchen auch noch Licht«, meinte Iris. Das war Roberts Stichwort. Er arbeitete in der Veranstaltungsbranche und schleppte nun ein paar richtig professionelle Lampen an, die das Zimmer, und vor allem mich, gleißend hell erleuchteten. Iris war begeistert. Nachdem er uns das Licht aufgestellt hatte, machte Robert Anstalten, sich zu verkrümeln.

»Halt! Hiergeblieben!«, befahl Iris und er zuckte zusammen. »Wir brauchen noch einen Spiegel!«

»Alles klar«, sagte Robert. Sein Superheldentonfall von heute früh hatte sich inzwischen eher in den eines artigen Jungen verwandelt. Wenig später kam er mit einem Spiegel zurück und wollte sich nun endlich davonmachen.

»Moment mal, nicht so schnell«, sagte Iris. »Du musst uns den Spiegel mal kurz halten, ich muss nämlich meine Hände frei haben.«

Spätestens jetzt hatten sich Chuck und Arnold vollends verabschiedet. Geblieben war höchstens noch ein bisschen vom Paten, der mit Mühe sein Pokerface aufrechterhielt.

»So, dann schau mal«, sagte Iris zu mir und deutete auf den Spiegel. »Der Dammriss verläuft hier seitlich und schlägt dann so einen Bogen nach unten. Also ich würde das nähen, sonst hast du später keinen Spaß!«

»Klar nähst du das!«, entgegnete ich.

Der Spiegel wackelte ein ganz kleines bisschen.

Iris begann also zu nähen, während Robert mit bemüht beherrschter Miene den Spiegel hielt. Nachdem Iris mit allem fertig war und auch Mathilda noch einmal begutachtet hatte, verabschiedete sie sich und ich schlief mit dem Baby an der Brust ein. Als ich erwachte, waren gut zwei Stunden vergangen. Ich fragte mich, wo Robert abgeblieben war, und wanderte auf der Suche nach ihm langsam durch die Wohnung. Ich fand die hintere Eingangstür nur angelehnt. Er hockte außen davor, rauchte und telefonierte.

»Boah, ich sach dir«, hörte ich. »Die Weiber waren so krass! Da unterhalten die sich in Seelenruhe darüber, wie sie alles wieder zusammenflicken! Weißte, so: ›Du, da soll noch ein Stich hin und der hier da hin.‹ Und ich musste die ganze Zeit den Spiegel halten und dachte immer nur: ›Oh Mann, nee, ich will hier raus.‹ Weißte, das ist, als wenn wir uns beim Dengeln ’nen Nagel in den Finger hauen und einen auf cool machen! Nur, die waren wirklich so cool, verstehst du? Und meine Freundin hat sich das alles genau im Spiegel angeschaut und mit ihrer Kollegin gefachsimpelt, wie sie das am besten zusammenflicken! Krass …«

Ich legte dezent den Rückwärtsgang ein und verschwand wieder im Bett, mit einem fetten Grinsen im Gesicht!

Am Nachmittag kamen meine Eltern vorbei und brachten die Jungs mit. Mein Vater, der auf meine Schwangerschaft zunächst so verhalten reagiert hatte, hopste zu meinem Erstaunen wie ein Ziehaufmännchen durch die Wohnung, so glücklich war er, jetzt auch eine Enkeltochter zu haben. Er hatte die kleinen Fellschuhe gesehen, die für Mathilda auf dem Bett standen, und sang die ganze Zeit fröhlich *These Shoes Are Made For Walking.* Seine Krankheit schien vergessen und wenn es nur für diesen Augenblick war.

Einige Wochen später gab es noch eine ganz andere Überraschung. Ich stand an unserem wöchentlichen Schultag mit ein paar der anderen Hebammenschülerinnen in der Pause zusammen. Eine davon, Linda, war gerade im Kreißsaal eingesetzt gewesen und erzählte uns anderen von einem besonders süßen farbigen Baby, das bereits mit jeder Menge krausem Haar auf die Welt gekommen war und ihren Finger gar nicht mehr loslassen wollte.

»Hieß die Mutter zufällig Lucy?«, fragte ich neugierig.

Linda überlegte kurz, dann nickte sie.

»Ja, ich glaube, so hieß sie. Hattest du auch schon mit ihr zu tun?«

»Am Rande«, erwiderte ich. »Und? Hatte das Baby Zwergwuchs?«

Linda sah mich verwundert an.

»Zwergwuchs? Nicht die Spur. Wieso? Sollte es den haben?«

»Ja, im Spezialschall sah es so aus«, sagte ich nur. »Aber die Natur ist wohl doch schlauer als wir.«

In dem Moment ging der Gong und wir begaben uns zurück ins Klassenzimmer.

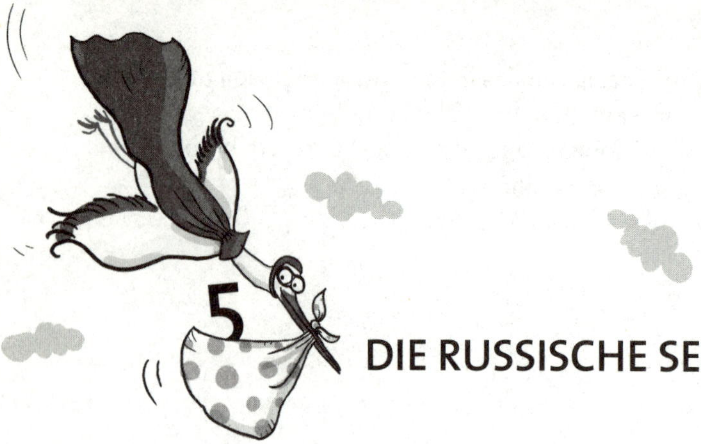

# 5 DIE RUSSISCHE SEELE

Wie das so ist im Leben, in meinem ganz besonders, läuft nicht immer alles genau so, wie man sich das ursprünglich ausgemalt hat. Das gilt für Geburten, das gilt für alles andere. Zu Beginn meiner Ausbildung war ich zum Beispiel noch fest davon ausgegangen, dass ich später im Klinikdienst arbeiten würde.

Doch als ich dann während der Ausbildung tatsächlich im Krankenhaus eingesetzt war, bekam dieser Plan erste Risse. Es gab damals im Team eine Hebamme namens Jutta, die eine richtige Giftspritze war. Jutta streute Intrigen, lästerte über jeden, der ihr vor die Flinte lief, und genoss es vor allem, uns Hebammenschülerinnen beim geringsten Fehler vor versammelter Mannschaft bloßzustellen. Einmal eilte eine Mitschülerin nicht sofort zu einer Schwangeren, die gerade in den Kreißsaal hineingefahren worden war. Stattdessen legte sie erst noch pflichtbewusst einen Stapel Bettwäsche zusammen. Als sie zwei Minuten später dazukam, putzte Jutta sie vor versammelter Mannschaft derart herunter, dass ich es bis in den Gang hinaus hörte. Hätte sie den Wäschestapel liegen lassen, hätte sie sich mit Sicherheit anhören müssen, sie lasse ihre Arbeit liegen.

Jutta war eine Ausnahme – aber durch sie wurde mir klar, dass schon eine einzige Zicke das Betriebsklima so verpesten konnte wie ein rücksichtsloser Raucher ein ganzes Café. In so einem Fall wollte ich wenigstens die Möglichkeit haben, das »verräucherte Café« auch mal zu verlassen – denn wer wusste schon, in welchem Team ich später einmal landen würde?

Das Externat, wie man das im Lehrplan vorgesehene Praktikum bei einer freiberuflichen Hebamme nennt, trug sein Übriges dazu bei, dass ich meinen eingeschlagenen Kurs noch einmal feinjustierte – in diesem Fall allerdings durch ein positives Beispiel. Iris, die mir auch bei der Geburt von Mathilda geholfen hatte, war Hausgeburtshebamme. Ich durfte bei ihren Hausbesuchen mit dabei sein, ebenfalls bei den Geburten. Das war spannend, aber vor allem lernte ich hier einen wichtigen Unterschied zum reinen Klinikdienst kennen: Iris traf »ihre« Frauen nicht nur zur Geburt selbst. Sie hatte die Chance, die Schwangeren richtig kennenzulernen. Sie konnte Vertrauen aufbauen, die Frauen von ihrem Baby entbinden und schließlich gut gerüstet mit allerlei Tipps und Tricks in ihr neues Leben als Mutter entlassen. Der Klinikdienst verhielt sich dazu wie ein Trailer zu einem abendfüllenden Spielfilm.

Zu hundert Prozent wollte ich Iris dennoch nicht nacheifern. Dazu hatte ich vor Hausgeburten zu großen Respekt, außerdem mochte ich das Krankenhausgewusel. So eine Klinik faszinierte mich. Sie war wie ein lebendiges Wesen, deren Zellen die Menschen waren. Die Ärzte, Schwestern, Pfleger, Patienten, Anästhesisten und Hebammen. Alles und jeder hatte seinen Platz. Selbst die, die nicht so im Fokus der Aufmerksamkeit standen wie das Reinigungspersonal, der Pförtner und die Köchinnen waren wichtige Bestandteile des großen Ganzen. Niemand war überflüssig, jeder hatte seine Aufgabe. Und wenn man diese, so gut man es vermochte, erledigte, konnte man die Welt ein bisschen besser machen – daran glaubte ich fest.

Darum war es nur ein natürlicher Beschluss, dass ich als Beleghebamme arbeiten wollte: Mit einem Arbeitsalltag wie ich ihn bei Iris kennengelernt hatte, allerdings mit Entbindungen in der Klinik. Das war für mich die ideale Kombination und das wurde mein erklärtes Ziel.

Zu dem ich, wie immer, einen Umweg machte.

Nachdem ich im Oktober mit meiner Ausbildung fertig geworden war, nahm ich nämlich nicht sofort Beleggeburten an. Wenigstens für eine Übergangszeit wollte ich mich auf Nachsorgen beschränken und frisch gebackene Mütter »nur« in den Wochen nach der Geburt betreuen. Ich musste Luft holen. Nach dem ganzen Stress brauchte ich Zeit für meine Kinder – und zur Abwechslung auch mal für mich selbst.

Dass ich noch nicht im Kreißsaal stand, bedeutete allerdings nicht, dass mein Berufsalltag die reine Entspannung war – im Begriff »Nachsorge« ist schließlich auch die »Sorge« versteckt, und so gab es einige Erlebnisse, die sich tief in meine Erinnerung gegraben haben. Allen voran meine Begegnung mit Anna.

In diesem ersten Jahr nach der Ausbildung lebte ich in einem etwas abgelegenen Stadtteil Frankfurts. Obwohl Stadtteil es nicht ganz trifft, denn es handelte sich um ein vor einigen Jahrzehnten eingemeindetes Dorf. Durch den Ort führte eine Hauptverkehrsstraße, die ihn fein säuberlich in eine gutbürgerliche und eine nicht ganz so gutbürgerliche Gegend teilte. Außer einer Tankstelle am zentralen Kreisverkehr gab es genau einen Bäcker, einen Metzger, jeweils eine Grund- und Hauptschule und einen Supermarkt. Dazu gesellte sich eine Handvoll Einzelhändler, die sich hier im gebührenden Abstand zu Einkaufszentren noch halten konnten. Der ganze Ort hatte ungefähr so viel mit der Mainmetropole zu tun wie eine bodenständige Dorfschänke mit einem überteuerten Gourmettempel. Schickimicki war unbekannt, und Frauen, die hier eine Nachsorge-Hebamme suchten, waren bodenständige Personen mit pragmatischen Fragen, die meine Hilfe zu schätzen wussten. Anfängerin hin oder her. Alle waren sie gesetzlich krankenversichert, privat Versicherte gab es nicht. Für mich als Berufsanfängerin waren das paradiesische Zustände und ich fasste schnell Selbstvertrauen.

Die meisten Frauen, die ich in dieser Zeit betreute, wohnten wie ich in der gutbürgerlichen Hälfte des Ortes. Auf der gegenüberliegenden Seite erstreckte sich auf einem riesigen Areal der soziale Wohnungsbau. Dort gab es Grünflächen, Bäume und Spielplätze. Es hätte ein Idyll sein können – wäre der soziale Wohnungsbau nicht auch an diesem Ort das, was er fast überall auf der Welt ist, nämlich ein Sammelplatz der Verstoßenen und Ausgeschlossenen. Immer wieder las ich in der Zeitung davon, dass hier wieder ein Spielplatz demoliert worden war, dort eine Reihe Autos.

In der Siedlung lebten sowohl Deutsche als auch Menschen anderer Kulturen, aber deutsche Frauen betreute ich dort fast nie. Es war fast, als seien Hebammen bei ihnen unerwünscht. Stattdessen waren es Türkinnen, Albanerinnen oder Russinnen, die sich bei mir meldeten. Meist hatte ihr Arzt im Krankenhaus sie darauf hingewiesen, dass sie das Anrecht auf Hilfestellung durch eine Hebamme im Wochenbett hätten. Viele waren überrascht, dass es in Deutschland diesen Service gab, den sie aus ihrer Heimat nicht kannten.

Eines Tages erhielt ich den Anruf einer offenbar aus Russland stammenden jungen Frau, die sich als Anna Nowikowa vorstellte und fragte, ob ich bei ihr die Nachsorge übernehmen könne. Sie hatte bereits entbunden, am nächsten Tag würde sie aus dem Krankenhaus nach Hause kommen. Ich sagte zu und wir verabredeten uns für den nächsten Nachmittag.

Ich kam gerade von einem anderen Hausbesuch und war mit dem Auto unterwegs, sonst hätte ich mich wohl zu Fuß auf den Weg gemacht. Allein das Wetter an diesem Februartag konnte schon depressiv machen, vom dunstigen Himmel fegte Schneeregen, die Sonne hatte sich seit Wochen nicht gezeigt. Auf dem Stadtplan hatte ich gesehen, dass Annas Wohnstraße durch den äußersten Teil der Siedlung verlief und im Nichts zu enden schien. Ich war gezwungen, in einer Sackgasse zu parken und den Rest der Strecke zu Fuß zurückzulegen. Das ging nur über einen matschigen Trampelpfad, der zu diesem letzten Wohnblock führte. Obwohl auch das Wort »Wohnblock« eine unzulässige Beschönigung darstellte. Es war schwer vorstellbar, dass man dort tatsächlich wohnen, geschweige denn sich wohlfühlen konnte: Mitten im Nirgendwo stand hier ein etwa dreißig Meter langer und fünf Meter breiter Schuhkarton auf Stelzen wie ein hässliches notgelandetes Ufo. Man erreichte die Eingangstüren von außen über einen offenen Gang. Nach einigem Suchen hatte ich die betreffende Wohnung gefunden. Das Ganze erinnerte mich an eine US-Krimiserie. In solchen Bauten hausten am Ende immer die Verbrecher.

Statt eines bösen Buben öffnete mir eine junge, etwas schüchterne Frau. Das musste Anna sein. »Kommen Sie, kommen Sie!«, bat sie lächelnd. Dabei quetschte sie sich an die Wand, um mir das Eintreten so angenehm wie möglich zu machen. Ich stand unmittelbar in einem Wohnraum von etwa fünfzehn Quadratmetern. Offenbar wurde hier kaum geheizt und ein schwacher Geruch von klammer Kleidung und billigem Baumaterial schlug mir entgegen. Direkt links neben der Eingangstür befand sich ein winziges Bad. Gegenüber sah ich hinter einer Plexiglasabtrennung eine winzige Küchenecke von höchstens drei Quadratmetern. Ein einziges Fenster erhellte auf der gegenüberliegenden Seite spärlich den Raum. Während Anna mir aus Schal und Mantel half, erhoben sich im hinteren Teil des Zimmers die Silhouetten eines Mannes und einer alten Frau aus einem Sofa.

Die alte Dame war klein und nicht mehr gut zu Fuß, sie wackelte bei jedem Schritt auf ihren O-Beinen wie ein windgeschüttelter Kahn von einer Seite zur anderen. Auch der Mann setzte einen Fuß etwas unsicher vor den anderen. Er wirkte nicht etwa betrunken, die fehlende Balance lag wohl daran, dass er nicht ganz gerade gewachsen war. Das Auffälligste an ihm war sein etwas schiefer Kopf und das zu einer Seite hin verzogene Gesicht, sein rechtes Auge war deutlich größer als das linke. Ich konnte nicht anders als an Quasimodo zu denken, den Glöckner von Notre-Dame – oder besser gesagt daran, wie Anthony Quinn in dieser Rolle ausgesehen hatte. Nach einem Unfall sah mir das nicht aus, eher nach einer angeborenen Fehlbildung, zu hundert Prozent sicher war ich mir da allerdings nicht. Der hatte es als Kind nicht leicht gehabt, so viel stand fest. Scheu schüttelte er meine Hand und stellte sich als Annas Ehemann vor. Die alte Dame entpuppte sich als Annas Mutter, die extra zur Geburt des Enkelkindes die lange Reise aus dem Heimatdorf angetreten hatte, eine russische Babuschka wie aus dem Bilderbuch. Sie trug eine einfache blaue Kittelschürze und verbarg das

Haar unter einem sorgsam gebundenen Kopftuch. Während sie meine Hand zwischen ihre beiden schwieligen Hände nahm, murmelte sie etwas auf Russisch und lächelte mich herzlich aus ihrem wettergegerbten Gesicht an.

»Wo ist denn das Baby?«, fragte ich. Ich wunderte mich, es nirgendwo im spartanisch eingerichteten Raum zu entdecken. Anna deutete auf eine Falttür aus Kunststoff im hinteren Teil des Raumes, die mir bisher entgangen war und hinter der sich offenbar ein Schlafzimmer befand.

»Sie schläft«, sagte Anna. Dann sah sie mich fragend an, als wolle sie wissen, ob sie das Kind holen solle.

»Prima, dann lassen wir sie noch schlafen«, sagte ich. »Ich erkläre euch am besten erst einmal, wie alles abläuft. Ist das in Ordnung?«

Anna nickte und fragte, ob ich etwas trinken wolle. Dann holte sie eine bereits vorbereitete Kanne Tee aus der Küche und sie und ihr Mann setzen sich mit mir aufs Sofa. Die frisch gebackene Großmutter kam zu meiner großen Überraschung nicht zu uns, sondern ließ sich in gebührendem Abstand auf einem Holzstuhl neben der Eingangstür nieder. Ich lächelte zu ihr hinüber und machte eine Geste, dass sie sich gern zu uns setzen könne, doch sie schüttelte nur den Kopf. Ganz offensichtlich wollte sie nicht stören. Das ist ungewöhnlich. Normalerweise, das hatte ich bereits in der kurzen Zeit meines Hebammendaseins mitbekommen, wissen Mütter oder Schwiegermütter nämlich immer alles besser. Die ganz Schlimmen stellten sich einfach hinter mich und schauen mir die ganze Zeit über die Schulter. Da könnte ich jedes Mal platzen! Aber so viel Zurückhaltung wie von dieser alten Dame musste es nun auch wieder nicht sein.

Ich erklärte Anna und ihrem Mann, was ich während der Nachsorge in den kommenden Wochen tun würde.

Beide hörten aufmerksam zu. Ab und zu nickten sie, aber sie unterbrachen mich nicht. Anschließend schauten wir uns gemeinsam ihre kleine Tochter an. Die Kleine schlief noch immer, sah aber gesund und rosig aus.

Die nächsten Besuche verliefen genauso harmonisch wie mein erster. Das Kind schlief zwar jedes Mal, wenn ich kam, nahm aber gut zu und machte reichlich in die Windeln, der Nabel heilte langsam, aber sicher. Auch Annas Dammschnitt heilte zusehends, es gab keine Entzündung der Brust, unter der viele andere junge Mütter leiden, und das Stillen bereitete ihr keine Schwierigkeiten. Alles bestens also. Während ich mich mit Anna und ihrem Baby beschäftigte, saß die Großmutter jedes Mal mit Kittel und Kopftuch auf ihrem Stuhl und betrachtete uns mit stillem Lächeln. Mir war aufgefallen, dass sie etwas streng roch, doch das machte sie mir in Kombination mit ihrer bescheidenen Art sogar noch sympathischer, auch wenn ihre Zurückhaltung vermutlich zu einem gewissen Grad damit zu tun hatte, dass sie der deutschen Sprache nicht mächtig war.

Anna sprach dagegen recht gut. Sie hatte inzwischen ein wenig von ihrer Schüchternheit abgelegt und mir von ihrem Leben erzählt. Ihr Mann hatte einen einfachen Hilfsjob am Flughafen. Er verdiente nicht viel, doch mit eiserner Disziplin und Selbstbeschränkung schaffte das Paar es tatsächlich, Geld zur Seite zu legen. Kraft schöpften sie aus dem Ziel, möglichst bald hier wegzuziehen. Sie wollten sich so schnell wie möglich eine kleine eigene Wohnung in einem besseren Viertel leisten. Ich gönnte es ihnen von Herzen, das hörte sich gut an. Wer lange so bescheiden wohnt, der verdient sich sein Eigenheim, im wahrsten Sinne des Wortes.

Eines Tages schien Anna verändert, als sie mir die Tür öffnete. Ihre Lippen waren schmal zusammengepresst und auf ihrer Stirn zeigten sich zwei steile Falten, die sonst nicht dort waren. Etwas schien sie zu beschäftigen. Nachdem sie mich eingelassen hatte, holte Anna ihre Tochter aus dem Schlafkämmerchen und wir setzten uns auf die Couch.

Anna sah mich ernst an: »Esther, kannst du dir bitte anschauen die Augen von die Kleine? Ich glaube, die ist nicht gleich groß. Bitte schau!«

Sie streckte mir das Baby entgegen, das endlich einmal richtig wach war. Ich legte mir das Kind auf den Schoß und betrachtete es eingehend. Die Kleine spielte mit den Händchen an ihrem Mund und drehte den Kopf immer mal von links nach rechts. Dabei kniff sie abwechselnd das eine und das andere Auge kurz zusammen. Ich konnte es nicht leugnen: Die Kleine hatte ein ungleiches Augenpaar. Wie ihr Papa, allerdings nicht ganz so ausgeprägt.

»Du hast recht, Anna«, nickte ich. »Die Augen sind nicht gleich. Das rechte ist etwas kleiner…«

Ich hielt inne, bevor ich weitersprach. Anna blieb ganz still neben mir sitzen, aber jetzt strömten ihr Tränen übers Gesicht. Ich konnte mir vorstellen, was ihr alles durch den Kopf schoss. Das Leben war wirklich ungerecht.

»Anna, pass mal auf«, sagte ich und legte ihr die Hand auf den Arm. »Das muss noch gar nicht so viel heißen. Du gehst jetzt erst einmal zum Kinderarzt, und dort lässt du dir eine Überweisung für einen Augenarzt geben. Der schaut sich dann die Kleine ganz genau an. Und danach sind wir alle schlauer. Okay?«

Ich legte das Kind zurück in ihre Arme und nahm dann Mutter samt Baby fest in den Arm. Anna nickte wortlos in meinen Pullover hinein. Ich fühlte, wie der Stoff von ihren Tränen ganz feucht wurde.

Als ich ein paar Tage später kam, war die Atmosphäre eine völlig andere. Anna empfing mich mit einem fast glücklichen Lächeln.

Es stellte sich heraus, dass sie wie von mir empfohlen mit der Kleinen bei den Ärzten gewesen waren. Der Kinderarzt hatte sich beeilt und Anna und ihrem Mann schnell einen Termin für ihre Tochter bei einem guten Augenarzt verschafft. Der Mediziner hatte zwar bestätigt, dass das Gesicht des Mädchens nicht ganz symmetrisch sei. Er hatte aber auch in Aussicht gestellt, dass sich seiner Erfahrung nach noch einiges auswachsen könne. Falls es das nicht täte, könne man die Augen später operativ angleichen. Kein größeres Problem! Anna berichtete all das, als sei es allein mein Verdienst, sodass ich schon fast verlegen wurde.

Abgesehen davon war mir das Herz etwas schwer. Heute saß ich zum letzten Mal bei der kleinen russischen Familie auf dem bequemen Sofa. Der Nabel war verheilt, das Kind war rundum gesund und hatte ein stattliches Gewicht erreicht. Wir hatten die Kleine gemeinsam gebadet, was problemlos klappte. Ich hatte keinen Zweifel: Anna kam mit sich und dem Kind gut zurecht, ich war hier ab sofort überflüssig.

»Anna, du kommst jetzt prima ohne mich klar«, begann ich. »Ich drücke euch die Daumen, dass es mit der neuen Wohnung klappt, und überhaupt wünsche ich euch alles Glück der Welt. Wenn irgendwas ist, könnt ihr natürlich jederzeit anrufen.«

Anna sprang erschrocken auf: »Wie? Das war die letzte Mal?« Schon wieder schossen ihr Tränen in die Augen. »Danke, Esther. Vielen Dank.« Sie umklammerte meine Hand und ich erhob mich: »Nein, ich danke euch, Anna. Ich bin gerne zu euch gekommen.«

In diesem Moment stand auch die alte Babuschka auf, die ich so lange nur wie angewachsen auf ihrem Stühlchen hatte sitzen sehen, und wackelte in ihrem speziellen Gang auf mich zu. Auch ihr rannen Tränen über das Gesicht. Leise schluchzend reckte die kleine alte Dame die Arme zu mir herauf. Ich beugte mich zu ihr herunter und drückte sie. Dann griff sie meine Hand, hielt sie wie beim ersten Mal in ihren Händen mit der pergamentartigen Oberfläche fest und murmelte ein paar Worte auf Russisch. Ich kann kein Russisch, aber ich ahnte, was sie bedeuteten, und antwortete: »Gerne!«

Dann verließ ich die Wohnung, diesen Schuhkarton auf Stelzen, die Siedlung. Seit diesem Tag war ich nie wieder in dieser Gegend. Nicht, weil ich es nicht wollte, es hat sich einfach nicht mehr ergeben. Ich habe von Anna und ihrer Familie nie mehr etwas gehört. Vergessen werde ich sie aber wohl nie.

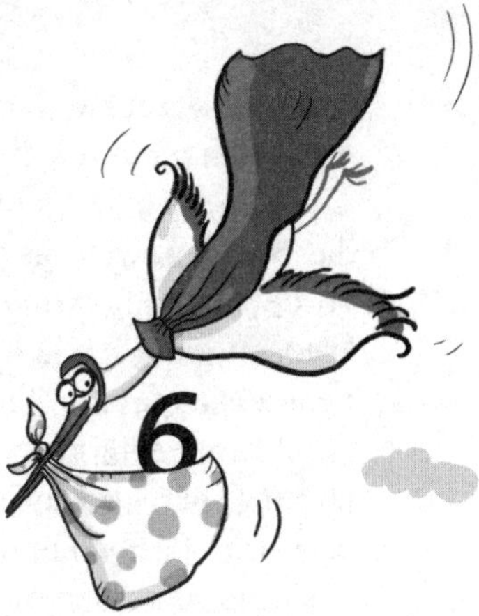

# 6 LASS MAL STECKEN

Eine andere Frau, die mir aus dieser Anfangszeit als Nachsorgehebamme in sehr lebhafter Erinnerung geblieben ist – allerdings aus gänzlich anderen Gründen –, ist Franka.

Franka war Anfang dreißig und lebte mit ihrem Mann Herbert in einer Wohnung, die ich eher von einem Ehepaar deutlich älteren Semesters erwartet hätte. Sämtliche Möbel bestanden aus der sprichwörtlichen »Eiche rustikal«, überall an den Wänden hingen Hirschköpfe in verschiedenen Größen und Ausführungen. Für mich war das genauso fremd und faszinierend wie die russische Babuschka.

Ich hatte Franka schon einige Male während der Schwangerschaft besucht. Es ging dabei eigentlich nur darum, dass wir uns nach der Geburt, wenn ich die Nachsorge übernehmen würde, nicht völlig unbekannt sein würden. Es ging ihr und dem Ungeborenen ausgezeichnet, die Schwangerschaft verlief komplikationslos.

Doch etwa fünf Wochen vor dem errechneten Termin rief mich Franka plötzlich an einem Sonntagnachmittag an.

»Ich habe Schmerzen!«, erklärte sie.

»Wenn du Wehen hast, dann geh am besten ins Krankenhaus«, riet ich. Ich war, wie gesagt, in diesem Fall ausdrücklich *nicht* für die Entbindung zuständig.

»Nein, nein«, beeilte sie sich. »Das sind keine Wehen, das ist irgendwie was anderes. Hast du nicht Zeit, mal kurz vorbeizukommen und nachzuschauen? Zu meinem Gynäkologen kann ich ja jetzt am Sonntag nicht und ins Krankenhaus zu fahren, finde ich ein bisschen übertrieben.«

Ich überlegte kurz. Ich hatte gerade nichts Dringendes zu tun, aber ich war mit Mathilda allein zu Hause. Robert war beim Fußball und die Jungs bei ihrem Vater.

»Dann muss ich meine kleine Tochter mitbringen«, antwortete ich. »Wenn dir das nichts ausmacht, komme ich.«

»Natürlich nicht, im Gegenteil!«

Nun gut, wenn das so war, konnte ich auch mal kurz auf einen Tee bei Franka vorbeischauen. Wahrscheinlich hatte sie nur einen Pups quersitzen. Also schnappte ich mir meine Kleine und machte mich auf ins Reich der röhrenden Hirsche.

Franka saß auf der Couch, im Fernseher lief eine Sportübertragung. Mathilda klemmte mir auf dem Arm und betrachtete mit stiller Faszination die Geweihe an der Wand.

»Und, wie geht es dir?«, fragte ich. Franka schien ein wenig angespannt, aber nicht leidend.

»Ich weiß nicht so recht. Es tut weh. Aber Wehen habe ich mir anders vorgestellt. Heftiger. Das muss etwas anderes sein. Hoffentlich nichts Schlimmes!?«

Besorgnis schwang in ihrer Stimme mit, dass jetzt, kurz vor dem Endspurt, noch irgendein dummes gesundheitliches Problem auftauchen könnte. Ich bat sie, sich mit mir ins Schlafzimmer zu begeben, damit ich sie untersuchen konnte. Dort ließ sich Franka auf dem Trumm von Ehebett nieder. Ich setzte Mathilda auf einen kleinen Hocker, auf dem sie auch brav sitzen blieb. Dann zog ich mir die Schuhe aus, krabbelte aufs Bett und hörte mit dem Dopton-Gerät zunächst nach dem Baby. Die Herztöne waren kräftig und regelmäßig. So weit alles fein. Doch als ich Franka gerade untersuchen wollte, legte sie die Hand an die Stirn, schloss die Augen und konzentrierte sich auf ihre Atmung. Himmel, Kreuz und Donnerzwirn – von wegen ›Pups quersitzen‹. Das waren Wehen!

»Franka, du hast Wehen, du bekommst dein Baby!«, sagte ich. »Da wirst du gleich in die Klinik müssen!«

Langsam schien sie sich wieder zu entspannen.

»Geht es jetzt wieder?«, fragte ich.

Sie brummte zustimmend. Ich zog mir die Einmalhandschuhe über und machte mich an die Untersuchung. Der Befund ließ mir kalten Schweiß auf die Stirn treten: Der Muttermund war bereits auf etwa sechs Zentimeter geöffnet. Die Fruchtblase ragte wie ein prall gefüllter Ballon aus ihm heraus. Doch das war noch nicht das Besorgniserregende. Was mich in leise Panik versetzte, war, dass in der Fruchtblase zwei winzige Füße um die Wette kickten …

Franka hatte nicht nur Wehen, das war auch noch eine Beckenendlage, bei der nicht der Po, sondern die Füße führten!

Sie hatte vor einigen Wochen einmal erwähnt, dass der Kleine verkehrt herum lag. Ich hatte damals nicht weiter über die Sache nachgegrübelt. Erstens, weil Franka ja ohnehin nicht bei mir entbinden würde. Zweitens, weil noch gut Zeit bis zum errechneten Geburtstermin war – bis dahin konnte sich das Kind noch drehen. Was es, den Beweis fühlte ich deutlich unter meinen Fingerspitzen, bis jetzt leider nicht getan hatte. Wenn die Füßchen in ihrem Eifer nun die Fruchtblase zertraten, dann rutschte mir das Kerlchen falsch rum in den Geburtskanal. In einem Ehebett unter der Beobachtung diverser ausgestopfter Tiere, aber nicht etwa eines erfahrenen Geburtshelferteams eher suboptimal. So gut es mit zwei Fingern ging – mehr bekommt man beim Untersuchen nicht hinein – schob ich die Füßchen mitsamt der Blase vorsichtig wieder nach oben, in der Hoffnung, dass das Baby es sich anders überlegte und die Knie anzog. Frankas Mann war inzwischen im Türrahmen aufgetaucht.

»Ruf bitte in der Klinik an«, bat ich, dabei behielt ich vorsorglich die Finger in Franka. »Wir brauchen sofort einen Rettungswagen! Aber die sollen einen Gynäkologen mitschicken, falls das Kind unterwegs kommt! Hörst du? Das ist wichtig! Einen Gynäkologen! Und sag, dass wir eine Beckenendlage haben, mit führenden Füßen!«

Herbert nickte erstaunlich ruhig.

»Okay, alles klar!«

Während Herbert zum Telefon ging, warf ich einen Blick auf Mathilda. Meine Kleine saß seelenruhig auf ihrem Platz und schaute uns interessiert zu. Ich sagte ihr, dass alles okay wäre, dass wir der Frau kurz helfen müssten und gleich nach Hause führen. Sie grinste vergnügt, offensichtlich gefiel ihr die ganze Action. Ein Glück! Wenn Mathilda jetzt auch noch quengelig geworden wäre, hätte Herbert seine pädagogischen Qualitäten auf die Probe stellen müssen, ich steckte ja in Franka fest. Die nächste Wehe kam. Die Kontraktionen drückten das Baby heftig nach unten, aber es gelang mir, mit meinen Fingern Beine und Fruchtblase hochzuhalten. Alles ging gut, die Blase blieb heil, die Entlastung per Fingerstöpsel schien zu funktionieren. Zwei weitere Wehen mussten wir auf diese Weise hinter uns bringen, bis endlich der Rettungswagen da war. Ein Arzt erschien mit zwei Sanitätern in der Tür und blieb dort stehen. Ich atmete auf.

»Gott sei Dank, dass Sie da sind«, erklärte ich. »Wir haben hier eine Beckenendlage mit den Füßen voraus. Ich entlaste schon die ganze Zeit die Blase, damit die nicht springt. Aber schauen Sie doch bitte selbst mal nach!«

Ich machte Anstalten, meine Finger aus Franka herauszuziehen, aber der Arzt wedelte hektisch mit der Hand.

»Nein, nein, um Gottes willen, bleiben Sie da bloß drin!«, rief er. Dann bestimmte er: »Wir legen die Dame einfach so auf die Trage und Sie laufen nebenher.«

Seine Stimme zitterte ein wenig. Erst jetzt sah ich, dass er noch ganz jung war. *Meine Güte*, dachte ich, *der Kerl ist ja noch nervöser als ich*. Aber er war der Arzt, er gab hier die Anordnungen. Die nächste Wehe kam, und ich hielt mit meinen zwei Fingern dagegen, das Baby zog zum Glück die Füße an und spielte nicht mehr den Torschützen.

»Brav!«, lobte ich leise.

Dann drehte ich mich wieder zum Arzt um.

»Es gibt da leider ein Problem. Meine Tochter ist auch hier …« Ich deutete mit dem Kinn auf Mathilda, die interessiert zwischen dem Arzt, den Sanitätern, Franka und mir hin und her guckte, »… und mein Auto steht unten vor der Tür. Ich muss ja später wieder nach Hause kommen.«

Die Sanitäter hatten die Trage inzwischen rechts neben das Bett gestellt. Mit geübtem Griff hievten sie Franka hinüber auf die Bahre. Mir blieb nichts anderes übrig, als meinen rechten Arm ganz lang zu machen und quer übers Bett hinweg hinterherzurutschen.

»Kein Problem, um Ihre Tochter kümmere ich mich«, sprach der Doktor, hob die erstaunte Mathilda hoch und setzte sie sich auf den Arm. Ich hatte das dumpfe Gefühl, dass er froh war, sich an etwas festhalten zu können.

»Dein Auto kann ich übernehmen«, erklärte Herbert.

»So wie es aussieht, bleiben wir ja eh erst mal in der Klinik. Ich kann dann später ein Taxi nehmen.«

Ich nickte und krabbelte vorsichtig rückwärts vom Bett herunter, immer darauf bedacht, den Kontakt zu Franka nicht abreißen zu lassen. An der Bettkante angekommen, versuchte ich, in meine Schuhe zu schlüpfen, was in dieser Lage ungefähr so gut klappte, wie sich mit einem Fausthandschuh am Rücken zu kratzen. Herbert eilte mir zu Hilfe, damit ich meine Stöpselposition nicht aufgeben musste. Dann ging es auch schon los, zwei Stockwerke nach unten. Ich war gezwungen, seitwärts gekrümmt und rückwärts neben Franka herzulaufen. Frankas Mann folgte mit meiner Jacke, meiner Tasche und meinem gezückten Autoschlüssel. Im ersten Stockwerk lugte neugierig eine ältere Dame aus der Wohnungstür – zum Glück hatte einer der Sanis eine Decke über uns gebreitet. Mir ist ja sonst nicht so schnell etwas peinlich, aber diese Steckposition war doch ein bisschen grenzwertig.

Während ich mich Fuß für Fuß nach hinten tastete, betete ich, nicht die nächste Stufe zu verpassen und Frankas mittlerweile regelmäßige Wehen zu überstehen, ohne dass die Blase sprang. Der Arzt ging mit der immer noch stillen Mathilda auf dem Arm vorweg. Sie nuckelte am Schnuller und sah völlig entspannt aus. Der Doktor dirigierte die ganze Mannschaft: »Achtung, jetzt aufpassen, da kommt eine Kurve!« Immerhin, da konnte er seine Autorität ausleben.

Nachdem die Sanitäter Franka und mich im Rettungswagen verstaut hatten, kletterte der Arzt mit Mathilda hinterher. Ich sah gerade noch Herbert zu meinem Fiat flitzen, bevor die Tür geschlossen wurde.

Der Rettungswagen fuhr ruckelnd an und ich betrachtete mir den Jüngling von Doktor einmal genauer, während

Mathilda ebenso interessiert den Reißverschluss seiner Jacke unter die Lupe nahm. Wahrscheinlich war der Mann gerade erst mit dem Studium fertig, so jung wie der aussah.

»Waren Sie gerade sowieso im Einsatz in der Rettungszentrale oder hat man Sie von der Gynäkologie holen müssen?«, rief ich dem Mediziner über Frankas geschwollenen Leib hinweg zu.

Der Arzt antwortete nicht sofort, stattdessen leuchtete seine Gesichtsfarbe auf einmal statt in Butterkäseweiß in lupenreinem Rotkreuzrot.

»Ähem, nein«, entgegnete er schließlich und räusperte sich verlegen. »Das heißt, ja, ich hatte gerade Dienst. Aber ich bin …, ähm, HNO-Arzt, kein Gynäkologe.«

Hoppla! Jetzt wurde mir so einiges klar! Ich war tatsächlich ganz naiv davon ausgegangen, dass man in einer großen Klinik in der Lage war, einen Gynäkologen abzustellen, wenn eine drohende Geburt mit führenden Füßen am Telefon gemeldet wurde. Ich hatte genau gehört, wie Herbert meine Anweisungen befolgt und ausdrücklich nach einem Frauenarzt verlangt hatte. Ich betrachtete nachdenklich meine behandschuhte Hand, die halb zwischen Frankas gespreizten Beinen steckte. Wusste dieser Jungspund eigentlich, was er da angeordnet hatte? Oder hatte er einfach nur Angst, dass das Kind kam und er nicht wusste, was er tun sollte? Die Antwort auf diese Fragen zu erraten, war nicht wirklich schwierig …

Nach einer gefühlten Ewigkeit kamen wir in der Klink an und ratterten den Gang zum Kreißsaal entlang. Die aufgebockte Franka wurde von den beiden Sanis geschoben, ich trabte nebenher – immer noch im Rückwärtsgang und mit zwei Fingern im Geburtskanal. Rückwärtsjoggen, das hatte ich neulich irgendwo gelesen, liegt im Trend und ist besonders gelenkschonend.

Die Sanitäter hatten einen zackigen Schritt drauf und ihnen rückwärts zu folgen war gar nicht so leicht. Außerdem hatte ich langsam das Gefühl, einen Krampf im Arm zu bekommen. Der HNO-Arzt lief mit Mathilda hinterher. Sie hatte sich an seiner Jacke festgekrallt und ließ das Geschehen nicht eine Sekunde aus den Augen, offensichtlich fand sie alles weiterhin höchst interessant.

»Was gibt es?«, hörte ich nun eine warme weibliche Stimme hinter mir fragen. »Einen Nabelschnurvorfall?«

Ich warf einen Blick über die Schulter – so gut das eben ging – und sah eine schon etwas ältere und vermutlich erfahrene Hebamme.

»Nein, Beckenendlage … Muttermund jetzt etwa … sieben Zentimeter«, keuchte ich außer Atem. »Die Füße … gehen … voran, ich … halte sie … hoch. Puh!«

»Na, jetzt sind Sie ja hier«, sagte die Hebamme. Ich merkte, wie sie ein Schmunzeln unterdrückte. »Dann nehmen Sie Ihre Finger mal raus aus der Dame, wir machen das jetzt schon!«

Endlich! Ich befreite meine Hand aus der armen Franka, die die ganze Zeit über gar nichts mehr gesagt hatte. Dann schnalzte ich erleichtert den Handschuh in den nächsten Mülleimer, beugte und streckte meinen Arm ein paar Mal und bewegte die Finger, um alles wieder zum Leben zu erwecken. Jetzt bloß weg hier, bevor ich an diesem Sonntag in noch mehr Unerwartetes hineingezogen wurde. Ich wünschte Franka schnell Alles Gute, pflückte Herbert meinen Autoschlüssel aus der Hand und dem Herrn HNO-Arzt mein Kind aus dem Arm – dann verließ ich fluchtartig die Klinik.

Gut eine Woche später besuchte ich Franka zur Nachsorge. Sie hatte wegen der Beckenendlage vorsichtshalber einen

Kaiserschnitt bekommen und nach der Geburt noch eine Weile das Krankenhausbett hüten müssen. Jetzt war sie glücklich, wieder zu Hause zu sein, und saß freudestrahlend mit Klein-Jonas auf dem Sofa. Der Hirsch an der Wand daneben schien die Mutter-Kind-Szene zu beobachten – und hätte ich nicht gewusst, dass es Unsinn ist, hätte ich geglaubt, er grinst. Dem kleinen Jonas ging es trotz seiner knapp fünf Wochen zu früh prächtig. Er hatte schon gut zugenommen und machte lustige Geräusche, als ich ihn auf die Waage legte.

»So was glaubt einem doch kein Mensch«, meinte Franka und kicherte. »Die alte Frau Köster von unten hat mich gestern gefragt, was da eigentlich los war. Ich meine, was sagt man denn da?«

»Da sagt man: Der Hals-Nasen-Ohren-Arzt hat gesagt, die Hebamme soll das Kind festhalten, damit es nicht rausrutscht!«, grinste ich und Franka lachte.

Sie hatte recht: Das glaubt einem kein Mensch.

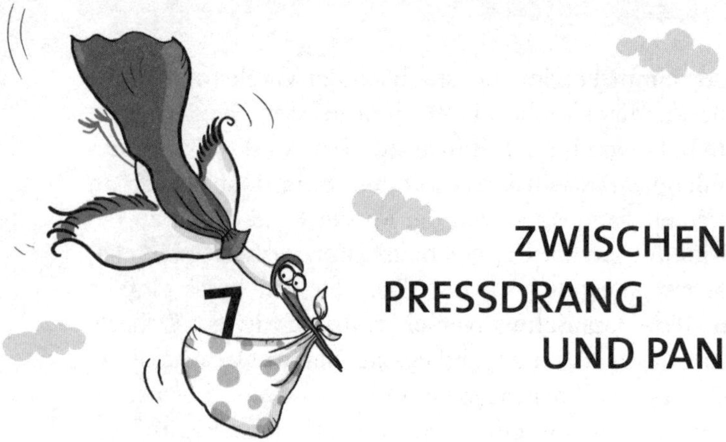


# ZWISCHEN PRESSDRANG UND PANIK

Möglicherweise wäre ich noch eine Weile bei bloßen Nachsorgeterminen geblieben, wenn meine kleine Schwester nicht gewesen wäre. Eines Nachmittags rief sie mich zu ungewohnter Uhrzeit an.

»Ich hab Neuigkeiten«, verkündete Rebecca hörbar glücklich.

»Lass mich raten: Du bist schwanger?«, fragte ich trocken, denn ich hatte natürlich schon etwas in der Richtung vermutet.

»Du hast es erraten. Ich war gerade beim Arzt, schon 7. Woche«, jubelte Rebecca. »Jedenfalls bist *du* natürlich meine Hebamme! Das ist ja wohl logisch!«, fuhr sie im Brustton der Überzeugung fort.

*Wie jetzt: Ich?*

Ich war völlig überrumpelt.

»Darüber lass uns noch mal sprechen, du weißt doch, dass ich gerade nur Nachsorgen mache«, sagte ich ausweichend.

Nach diesem Nachmittag verdrängte ich das Thema. Meine Begeisterung hielt sich nämlich in Grenzen. Natürlich wurde es langsam mal Zeit für meine erste offizielle

Beleggeburt und ich freute mich riesig über Rebeccas Vertrauensbeweis. Aber mir war die Vorstellung unheimlich, meiner eigenen Schwester im Intimbereich herumwühlen zu müssen. Diese Grenze zu überschreiten, fühlte sich an wie etwas Verbotenes.

Doch die Sache auszusitzen funktionierte bedauerlicherweise nicht.

Als Rebeccas Schwangerschaft fortschritt, stellte sich heraus, dass sie sich keineswegs irgendetwas anders überlegte. Sie ging immer noch felsenfest davon aus, dass ich sie betreuen würde. Auch bei mir hatte sich wenig geändert: Ich fühlte mich weiterhin sehr unwohl bei dem Gedanken daran, meine Schwester entbinden zu müssen.

Egal, wie sich diese Dinge verhielten, ich wusste nicht, wie ich Rebecca klarmachen sollte, was in mir vorging. Irgendwann war es dann zu spät, noch aus der Nummer rauszukommen: Das erste Baby meiner kleinen Schwester würde tatsächlich meine erste Entbindung als freiberufliche Hebamme werden.

Dann sollte es wohl so sein.

Rebecca wollte gerne im Marienkrankenhaus entbinden, dem Krankenhaus, in dem auch ich meine Jungs zur Welt gebracht hatte. Ich vereinbarte ein Treffen mit dem Klinikmanagement und bekam die Zusage, dass ich mit Rebecca und zukünftigen Beleggeburten dort ankommen konnte. Das war der Startschuss für eine lange und im wahrsten Sinne des Wortes fruchtbare Zusammenarbeit.

Es ging los wie bei einer typischen Erstlingsgeburt.

Rebeccas Wehen setzten an einem späten Septembervormittag ein und wir machten uns auf den Weg in die Klinik. Allerdings wurden die Abstände zwischen den Wehen im Laufe des Tages erst einmal nicht kleiner. Während Rebeccas Baby noch gemütlich in seiner warmen Höhle herumschwamm, hatte Rebecca wiederum keine Lust, in der Klinik auszuharren. Außerdem hatte sie Hunger. Das passte gut: Laufen ist ein ausgezeichnetes Mittel, um die Wehen in Gang zu kriegen, und so brachen wir mit meinem Schwager zu einer kleinen Stehpizzeria auf, die gut eine Viertelstunde vom Krankenhaus entfernt liegt. Ich hätte die beiden auch alleine losziehen lassen können, die Gefahr einer spontanen Niederkunft mitten auf der Straße war in den nächsten Stunden etwa so groß, wie die eines Vulkanausbruchs auf der Zeil. Aber bei meiner Schwester fühlte ich eine gewisse familiäre Anwesenheitspflicht.

Die Pizzeria war eine ungemütliche kleine Bude an einer viel befahrenen Straße, die allerdings für ihre sagenhaften Pizzen berühmt ist. Aber es war ja auch nicht der Moment, es sich gemütlich zu machen. Der Stehtisch erwies sich als praktisch, dort konnte meine Schwester ohne große Probleme bei jeder heranrollenden Wehe ein bisschen in die Knie gehen und schnaufen. Wir ernteten ein paar neugierige Blicke von Teenagern, die ihre Bestellung abholten. Der Pizzabäcker dagegen nahm kaum von uns Notiz, er war völlig damit beschäftigt, mit einer großen flachen Schaufel seine Pizzen in den Ofen zu schieben.

Die Pizza wurde dann auch ihrem Ruf gerecht: Sie war unglaublich lecker, aber ich hatte einfach keinen Hunger. Nachdem ich ein paar Bissen genommen hatte, fühlte ich mich schon pappsatt. Ich schob den Rest zu meinem Schwager hinüber.

Hätte ich gewusst, was mich erwartete, ich hätte mir ein *doggy bag* geben lassen.

Es war schon sehr spät am Abend, als die Situation endlich kippte und Rebeccas Wehen stärker wurden. Wie viele

Erstgebärende hatte meine Schwester die Schmerzen und ihre eigenen Toleranzgrenzen überschätzt. Irgendwann drehte sie sich mit schmerzverzerrtem Gesicht zu mir herum.

»Du, Esther, meinst du, das wird noch schlimmer?«

»Ich sage es ungern«, erklärte ich. »Aber ich fürchte, das wird es.«

Rebecca dachte einen Moment nach.

»Dann möchte ich doch lieber eine PDA«, bestimmte sie. »Ich weiß nicht, ob ich das sonst durchhalte.«

Eine PDA ist die Abkürzung für die Periduralanästhesie. Das ist eine Betäubung, die per Katheter direkt in den sogenannten Periduralraum – das ist der Hohlraum zwischen innerer und äußerer Schicht der Rückenmarkshaut – erfolgt und die Geburtsschmerzen nimmt. Eine ebenso segensreiche wie diffizile Geschichte, aber PDAs sind heutzutage Routine in jedem Kreißsaal.

»Okay«, sagte ich. »Ich rufe gleich den Anästhesisten und bereite alles Nötige vor.«

Als Tobias wenig später das Zimmer betrat, sah der uns nur mit hochgezogenen Augenbrauen an: *»Hier?«*

Ich zuckte entschuldigend mit den Schultern: »Die anderen Zimmer sind belegt.«

Es gab damals im Marienkrankenhaus vier richtige Entbindungsräume und einen Aufnahmeraum. Nur zwei der Zimmer verfügten damals schon über verstellbare Betten, die darauf ausgelegt waren, daran richtig medizinisch zu arbeiten – und dazu gehört natürlich das Legen einer PDA. Zwei der Räume waren sogenannte Gemütlichkeitszimmer mit pastellfarbenen Wänden, Lichterketten, tonnenweise Kissen und Dekoschnickschnack, wie von der Decke hängenden Babykörben, die vermutlich noch nie jemand benutzt hatte. In einem solchen befanden wir uns. Statt von einem Hightech-Bett in Arbeitshöhe wurde der kleine Raum von einer großen breiten und vor allem sehr niedrigen Liegeinsel dominiert, damit sich der werdende Vater mit zu seiner Frau kuscheln konnte. Leider war dem Anästhesisten mit Kuscheln nicht geholfen.

»Uh«, stöhnte meine Schwester und krümmte sich nach vorn. Als die Wehe vorbei war, wandte sie sich direkt an Tobias. »Meinen Sie nicht doch, das geht auch hier?«

»Im Notfall«, gab der zurück. »Aber ich würde, ehrlich gesagt, lieber warten, bis eins von den anderen Zimmern frei wird.«

Ich legte Rebecca die Hand auf den Rücken.

»Meinst du nicht, du hältst es auch noch ohne aus?«

Sie sah unglücklich aus.

»Ich weiß nicht. Wenn ich darüber nachdenke, dass das noch viel doller wird, wird mir ganz schlecht. Ich hab jetzt schon das Gefühl, es zerreißt mich. Könnten Sie nicht vielleicht doch …?«, wandte sie sich wieder an Tobias.

Der kratzte sich nachdenklich am Kinn.

»Also, wenn Sie sich hier auf den Gebärhocker setzen und weit nach vorn beugen, könnte es gehen.«

»Okay!«, sagte Rebecca erleichtert und wackelte sofort im Entengang auf den Hocker zu. Tobias bat sie, sich nach vorn zu beugen und ruhig zu atmen. Ich beeilte mich, mich vor sie hinzuknien und das CTG an ihren Bauch zu drücken, damit es durch ihre gekrümmte Haltung nicht den Hautkontakt verlor. Tobias machte sich an Rebeccas Rücken zu schaffen. Ein scharfer Geruch von Hautdesinfektionsmittel waberte durch den Raum. Dann griff er sich den Katheter. Normalerweise ist das eine Sache von einer Viertelstunde, aber Tobias brauchte länger. Ungewöhnlich lange. Ich widmete mich dem CTG und der wichtigsten Aufgabe einer Hebamme: Ruhe und Zuversicht auszustrahlen.

Schließlich legte Tobias den Katheter unverrichteter Dinge zur Seite. Sein unterdrücktes Seufzen war kaum zu hören, aber ich bemerkte es – und reagierte.

»Ich schau mal nach, wie weit die drüben sind, vielleicht können wir schon wechseln«, erklärte ich und war schon aus der Tür. Zum Glück war die Zwei gerade frei geworden. Während wir umzogen, flüsterte mir Rebecca zu: »Sag mal, Esther, ist das normal, dass das nicht sofort klappt?«

Bei einer anderen Frau hätte ich jetzt womöglich versucht abzuwiegeln, damit sie keine Angst bekommt. Schließlich besteht bei einer PDA immer auch eine geringe Gefahr, dass das Rückenmark verletzt wird.

Normalerweise hätte ich also erzählt, dass so etwas kein Grund zur Beunruhigung sei. Dass Herr Zabel ein hervorragender Anästhesist sei – was ja auch der Wahrheit entsprach, auch wenn das nicht bedeutete, dass nie was schiefgehen konnte. Denn außer zu beruhigen, konnte ich ja ohnehin nichts tun. So wie eine Stewardess, die während draußen Blitze zucken und Turbulenzen das Flugzeug schütteln, immer noch mit liebenswürdigstem Lächeln erklärt, dass alles in Ordnung ist und man nur schön brav angeschnallt sitzen bleiben müsse. Und das, obwohl sie de facto keinen Schimmer hat, ob der Pilot vorn wirklich alles unter Kontrolle hat. Doch ich wusste, dass Rebecca das durchschauen würde, sie kannte mich zu gut. Also schüttelte ich nur den Kopf.

»Nein, ist nicht normal.«

Mehr musste ich zum Glück nicht erläutern, wir waren angekommen.

Im anderen Raum klappte das Legen der PDA zügig und ohne Probleme. Die Turbulenzen waren fürs Erste überstanden. Besser gesagt: Rebeccas Turbulenzen, denn sie war innerhalb von wenigen Minuten deutlich relaxter. Bei mir war leider das Gegenteil der Fall. Eine seltsame Anspannung machte sich in mir breit und als Rebecca nach einigen weiteren langen Stunden Pressdrang bekam, überfiel mich sogar regelrechte Panik. Mich packte die Erkenntnis, dass die Frau, die mir hier den blanken Po entgegenstreckte, diese Schwangere, die da gerade ein Baby bekam, dem ich auf die Welt helfen musste – ich, ausgerechnet ich –, meine kleine Schwester war. Es war ein Gefühl, wie den eigenen Eltern aus Versehen beim Sex zuzusehen (etwas, was mir zum Glück nie passiert ist). So sehr ich meine Schwester liebte, irgendetwas in mir bestand darauf, dass das hier falsch war. Dass sich in früheren Jahrhunderten vornehmlich die weibliche Verwandtschaft um die Gebärenden der Familie gekümmert hatte, war in meinen Genen jedenfalls nicht angekommen. Ich genierte mich und wollte hier weg.

Und ich ging.

Zum Telefon im Vorraum, um die diensthabende Ärztin zu informieren, dass sie sich aus ihrem Bereitschaftszimmer auf den Weg zu uns machen konnte. Es war nämlich inzwischen mitten in der Nacht, die meisten Ärzte schliefen.

Das letzte Mal, dass ich mich so zum Bersten angespannt gefühlt hatte, war in der praktischen Prüfung zur Hebamme vor knapp einem Jahr gewesen. Mein Herz hatte damals reines Adrenalin durch meine Adern gepumpt, alles in mir hatte nach Flucht geschrien. In der Prüfung hatte ich eine Schwangere betreut, die schnell eröffnet hatte – so heißt das, wenn die Geburt in Gang kommt – und bei der dann das Kind anschließend einfach nicht tiefer ins Becken trat. Die Zeit war im falschen Moment stehen geblieben. Eine zähe, klebrige Masse, die mich in ihren gnadenlosen Klauen hielt.

Ich war dazu verdammt, in diesem Kreißsaal auszuharren, bis das Kind auf der Welt war. Wenn es denn je kam. Vielleicht war ich auch in einer parallelen Zeitschleife gefangen wie in einem Stephen-King-Horrorfilm. Die Prüferin hatte jedenfalls die ganze Zeit neben mir gestanden und jeden Handgriff, jedes Stirnrunzeln, jedes Zögern von mir mit Argusaugen registriert. Ein Albtraum! Dieser gnadenlosen Beobachtung hatte ich mich nur einmal kurz entziehen können, als ich mit Schmutzwäsche den Raum verlassen hatte. Ich hatte mich an das Wäschebündel geklammert, während ich den Gang entlanglief. Die ganze Zeit hatte ich nur eins wie ein Mantra denken können: *Da musst du jetzt durch. Da musst du jetzt durch.*

Wie damals holte ich auch jetzt tief Luft, als ich den Hörer auflegte und zurück ins Entbindungszimmer ging. Ganz egal, was passierte, so schwor ich mir in diesem Moment hoch und heilig: Wenn das hier vorüber war, würde ich meiner Schwester nie wieder zwischen die Beine gucken. Amen!

Während ich so mit mir selbst ein Abkommen schloss und dabei wie in Trance die richtigen Handgriffe tat und zusah, wie sich das Baby seinen Weg nach draußen erarbeitete, war es plötzlich vorbei. Meine Panik löste sich auf: Mein Neffe hatte die Bühne betreten, ein Schrei gellte durch den Raum. Wahnsinn, ich war Tante! Und ich hatte meine erste Beleggeburt geschafft! Beides auf einmal! Wer hätte das gedacht? Der frischgebackene Vater schnitt ehrfürchtig die Nabelschnur durch. Dann legte ich meiner strahlenden Schwester ihr Kind in die Arme. Sie und ihr Mann waren die glücklichsten Menschen der Welt. Abgesehen von mir natürlich. Ich war zwar zum Umfallen müde, aber so über die Maßen froh, dass ich diese Geburt hinter mir hatte, ich hätte vor Erleichterung heulen können.

Als Rebecca versorgt und der Kreißsaal wieder in den Ursprungszustand versetzt war, setzte ich mich erschöpft an den Schreibtisch im Vorraum, um alles penibel zu dokumentieren. So, wie ich es gelernt hatte. Erst jetzt merkte ich, dass ich nass geschwitzt war. Ich schob den »Spiegel« zur Seite, den irgendjemand hier liegen gelassen hatte und auf dem das brennende World Trade Center abgebildet war. Der erste Jahrestag der Katastrophe in New York, was für ein Geburtstag! Mein armer Neffe! Ich seufzte. Dann fing ich an zu schreiben. Als ich im Bericht gerade beim Legen der PDA angelangt war, zuckte ich zusammen.

»Na, hat alles gut geklappt? Das war ja quasi dein Einstand hier, oder?«, hörte ich eine angenehm sonore Stimme.

Ich hob den Blick und sah zu meiner Überraschung Dr. Arnold, den Oberarzt, den alle hier nur Arnie nannten. Er war groß, blond, hatte kleine Lachfältchen um die Augen und einen ironischen Zug um den Mund. Wir hatten uns schon einander vorgestellt, aber bisher nie mehr als ein paar Worte gewechselt. Mehr hatte ich auch gar nicht erwartet. In der Klinik, in der ich während der Ausbildung eingesetzt war, schwebten die Ärzte einen Meter über allen anderen. Den Patienten, den Schwestern, Pflegern und Hebammen und natürlich erst recht über uns Hebammenschülerinnen. Jetzt war ich zum ersten Mal seit dem Ende der Ausbildung wieder in einem Krankenhaus mit seinen typischen Gerüchen nach Reinigungs- und Desinfektionsmitteln. Mit dem durchdringenden Neonlicht und den quietschenden Schritten auf dem Linoleum. Durch all das fühlte ich mich ganz automatisch wieder genau so: wie eine Hebammenschülerin. Eine Figur am unteren Ende der Hierarchie.

Oberarzt Arnold waren Hierarchien offenbar schnuppe.

Er setzte sich neben mich auf den Drehhocker und wippte darauf ein bisschen hin und her. Ich sah ihn müde und verwundert an. Plötzlich fiel mir ein, dass er mich ja etwas gefragt hatte. Was war noch mal? Richtig: Ob das hier mein erster Einsatz im Marienkrankenhaus gewesen war.

»Na ja, wie man's nimmt«, sagte ich. »Ich hab meine beiden Söhne hier bekommen. Aber es war meine erste Beleggeburt als Hebamme im Marien, das stimmt.«

»Ist eine gute Klinik«, sagte Arnie. »Jedenfalls, soweit ich das bisher beurteilen kann. Ich bin ja auch noch ziemlich frisch hier, vorher war ich in Höchst.«

Beim Stichwort »Höchst« kamen sofort die Bilder an die Karambolage auf der A 66 im Herbst vor zwei Jahren zurück, als ich – mit Mathilda schwanger – in eben dieser Klinik eingeliefert worden war.

»Oh, dann sind wir uns vielleicht unbewusst begegnet«, erklärte ich und erzählte ihm in Kurzform von dem folgenreichen Abend. Als ich fertig war, lächelte er: »Da hatte ich bestimmt keinen Dienst, sonst würde ich mich ganz sicher an dich erinnern.«

Seine letzten Worte gingen in einem lauten *Grrrrrrrr* unter. Mein Magen rebellierte und forderte Nachschub! Die Pizza hatte ich ja nur angeknabbert und selbst das war ja nun schon fast zwölf Stunden her.

»Das klingt ja furchterregend. Hast du nichts gegessen?«, fragte Arnie.

»Nicht wirklich«, antwortete ich. »Erst hatte ich keinen Hunger und später keine Zeit, mir was zu besorgen.«

»Wie lange bist du denn schon hier?«

Arnie sah mich mit einem Ausdruck im Gesicht an, den man tatsächlich als mitfühlende Besorgnis deuten konnte.

»Seit heute Morgen«, antwortete ich, doch als mein Blick auf die Uhr am Computer fiel, die halb vier in der

Nacht anzeigte, korrigierte ich mich: »Also gestern Morgen, meine ich.«

»Meine Güte, warum hast du denn nicht mal Laut gegeben, ich hätte dir doch was mitgebracht! Du kippst hier gleich noch um.«

Langsam war ich völlig perplex. Der Mann schien das ernst zu meinen. Ein Oberarzt, der nicht nur völlig selbstverständlich mit mir, der Greenhorn-Hebamme, plauderte, sondern der mir obendrein noch etwas zu essen mitbringen wollte. So etwas gab es tatsächlich? Oder träumte ich schon?

»Warte mal«, sagte er nun und stand auf.

Ich hörte ihn im Ärztezimmer herumkramen. Ein Stuhl wurde gerückt, Schubladen geöffnet und wieder geschlossen.

Als er zurückkam, legte er einen Müsliriegel und eine Packung Erdnüsse vor mich auf meine Dokumentation und sagte fröhlich: »Fürs Erste!«

Dann verkrümelte er sich ebenso plötzlich wieder, wie er aufgetaucht war.

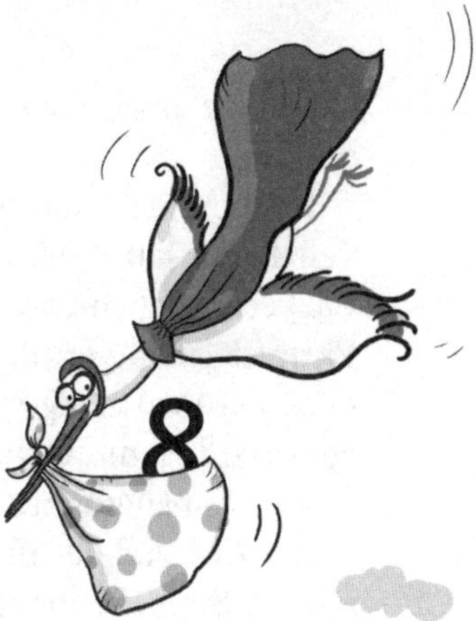

8

# DAS BABYFON

Mit Rebeccas Entbindung war ein Bann gebrochen. Ich hatte meine Feuertaufe bestanden und scheute mich nun nicht mehr, noch weitere Beleggeburten anzunehmen – also die Frauen über die gesamte Schwangerschaft, während der Entbindung und auch in der ersten Zeit danach zu betreuen. Normalerweise riefen mich die werdenden Mütter an und wir vereinbarten ein erstes Treffen. Doch nicht in allen Fällen lief das so. Manchmal ergab sich eine Betreuung auch durch puren Zufall. So wie bei jener Geschichte, die an einem sonnigen Herbstmorgen in meiner Lieblingsbäckerei begann.

Ich hatte gerade Mathilda in die Kita gebracht und wollte mir den Morgen mit einem Hefeteilchen versüßen. Als ich die Bäckerei betrat, unterhielt sich die schon etwas ältere Bäckersfrau gerade mit zwei Kundinnen, die sie offenbar gut kannte. Niemand beachtete mich. Nun, das sah aus, als ob das dauern konnte. Ich stellte mich abseits hin und versuchte schon mal, die schwierige Entscheidung zu treffen, ob ich ein Teilchen mit Quark oder eines mit Obst haben wollte. Oder vielleicht eines mit beidem?

»… und mein Sohn durfte die Nabelschnur durchschneiden!«

Ich horchte interessiert auf und hob den Blick von der Teilchenauslage. Messerscharf kombinierte ich, dass die Bäckerin soeben Oma geworden war. Sie berichtete voller Enthusiasmus von ihrem Enkel und dass bei der Geburt alles gut und zügig verlaufen war. Ich versuchte herauszuhören, ob die Geburt im Marienkrankenhaus stattgefunden haben konnte, war mir aber nicht sicher.

Plötzlich fiel der Blick der Bäckerin zum ersten Mal auf mich. »Sind Sie nicht Hebamme?«, fragte sie zu meiner Überraschung und fügte, als sie meinen erstaunten Blick sah, hinzu: »Das letzte Mal, als Sie hier waren, haben Sie gerade einen Anruf von einer aufgeregten jungen Mutter bekommen, das habe ich so am Rande mitbekommen und mir meinen Teil zusammengereimt.«

»Ja, das stimmt«, erwiderte ich daraufhin, »ich bin freiberufliche Hebamme und entbinde hier im Marienkrankenhaus.«

»Du bist Hebamme? Das ist ja interessant!«, wandte sich nun die dunkel gelockte Kundin an mich, die bisher halb mit dem Rücken zu mir gestanden hatte. Sie schlug ein wenig die Jacke zurück und strich sich über den sich deutlich wölbenden Bauch, den ich noch gar nicht wahrgenommen hatte.

»Du hast nicht zufällig im März noch Zeit?«, fragte sie dann.

Dabei sah sie mich liebenswürdig durch ihre Brillengläser an und lächelte. Was für ein Zufall. Im März hatte ich bislang erst eine Geburt im Kalender stehen. Passte also.

»Ich denke, da hast du Glück«, sagte ich. »Ruf mich am besten an, dann können wir einen Gesprächstermin vereinbaren. Ich schreib dir mal meine Nummer auf.«

Zwei Wochen später besuchte ich Marlene, so hieß die Schwangere, in ihrer Wohnung. Sie wies mir freundlich den Weg ins Wohnzimmer. Dabei lag in ihrer Stimme und ihren Bewegungen ein leichtes Zittern. Ich nahm an, dass es von einer gewissen Schüchternheit herrührte.

Wir setzten uns in die Couchecke und Marlene schenkte mir etwas Mineralwasser ein. Dann erzählte sie, dass sie mit ihrem Mann und ihrer fünfjährigen Tochter Thea erst vor einem Jahr in diese Wohnung gezogen war. Sie hatten sich für die doppelgeschossige Maisonette im obersten Stock entschieden, weil die nicht nur viel Platz bot, sondern oben auch ein abseits gelegenes Schlafzimmer besaß.

»Da hat man dann auch mal seine Ruhe, weißt du?«, sagte sie.

Ich nickte und wunderte mich ein bisschen, warum Marlene mir das erzählte. Fast wirkte es auf mich, als wolle sie Zeit schinden. Für mich war natürlich weniger die Wohnsituation der Familie interessant als Marlenes gynäkologische Vorgeschichte. Also erkundigte ich mich geradeheraus nach ihrer ersten Geburt. Die Entbindung hatte als Wassergeburt in einer der Frankfurter Kliniken stattgefunden und war problemlos verlaufen.

»Das ist doch prima«, sagte ich. »Wenn die Geburt des ersten Kindes ohne Komplikationen über die Bühne gegangen ist, wird das die zweite aller Wahrscheinlichkeit nach auch tun.«

Marlene sah mich plötzlich mit einem schwer zu deutenden Gesichtsausdruck an. Dann sagte sie ohne Umschweife: »Da gibt es noch etwas, was du wissen musst, Esther. Ich habe Multiple Sklerose. Ich weiß das seit ein paar Jahren. Meine Ärzte waren von meiner Schwangerschaft gar nicht begeistert. Sie sagen, dass sie nicht wissen, wie sich die hormonellen Veränderungen auf die Krankheit auswirken werden und dass es wahrscheinlich ist, dass die Schübe nach der Geburt zunehmen.«

Dann fügte sie fast entschuldigend hinzu: »Aber ich wollte so gern noch ein Kind!«

Puh! Darum hatte sie also um den heißen Brei herumgeredet. Unter diesem Gesichtspunkt hatte diese Wohnung noch einmal eine ganz andere Bedeutung. Das Haus besaß nicht mal einen Fahrstuhl! Marlene würde im Falle schwerer Schübe irgendwann den dritten Stock wohl nicht mehr ohne Hilfe erreichen können. Entweder verdrängten sie und ihr Mann die Krankheit oder sie wollten ihr trotzen – das demonstrierte ja auch die erneute Schwangerschaft.

Ich sah Marlene mit einer Mischung aus Skepsis und Bewunderung an. Den Kopf in den Sand zu stecken war selten gut, aber sich von den Wogen des Lebens nicht einschüchtern zu lassen, das war eine Eigenschaft, die ich extrem schätzte. Auch ich hätte mich durch solch eine Diagnose wohl kaum davon abbringen lassen, ein Kind zu bekommen.

»Ich versteh dich«, sagte ich schließlich. »Das bekommen wir schon alles gut hin, mach dir mal keine zu großen Sorgen.«

Sie nickte dankbar. Doch nachdem wir eine Weile gesprochen hatten, bekam sie schon wieder diesen Blick: »Weißt du, eigentlich habe ich sogar mit einer Hausgeburt geliebäugelt. Aber Jürgen ist strikt dagegen, er hat Sorge, dass wir bei Komplikationen nicht direkt was machen können …«

»Die Sorge braucht er eigentlich nicht zu haben«, entgegnete ich. »Aber ich betreue – bis auf Notfälle – nur Geburten in der Klinik. Beim zweiten Kind kann es allerdings schon mal sehr schnell gehen mit der Geburt, es kann also durchaus zu einer Hausgeburt kommen, aber planen würde ich das an deiner Stelle jetzt nicht.«

Marlene sah etwas enttäuscht aus, aber sie nickte seufzend: »Ja, vermutlich ist das das Vernünftigste.«

Damit war die Sache abgemacht.

Leider verlief dann doch nicht alles ganz reibungslos. Im sechsten Monat entwickelte Marlene vorzeitige Wehen. Kurz darauf kam noch eine Zervix-Insuffizienz hinzu, das ist eine Verkürzung des Gebärmutterhalses, die normalerweise erst kurz vor der Geburt eintritt. Der Arzt verordnete Marlene absolute Bettruhe. Am liebsten hätte er sie ins Krankenhaus eingewiesen, damit sie sich auch wirklich schonte – und ich hätte das auch gern gesehen. Doch Marlene hatte ihre fünfjährige Tochter, die betreut werden musste. Mit ihrem Mann, sagte Marlene, war wegen seines Jobs nicht zu rechnen. Das eine Großelternpaar war ebenfalls berufsmäßig eingespannt, das andere zu gebrechlich. Ins Krankenhaus wollte Marlene jedenfalls auf gar keinen Fall.

Da war sie wieder, die Sturheit.

»Wie soll das denn gehen? Was soll ich denn dann mit Thea machen?«, sagte sie fast vorwurfsvoll zu mir.

»Marlene«, sagte ich und versuchte, mit Engelszungen zu sprechen. »Du kannst hier nicht wie gewohnt herumspringen. Wenn das Baby jetzt schon kommt, wird es nicht überleben!«

Ein paar Tage später bekam Marlene dann zum Glück von der Krankenkasse eine Haushaltshilfe bewilligt. Wir atmeten beide auf: Marlene, weil sie nicht ins Krankenhaus musste, und ich, weil sie endlich ihren Hintern im Bett parkte. Trotzdem machte ich meine ersten drei Kreuze, als Marlene es in die 30. Schwangerschaftswoche geschafft hatte – ab jetzt hatte das Baby zumindest eine sehr gute Überlebenschance – und dann noch mal, als sie die 36. Woche überstanden hatte und damit eine für die Niederkunft sichere Zeit erreicht war.

Das Baby durfte jetzt kommen – und kündigte sich gleich mehrmals an. Jedes Mal ließ ich alles stehen und liegen und raste zu Marlene. Genauso oft reiste ich unverrichteter Dinge wieder ab.

Bis zu einem Samstagabend.

Ich saß gerade vor dem Fernseher, es lief die erste Staffel von »Deutschland sucht den Superstar«, als das Telefon klingelte. Marlene war dran: »Es geht los. Ich glaube, jetzt wirklich …«

Als ich aufgelegt hatte, grinste Robert schon ein bisschen spöttisch: »Meinste, du holst das Baby diesmal auch wirklich raus, oder wird das jetzt der *running gag* der nächsten Monate, dass du da jeden Abend hinjuckelst? Wie bei dem russischen Mädchen?«

Ich dachte an Elvira Krylowa. Die junge Russin hatte ich vor ein paar Monaten betreut und auch bei ihr hatte ich das Gefühl gehabt, in einer Zeitschleife festzuhängen. Es war immer wieder das Gleiche passiert: Jeden Abend war gegen 23 Uhr ihr Anruf gekommen, ich war hingerast, die Wehen hatten wieder aufgehört, ich war frühmorgens wieder nach Hause gefahren. Ausgerechnet an dem Tag, an dem Mathilda drei Jahre alt geworden war, war es dann bei Elvira doch richtig losgegangen. Ich hatte den ganzen Tag im Kreißsaal verbracht und meine kleine Tochter an ihrem Geburtstag nicht eine Minute gesehen. Als ich losmusste, hatte Mathilda noch geschlafen, als ich zurückkam, hatte Robert sie schon lange ins Bett gebracht. Am Tag zuvor hatte ich kurz mit mir gerungen, ob es gerechtfertigt gewesen wäre, Elvira bei diesem stockenden

Geburtsverlauf ins Krankenhaus an den Wehentropf zu hängen. Niemand hätte daran etwas Verwerfliches gefunden – trotzdem hatte ich mich dagegen entschieden. Elvira hatte mir später eine wunderbare Dankeskarte geschrieben: *Für meine allerbeste Hebamme Esther.*

Meine Entscheidung war richtig gewesen. Es dauert nun einmal so lange, wie es dauert.

Ich zuckte also auf Roberts Kommentar hin nur mit den Schultern und schnappte mir meine Tasche.

Marlene öffnete mir lächelnd die Tür, sie wirkte noch recht entspannt. *Na, ob das wohl heute was wird?*, dachte ich insgeheim und machte mich innerlich schon auf einen weiteren Fehlalarm gefasst. Wir gingen zum Sofa im Wohnzimmer. Auch bei Marlene lief der Fernseher. »Deutschland sucht den Superstar«, logisch.

Ich mache mich daran, Marlene zu untersuchen, und erwartete den bekannten Befund – es war nämlich immer der gleiche, seit sie vor drei Monaten die vorzeitigen Wehen bekommen hatte. Doch jetzt konnte ich es kaum glauben: Der Gebärmutterhals war fast verstrichen und der Muttermund für zwei Finger durchgängig. Marlene hatte recht gehabt, es ging los. Allerdings war im Becken vom Kopf des Babys keine Spur. Ich fühlte nur, wie sich die Fruchtblase hinter der Muttermundöffnung wölbte. Darum tastete ich von außen, ob sich der Kopf noch unten befand. Wenn wir Pech hatten, hatte sich das Kind vollständig gedreht und lag mit den Po zuunterst. Doch wir hatten Glück: Der Kopf ließ sich eindeutig über dem Beckeneingang ballotieren – so nennt man das, wenn man von außen den Kopf hin und her wackeln kann.

»Es stimmt, diesmal geht es wirklich los«, sagte ich zufrieden. »Allerdings ist das Köpfchen nicht mehr im Becken.

Das ist nicht wirklich schlimm, aber ich würde in dieser Lage ungern mit dir in ein Auto steigen. Wenn dir dann die Blase springt, wäre das ziemlich blöd. Dann könnte die Nabelschnur vorfallen und abgeklemmt werden, das ist lebensgefährlich fürs Baby – im Auto ist man dann ziemlich hilflos.«

»Und was machen wir jetzt?«, fragte sie gelassen. Sie klang gar nicht so unzufrieden damit, dass wir noch nicht aufbrechen konnten.

Ich empfahl ihr, noch einmal 30 Minuten auf und ab zu gehen, damit das Baby durch die Bewegung wieder tiefer rutschen konnte. Marlene tat wie geheißen. Doch während sie so hin und her spazierte, schnaufte sie kaum und blieb überhaupt sehr ruhig. Arge Schmerzen schien sie jedenfalls nicht zu haben oder sie war außergewöhnlich beherrscht. Alle zehn Minuten hörten wir nach den Herztönen des Kindes. Das war vielleicht ein bisschen übertrieben, aber ich wollte bei diesem hoch liegenden Kopf auf Nummer sicher gehen. Nicht auszudenken, wenn sich das Kind noch quasi auf der Zielgeraden die Nabelschnur abklemmte, sobald es wieder tiefer in das Becken trat. Doch die Herztöne waren jedes Mal wunderbar. Als die halbe Stunde vergangen war, untersuchte ich Marlene erneut – und jubelte: Der Kopf saß tatsächlich wieder im Becken und der Muttermund war auf gut drei Zentimeter aufgegangen. Zeit, sich auf den Weg Richtung Klinik zu machen.

»Super, dann können wir ja los«, sagte ich, und verstaute meinen Dopton wieder in der Hebammentasche.

»Geht nicht«, erwiderte Marlene trocken.

Ich sah sie verwirrt an.

»Wieso?«, fragte ich. »Was ist denn?«

»Wir müssen noch meine Schwiegereltern rufen, damit sie sich um Thea kümmern.«

»Dauert das denn lange?«, fragte ich.

Ich befürchtete zwar nicht, dass das Baby in der nächsten halben Stunde geboren würde, aber die unglaubliche Stille, in der Marlene ihre Wehen verarbeitete, beunruhigte mich. Sie war dadurch für mich viel unberechenbarer als Frauen, die ihren Geburtsfortschritt in die Welt hinausbrüllten.

»Nein, zehn Minuten höchstens«, meinte Marlene.

Bei »Deutschland sucht den Superstar« wurde gerade mit viel Brimborium bekanntgegeben, dass ausgerechnet Vanessa, die Künstlerin, die mir am sympathischsten gewesen war, ausgeschieden war. Stattdessen kamen – das Leben war einfach nicht gerecht – der spätere Gewinner Alexander Klaws und Daniel Küblböck weiter.

Nicht weiter kamen wohl leider auch Marlenes Schwiegereltern. Jedenfalls waren die 20 Minuten später immer noch nicht aufgetaucht. Ich kramte meinen Dopton seufzend wieder aus der Tasche heraus und kontrollierte die Herztöne. Dabei versuchte ich, die aufkommende Anspannung zu bekämpfen. Zwar hatte ich mein Notfallkit für Hausgeburten dabei, scharf auf eine Hausgeburt war ich allerdings nicht die Bohne.

Bald war dann eine halbe Stunde rum, aber keine Großeltern weit und breit. Ich beobachtete Marlene mit zunehmender Sorge. Sie gab zwar immer noch keinen Mucks von sich, blieb aber mittlerweile in jeder Wehe stehen, stützte sich auf den Sessel und atmete konzentriert. Nach gut 40 endlosen Minuten klingelte es endlich! Jürgen flitzte zum Türöffner. Im gleichen Moment verließ Marlene ihre Stützposition am Sessel und schlurfte wortlos und mit stierem Blick in Richtung Bad. *Auwei*, dachte ich. *Nachtigall, ick hör dir trapsen!*

Die Großeltern wurden mit großem Hallo von Jürgen begrüßt und erschienen in bester Laune im Wohnzimmer.

»Aber wo ist sie denn?«, fragte Jürgens Mutter.

»Auf dem Klo«, erklärte ich und deutete in Richtung Flur. Nachdem wir eine Weile gesprochen hatten, erschien Marlene wieder im Wohnzimmer. Ein Blick genügte mir und ich wusste: Wir gehen nirgends mehr hin! Ich sprang auf, griff mir meine Tasche und schob mit Marlene nach oben ins Schlafzimmer ab.

Meine Untersuchung ergab: Acht Zentimeter Muttermund. Der Kopf des Babys drückte schwer nach unten und der verbliebene Saum des Muttermundes war butterweich.

»Tja, sieht ganz so aus, als bekämest du deine Hausgeburt doch noch«, verkündete ich. »Für eine Fahrt in die Klinik ist es zu spät. Bis wir dort sind, kann das Kind schon da sein.«

Statt sich zu freuen, riss Marlene erschrocken die Augen auf.

»Oje, das wird Jürgen aber gar nicht gefallen, das muss ich mit ihm besprechen«, sagte sie.

*Ja, klar, besprich das mit Jürgen*, dachte ich sarkastisch, *der wird ganz bestimmt wissen, was jetzt am besten ist!*

Während sie mit schweren Schritten die Treppe nach unten tappte, räumte ich meine Tasche wieder ein, dann folgte ich ihr. Ich nahm gerade die letzte Stufe, da sah ich Jürgen mit gezücktem Autoschlüssel in den Flur rennen, Marlene folgte ihm.

»Jürgen will, dass wir auf jeden Fall in die Klinik fahren«, erklärte sie mir und klang dabei so, als wollte sie gleich losheulen. Ihr stand auf einmal Panik ins Gesicht geschrieben.

»Jürgen«, wandte ich mich an ihren Mann. »Das schaffen wir nicht mehr. Wenn du unbedingt in die Klinik willst, müssen wir einen Rettungswagen rufen, wobei ich bezweifle, dass der noch rechtzeitig …«

»Okay, wir machen es so«, unterbrach mich Jürgen, ohne mich eines Blickes zu würdigen. »Ich fahre das Auto aus der Tiefgarage, ihr kommt dann runter!«

Damit verschwand er im Treppenhaus. In dieser Familie war zweifellos nicht nur eine stur. Kaum war ihr Mann draußen, stöhnte Marlene das erste Mal an diesem Abend laut auf und ich sah in ihren Augenwinkeln tatsächlich Tränen glitzern. Ich hörte nochmals nach den Herztönen des Babys – da war glücklicherweise alles in Ordnung. Während ich Marlene in die Schuhe half, konzentrierte ich mich darauf, unerschütterliche Ruhe auszustrahlen. Innerlich war ich allerdings damit beschäftigt, den unsensiblen Jürgen ein paar imaginären Haien zum Fraß vorzuwerfen. Ich verstand vollkommen, dass er Bammel vor den Risiken einer Hausgeburt hatte, aber ein Baby im Auto zu bekommen, das war nun wirklich nicht weniger riskant. Von den Großeltern war nichts mehr zu sehen. Sie hatten sich wohl schuldbewusst über ihre Verspätung in eine Ecke der Wohnung verkrümelt.

»Okay, auf geht's«, sagte ich zu Marlene. »Kommst du überhaupt noch die Stufen runter?«

Sie kam. Als wir unten anlangten, stand der Audi schon wie in einem Gangsterfilm mit laufendem Motor und offener Beifahrertür bereit.

Ich schüttelte den Kopf.

»Vorne sitzen ist nicht«, sagte ich zu Jürgen. »Marlene und ich gehen nach hinten, damit ich ihr helfen kann, wenn es nötig ist!«

Ich öffnete die hintere Wagentür und Marlene schob sich mühsam auf den Rücksitz. Kaum hatte sie sich in Position gebracht, schrie sie das zweite Mal in dieser Nacht auf – und ein Schwall Fruchtwasser ergoss sich in den schicken Audi.

»Oh nein«, jammerte Marlene.

Ich verkniff mir einen Kommentar. Jürgen starrte wie paralysiert abwechselnd Marlene, mich und den durchnässten Fond des Wagens an. Dann, endlich, gab er das Zepter aus der Hand.

»Was machen wir denn jetzt?«, fragte er ganz kleinlaut.

»Ich weiß nicht, was du machst, aber ich fahre nirgends mehr hin«, stöhnte Marlene. »Ich will nur rauf in die Wohnung!«

Rein in die Kartoffeln, raus aus den Kartoffeln. Jürgen und ich schafften Marlene mit vereinten Kräften aus dem Auto und hievten sie wieder nach oben.

»Soll ich Badewasser einlaufen lassen?«

Jürgen hatte sich wohl daran erinnert, dass Marlene ihre erste Tochter im Wasser bekommen hatte.

»Das wäre super«, antwortete Marlene. Während es im Bad zu rauschen begann, half ich ihr aus den nassen Kleidern. Dann holte ich meine Notfallausrüstung aus der Tasche, und wies Jürgen an, ein paar Handtücher in den Trockner zu schmeißen, damit wir gleich warme Decken hätten.

»Ist das alles?«, fragte er besorgt. »Kann ich nicht sonst noch was tun?«

Erstaunlich. Der eben noch so dominante Jürgen war mit einem Mal Marlenes und mein ergebener Diener.

»Wenn es dich beruhigt, kannst du den Rettungswagen rufen. Sicher ist sicher!«, sagte ich.

Er flog förmlich zum Telefon.

Marlene saß mittlerweile in der Wanne, und begann schon bei der ersten Wehe zu pressen. Sofort wurde das Köpfchen zwischen den Schamlippen sichtbar. Allerdings saß Marlene in der Wanne zu steil, der Kopf des Babys kam nicht um die Kurve. Ich bat sie, sich für die nächste

Wehe nach hinten zu lehnen. Es klappte: Noch eine Wehe, und der Kopf war komplett da, nach der nächsten erschien auch noch der Rest des Kindes. Kaum hob ich den kleinen Mischa aus dem Wasser, da krähte er auch schon aus Leibeskräften. Es klang irgendwie empört. Vermutlich war er außer sich darüber, zunächst seiner gemütlichen Behausung und dann auch noch dem warmen Badewasser entrissen worden zu sein, ein Temperatursturz von fast 20 Grad. Jürgen und Marlene strahlten dagegen um die Wette. Vor allem Marlene war völlig beseelt.

Fünf Minuten nach dem Baby kam dann auch der Rettungswagen. Die Ärztin im Team nahm Marlene mit wichtiger Miene das Kind aus dem Arm und hörte sein Herz ab. Meine Auskunft, dass ich das schon kontrolliert hätte, ignorierte sie.

»Die Plazenta ist aber noch nicht da«, fügte ich hinzu. Leider perlte auch dieser Hinweis an der Ärztin ab wie Wasser an Teflon. Zwar war die Lage im Augenblick noch unbedenklich, aber wenn die Nachgeburt nicht in einem gewissen Zeitrahmen kommt, kann das für die Mutter lebensgefährlich werden. Ich hätte es darum begrüßt, wenn die Ärztin das Erscheinen der Plazenta abgewartet hätte. Im Fall der Fälle hätte man direkt mit Blaulicht in die Klinik fahren können. Doch meine Hoffnung war vergebens, nach einer Viertelstunde war der Mutterkuchen noch nicht da, aber das Rettungsteam verabschiedete sich, glücklich darüber, dass es nichts zu retten gab …

Nachdem es in der Wohnung wieder ruhig war, bat ich Marlene, in den Nachwehen noch einmal nach Kräften mitzuschieben, und sie legte sich richtig ins Zeug. Mit Erfolg: Die Plazenta kam! Doch aus irgendeinem Grund flutschte sie nicht vollständig heraus. Als ich behutsam daran zog, stellte ich fest, dass die Eihäute – das sind die

Reste der Fruchtblase – scheinbar irgendwo in Marlenes Innerem festsaßen. Da hatte ich mich wohl zu früh gefreut! Mir blieb nichts anderes übrig, als den Mutterkuchen fürs Erste vorsichtig von den heraushängenden Eihäuten abzureißen, damit Marlene endlich aus der Wanne steigen konnte, bevor sie mir noch völlig im Wasser verschrumpelte.

Klein-Mischa lag derweil bei Jürgen im Arm und wurde von seinen Großeltern bewundert. Ich wickelte Marlene in trockene Handtücher, ging mit ihr ins Wohnzimmer und bettete sie auf die Couch. Alles sah gut aus: Marlene hatte keine Geburtsverletzungen, es musste nichts genäht werden. Nun galt es also »nur« noch, das Problem mit den Eihäuten zu lösen. Mal sehen. Das Stück Eihaut, das heraushing, erfasste ich mit einer Klemme und hielt es straff. Dann bat ich Marlene, zu husten – ein Trick, um die Dinge in Bewegung zu bringen. Leider rührte sich da gar nichts, die Eihaut hing fest wie angetackert.

Ich überlegte fieberhaft.

»Wenn die Plazenta nicht kommt, dann müsst ihr sie mit der Hand lösen«, hatte es in der Ausbildung geheißen. »Das fühlt sich an, als würdet ihr eine Orange schälen.« So anschaulich, so theoretisch. Denn in der Praxis kommt man als Hebamme nie dazu, diese »Orange« tatsächlich zu »schälen«, weil das in den Kliniken von den Ärzten gemacht wird – unter Vollnarkose. Außerdem war die Plazenta in diesem Fall ja da. Aber weil irgendwo diese verdammte Eihaut festhing, hatte ich quasi das gleiche Problem.

Doch jetzt deswegen mitten in der Nacht in die Klinik fahren, obwohl noch nicht einmal etwas zu nähen war? *Nein*, dachte ich, *noch gebe ich nicht auf*. Um Marlene nicht zu beunruhigen, setzte ich ein Pokerface auf und erklärte nüchtern: »Du, Marlene, ich muss gleich mal schauen, wo die Eihaut hier festhängt, ich muss dich also leider noch einmal untersuchen.«

In dem Moment fiel mir siedend heiß ein, dass ich mein letztes Paar Handschuhe trug! Es war eben nur der Notfallpack. Ich kramte etwas ratlos in meiner Tasche, dabei fiel mein Blick auf die Flasche »Schleimhäutedesinfektionsmittel«. Okay, dann musste ich die Handschuhe eben damit desinfizieren. Ich ging ins Bad, öffnete die Flasche mit der rechten Hand und übergoss sorgfältig meine linke damit. Nach der Einwirkzeit ging ich zurück zu Marlene. Ich griff mit der Rechten beherzt nach der Klemme und hielt die Eihaut auf Spannung, während ich mich mit der Linken daran entlang ins Innere tastete. Eine Frau, die gerade entbunden hat, ist wie ein tiefer weicher Schlund. Dort, wo bis vorhin noch das Baby schwamm, hat sich ein leerer Raum aufgetan, der sich über die nächsten Wochen erst wieder zusammenziehen muss. Und darin bewegte ich mich nun vorsichtig fühlend.

Und endlich, da hing sie fest, die Eihaut! Ich fuhr mit den Fingerspitzen an der Übergangsstelle herum, bis das Gewebe sich löste. Das dauerte etwa 20 Sekunden und war ganz sicher nicht schmerzfrei. Aber Marlene holte nur einmal Luft. Diese Frau war einfach unglaublich! Vorsichtig zog ich die Eihaut hervor. Als ich sie in Händen hielt, sah ich, dass an ihrem oberen Ende eine kleine Nebenplazenta saß. Dieses Mistding war der Grund gewesen, dass alles festgeklebt war! Solche zusätzlichen Miniplazenten entstehen hin und wieder. Auch sie müssen mit den Nachwehen die Gebärmutter verlassen, ansonsten wird es brenzlig.

Im Wohnzimmer kam jetzt richtig Heiterkeit auf. Die Großeltern wirkten sichtlich erleichtert.

»Wir hatten ja gar nicht das Gefühl, lange bis zu euch gebraucht zu haben. Aber jetzt ist ja doch Gott sei Dank alles noch mal gut gegangen!«, erklärte der Großvater und seine Frau nickte bekräftigend.

»Ach was«, beschwichtigte Marlene ganz entspannt von ihrem Sofathron aus und schien nicht einen Deut traurig darüber, dass wir es nicht ins Krankenhaus geschafft hatten. »Ganz allein unsere Schuld! Wir hatten eigentlich sogar noch mit den Küppers von nebenan abgesprochen, dass sie das Babyfon nehmen, wenn es schnell gehen muss. Wir hätten also gar nicht auf euch warten müssen, aber das haben Jürgen und ich in der Hektik völlig vergessen.«

Ich horchte auf: Es gab ein Babyfon? Sieh mal einer an, schoss es mir durch den Kopf. Ob das wohl eine Sabotage durch das Unterbewusstsein gewesen war? Marlene hasste Krankenhäuser und wünschte sich eine Hausgeburt – hatte ihr Gehirn da alles, was dem im Weg stand, einfach mal kurz ausgeblendet: Das Babyfon und die in den Startlöchern stehenden Nachbarn?

Ich blieb bis sechs Uhr früh. Bevor ich ging, bläute ich Marlene noch ein, dass sie und ihr Mann sich sofort auf den Weg in die Klinik machen sollten, falls es vermehrt zu bluten anfinge. Sie sollten keine Zeit damit vergeuden, mich oder einen Rettungswagen zu rufen, mich konnten sie dann von unterwegs dazurufen. Bei Marlene konnte man nie wissen.

Nach drei kurzen und unruhigen Stunden Schlaf stand ich dann schon um zehn Uhr wieder bei Marlene auf der Matte. Aber meine Angst war unbegründet. Die Gebärmutter war schon ein wenig gesunken und nach wie vor fest, die Blutungen weiterhin völlig normal. Mischa trank gut an der Brust und auch Thea war inzwischen auf den

Beinen und begrüßte ihr Brüderchen begeistert. Wie hatten die Großeltern es noch ausgedrückt?

Alles noch mal gut gegangen!

Riss der Kontakt zu meinen Frauen nach der Geburt normalerweise recht schnell ab, war das bei Marlene anders. Ich schaute immer mal wieder bei ihr herein oder sie klingelte bei mir, wenn sie in der Nähe war.

Zu meiner großen Bestürzung verschlechterte sich Marlenes Gesundheitszustand zunehmend und bald konnte sie sich nur noch kurze Strecken mit einem Rollator vorwärtsbewegen. Doch immer wenn unser Gespräch bei einem dieser Treffen bei der ungeplanten Hausgeburt landete, leuchteten Marlenes Augen auf. Diese chaotische Nacht war für sie zu einer kostbaren Erinnerung geworden, die sie mit Stolz erfüllte: »Dass wir aber auch nicht daran gedacht haben, den Nachbarn das Babyfon zu bringen …«

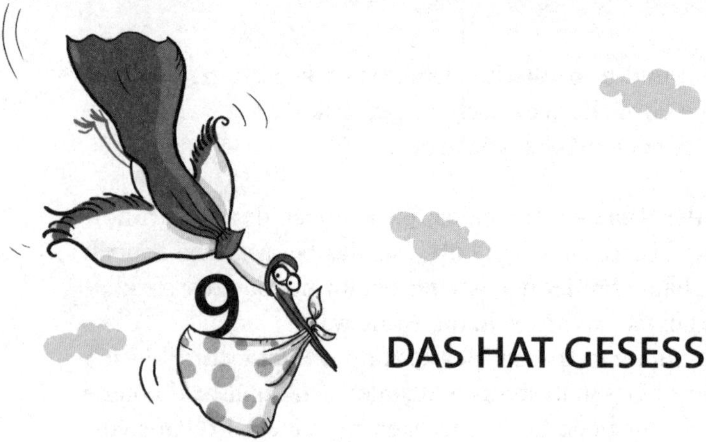

# 9 DAS HAT GESESSEN

Große Emotionen sind im Kreißsaal an der Tagesordnung, aber auch die Komik kommt nicht zu kurz. Oft gibt es gerade dann etwas zu lachen, wenn man überhaupt nicht damit rechnet.

So eines Abends in meiner Anfangszeit am Marienkrankenhaus. Ich war hektisch auf der Suche nach einem Infusionsständer und lief durch alle Räume des Kreißsaals. Dabei kam ich auch in unser Personalkabuff, in dem zu diesem Zeitpunkt der nette Oberarzt Dr. Arnold und ein Kollege von ihm Pause machten – zwei der sehr wenigen Männer, die überhaupt im Kreißsaal arbeiten. Ich rief ohne nachzudenken in den Raum: »Hey, habt ihr zufällig einen Ständer?«

Ich sah natürlich sofort, dass sich dort nirgendwo ein Infusionsständer befand und rannte direkt weiter, ohne eine Antwort abzuwarten. Innerhalb eines Sekundenbruchteils wurde mir klar, was ich da gerade gesagt hatte, und ich verdrückte mich, so schnell ich konnte. Im Hintergrund hörte ich, wie die beiden Jungs sich vor Lachen abrollten …

In die Kategorie »unbeabsichtigte Komik« gehört definitiv auch eine Anekdote, die mir eine der Ärztinnen in meiner Hebammenausbildung erzählt hat.

Wie die meisten anderen Kreißsaalgeschichten begann auch diese damit, dass eine Schwangere zur Entbindung erschien und die zuständige Hebamme sich an die erste Untersuchung machte. Die wichtigste Methode, um den Fortgang der Geburt zu bestimmen, ist das Abtasten des Muttermundes. Den Muttermund kann man sich etwas vereinfacht als eine Art Zylinder vorstellen, durch den das Kind aus der Gebärmutter nach draußen gelangt, sobald er an beiden Enden vollständig geöffnet ist. Der äußere Rand des Zylinders öffnet sich dabei in der Regel etwas schneller als der innere und insgesamt flacht der Zylinder bis zur Geburt so weit ab, dass er nur noch platt wie eine Flunder ist. Das nennt man Verstreichen.

Die Hebamme untersuchte also die Frau und stellte fest: Der äußere Muttermund ließ bereits zwei Finger durch, der innere nur einen. Dieser Befund war zunächst noch nicht besonders ungewöhnlich. Nach einer Weile kontrollierte die Hebamme den Muttermund ein zweites Mal und gab zu Protokoll: Der äußere Muttermund ist nun bereits drei Zentimeter geöffnet, der innere Muttermund immer noch lediglich fingerdurchgängig. Bei jeder weiteren Untersuchung war der äußere Muttermund weiter geöffnet, nur der innere rührte sich nicht. Schließlich war der äußere Muttermund bei sechs Zentimetern Durchmesser angelangt, der innere ließ weiterhin bloß einen Finger durch. Nicht nur die Hebamme war perplex, auch die Ärztin konnte es nicht glauben. Rein anatomisch war dieser Befund in etwa so gut vorstellbar wie jemand, der sich mit dem großen Zeh einen Scheitel zog: theoretisch vielleicht irgendwie möglich, praktisch allerdings eher unwahrscheinlich.

Für die Ärztin stand fest, dass die Hebamme irgendeinen dummen Fehler gemacht haben musste.

Sie streifte sich ärgerlich die Einmalhandschuhe über, um der Sache persönlich auf den Grund zu gehen. Dann befühlte auch sie den äußeren und den inneren Muttermund – doch der Befund war zum Erstaunen der Medizinerin der gleiche wie zuvor bei der Hebamme. Als die Ärztin ihre Hand allerdings wieder aus der Frau herauszog, befand sich ein kleines dunkles Häufchen auf ihrer behandschuhten Fingerspitze. Im Kreißsaal wurde es für einen kurzen Moment ganz still. Dieses Häufchen ließ nur einen Schluss zu: Der innere »Muttermund« war gar keiner! Die Hebamme und die Ärztin hatten ihre Finger in den Po des armen Babys gesteckt, weil der statt des Köpfchens unten lag. Direkt auf dem Muttermund saß das Kleine wie auf einer Klobrille. Und der hatte sich bereits so abgeflacht, dass außen und innen nicht mehr zu unterscheiden waren.

Allen Anwesenden im Kreißsaal ging insgeheim derselbe Gedanke durch den Kopf: Wenn da mal keine Analfixierung lauert …

Es kam der Tag, als ich an eben diese Anekdote aus der Ausbildung zurückdenken musste.

Die Schwangere, die ich betreute, hieß Geraldine. Sie rief mich gegen zehn Uhr abends mit Wehen an und wir verabredeten, uns im Kreißsaal zu treffen. Wie es der Himmel wollte – oder vielleicht auch der Teufel – hatte mal wieder Dr. Arnold – genannt Arnie – Nachtdienst. Aus irgendeinem verrückten Grund war er fast immer da, wenn ich mit meinen Frauen ankam. In den langen Wartezeiten bis zu den Niederkünften hatten wir inzwischen Gelegenheit gehabt, uns gegenseitig unsere Lebensgeschichten zu erzählen und uns ein wenig angefreundet.

Als ich kam, saß er an der Überwachung. Er warf mir einen kurzen Blick zu und sagte knapp: »Gut, dass du kommst. Untersuch mal besser schnell deine Frau. Das CTG sieht ein bisschen seltsam aus.«

Ich zog die Augenbrauen hoch und ging mich umziehen. Doch als ich das Bild auf dem Monitor sah, war auch ich verblüfft. Das CTG, also der Herztonmesser, zeigte nur ein punktuelles Bild und flackerte fast ein bisschen. Das war nicht wirklich schlecht, eigentlich war es nur merkwürdig, zumal die Schwangere eine sehr dünne Person war, bei der man keine Speckschichten durchdringen musste, um die Herztöne des Kindes abhören zu können.

Also tat ich, worum Arnie mich gebeten hatte. Ich sagte Geraldine, die bereits in heftigen Wehen lag, dass ich nachschauen wolle, wie weit der Muttermund bereits geöffnet sei. Sie nickte. Zunächst zog ich ihr die Hose aus, dann die Unterhose. Letztere bekam ich kaum herunter, sie klebte regelrecht an ihrer Vulva fest. Die Ursache dafür entdeckte ich ein paar Sekunden später: In der Unterhose fand ich einen großen Haufen Mekoniums, wie die pechschwarze erste Kinderkacke heißt. *Scheiße,* dachte ich überaus zutreffend, *wenn das mal keine Beckenendlage ist.*

Darum war vermutlich das CTG auch so seltsam – das veränderte Herztonmuster war durch die Kompression der Nabelschnur hervorgerufen worden, die bei einer Beckenendlage anders ist als bei einer Schädellage.

Ich holte einen Waschlappen und befreite Geraldine so gut es ging von dem klebrigen Zeug, dann fühlte ich nach: Der Muttermund war mit neun Zentimetern fast ganz geöffnet. Ich konnte den Babyhintern ertasten. Dabei stellte ich fest, dass sich das Kind bereits in der Beckenmitte befand. Anders gesagt: Der Hauptdarsteller wartete schon hinter der Bühne aufs Stichwort für den Auftritt.

Also entschuldigte ich mich bei Geraldine, raste hinaus zur Theke, an der Arnie und eine Ärztin saßen, und verkündete in neutralem Tonfall:

»Beckenendlage, Steiß drückt, Beckenmitte.«

Beide Ärzte sahen mich mit großen Augen an, ihnen stand der Schreck ins Gesicht geschrieben. Dieser Befund bedeutete, dass es schätzungsweise nur noch drei, vier starker Wehen bedurfte, um das Kind auf die Welt zu drücken, denn ein Babypo rutscht schneller durch als ein Kopf. Nach einer kurzen Schockstarre gerieten beide Ärzte in geschäftige Hektik.

Arnie ordnete an, einen Tropf mit einem Mittel zu richten, das die Wehen erst einmal aufhalten sollte. Dann sah er mich fragend an und meinte: »Esther, das wird doch eine Sectio – oder meinst du, das passt auch so?«

Sectio ist unser Fachbegriff für einen Kaiserschnitt. Ich hatte mich inzwischen daran gewöhnt, dass Arnie mich nach meiner Einschätzung fragte.

Ich zögerte mit der Antwort.

Ob Kinder, die mit dem Po zuunterst im Becken liegen, wirklich per Kaiserschnitt geholt werden müssen oder natürlich geboren werden können, ist ein Streitthema in der Gynäkologie und Geburtshilfe. Normalerweise drehen sich die Kinder gegen Ende der Schwangerschaft in die Schädellage, da es im Bauch sehr eng ist und sie kopfüber noch den meisten Bewegungsraum haben. Aber wenn eine Frau eher breit gebaut ist und im Becken viel Platz ist, dann ist die Sitzposition nicht unbequem für das Baby und die Kleinen bleiben einfach hocken. In solchen Fällen kann man das Kind oft von außen vorsichtig per Hand in die richtige Position schieben – oder eben auch aus der Beckenendlage entbinden.

Es gibt mittlerweile Methoden, die Größe des Kopfes im Mutterleib recht genau zu bestimmen, und somit das Risiko solcher Geburten zu minimieren. Einige Krankenhäuser haben sich auch auf Beckenendlagen spezialisiert, das Marienkrankenhaus gehörte damals allerdings noch nicht dazu. Aber selbst wenn, wäre nun keine Zeit mehr gewesen, die notwendige Aufklärung zu betreiben.

Wobei Geraldines Körper die wichtigen Vorbereitungen bereits selbst getroffen hatte.

»Der Steiß schiebt schon gut«, befand ich darum auf Arnies Frage. »Ich weiß nicht mal, ob für einen Kaiserschnitt noch Zeit sein wird.«

Im Grunde meines Herzens hoffte ich, dass das Kind auf der Welt war, bevor wir mit den Vorbereitungen für eine Sectio fertig sein würden. Ich hatte im Gefühl, dass es in diesem Fall auch ohne weitere Maßnahmen passte. Geraldine war groß und schlank, ihr Bauch eher klein. Meiner Erfahrung nach weist das auf ein geräumiges Becken hin und bedeutet eine meist unkomplizierte Entbindung. Bei kleinen Frauen – eine Faustregel lautet: bei allen unter Schuhgröße 37 – wird es schon kritischer.

Als ich allerdings Geraldine eröffnete, dass ihr Kind mit dem Po nach unten lag, verlangte sie sofort nach einem Kaiserschnitt: »Ich möchte auf keinen Fall ein Risiko eingehen, dann schneiden Sie bitte!« Ihr Mann war etwas zögerlicher und wandte sich an Arnie und mich: »Muss das denn wirklich sein? Das sieht doch fast so aus, als sei das Kind schon beinahe auf der Welt …«

*Wie recht du vermutlich hast*, dachte ich im Stillen.

Doch Geraldine ließ sich nicht vom Kaiserschnitt abbringen. Arnie zuckte mit den Schultern. Ich wusste mittlerweile, dass er alle Kinder am liebsten ohne Kaiserschnitt holte, aber wenn die Schwangere bei einer Beckenendlage in diesem späten Geburtsstadium darauf bestand, konnte er nichts tun. Hätte er versucht, Geraldine zur Spontangeburt zu überreden, und es wäre doch etwas schiefgegangen – er hätte die Verantwortung getragen. Natürlich konnte ich Geraldines Bedürfnis verstehen, auf Nummer sicher zu gehen. Frustriert war ich dennoch. Hier würde alles in kürzester Zeit auf natürlichem Wege über die Bühne gehen, sofern man den Dingen nur ihren Lauf ließe, da war ich mir sicher. Als ich die Liege holte, mit der Geraldine in den OP geschoben werden sollte, sagte ich zu Arnie: »Sollen wir sie nicht rüberlaufen lassen? Vielleicht kommt das Kleine dann ja doch noch der Sectio zuvor …«

Das war ein Scherz – mit einem ernsten Kern. Mit ein bisschen Unterstützung durch die Schwerkraft wäre uns Geraldines Baby womöglich doch noch ohne Bauchschnitt in die Arme geflutscht. Arnie öffnete die Hände in einer hilflosen Geste: »Sie will eine Sectio, sie bekommt eine Sectio!«

Der Kaiserschnitt verlief komplikationslos, aber es war, wie ich es vermutet hatte: Das Baby, das da zum Vorschein kam, war das stromlinienförmigste Neugeborene, das ich je gesehen hatte. Dieses Kind wäre niemals im Geburtskanal stecken geblieben, egal, mit welchem Körperteil es als Erstes auf die Welt gestrebt wäre. Klein, schlank und vor allem lang lag es in Geraldines Armen, auch das Köpfchen war schmal mit einer hohen Denkerstirn. Wäre dieses Baby ein Auto gewesen, es hätte sich um einen schnittigen Sportwagen der Kompaktklasse mit den allerbesten Werten im Windkanal gehandelt.

Ein paar Tage später, ich war nach einer Entbindung gerade auf dem Heimweg, traf ich Arnie vor dem Krankenhaus. Er hatte gerade sein Fahrrad abgestellt und schnallte sich den Helm ab. Ich musste bei diesem Anblick lächeln, doch ich kannte den Hintergrund für die selbst verordnete Helmpflicht: Arnie hatte mir kürzlich bei einer unserer gemeinsamen Pausen anvertraut, dass ein Freund von ihm bei einem Radunfall beinahe ums Leben gekommen war. Anschließend hatte er seinen Töchtern versprechen müssen, besser auf sich achtzugeben.

»Na, was macht der lange Sack?«, fragte er gut gelaunt.

Ich musste lachen, weil ich sofort begriff, dass er von Geraldines Baby sprach. An dem kleinen Boris war nämlich tatsächlich *alles* sehr lang gewesen, wobei das auffälligste Merkmal für einen solchen Winzling der fast sechs Zentimeter messende Hodensack gewesen war, der wie ein grotesker Beutel zwischen seinen Beinen gebaumelt hatte.

»Mit dem Baby ist alles gut«, antwortete ich. »Die Narbe macht der Mutter natürlich etwas zu schaffen ...«

Dieser Kaiserschnitt war so unnötig gewesen, dass mir Geraldines Narbe quasi stellvertretend seelisch wehtat.

»Ja, sehr schade«, sagte Arnie. »Der Kleine wäre uns auch so durchgeflutscht. Andererseits: Wer hätte auch vorhersehen können, dass uns da ein so ... längliches Kind erwartet?«

»Niemand«, bekräftigte ich.

Arnie kratzte sich nachdenklich am Kinn.

»Tja, da kann man eigentlich nur hoffen, dass bei dem kleinen Mann nicht *alles* im gleichen Tempo weiter wächst wie der Rest ...«

»Jo ...«, sagte ich.

Wir sahen uns an und grinsten.

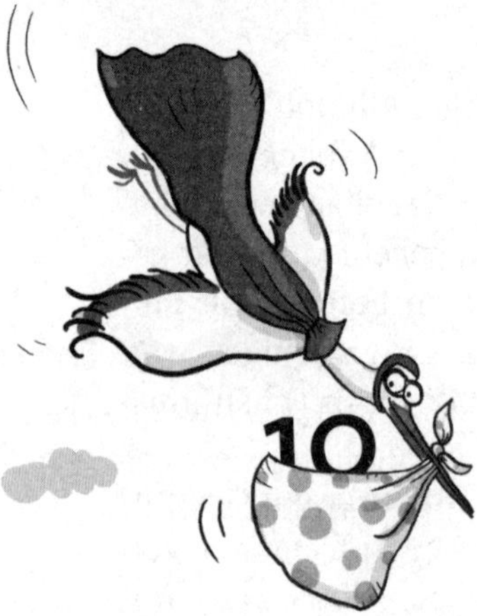

# 10 EIN FALL FÜR DR. PLACEBO

Während Geraldine eine der Mütter war, die eigentlich auf natürlichem Wege ihr Baby zur Welt bringen wollten, dann aber wegen einer möglichen Komplikation einen Kaiserschnitt vorgezogen hatten, gibt es auch Frauen, die von vornherein per Kaiserschnitt entbinden möchten.

Als ich vorigen Sommer mit meinen Kindern im Frankfurter Holzhausenpark in der Schlange am Softeiswagen wartete, wurde ich Zeugin eines Gesprächs von zwei Frauen um die dreißig. Beide wirkten wie aus einer Vorabend-Soap herausgefallen. Hippe Klamotten umflatterten ihre gymgestählten Körper und selbstverständlich war auch der Nachwuchs im aerodynamischen Buggy nach der letzten Mode ausstaffiert. »Sag mal, du hast doch auch einen Kaiserschnitt machen lassen, oder?«, sagte die eine plötzlich in einem Tonfall, als spräche sie über ihre letzte Maniküre. Die andere erwiderte: »Klar, ich hatte keine Lust auf den anderen Mist!« Dann kicherten die beiden Frauen, als hätten sie einen sensationellen Gag gerissen.

Mich macht so etwas sauer.

Ein Kaiserschnitt kann ein Lebensretter für Mutter und Kind sein, aber er bleibt eine Operation mit allen dazugehörigen Risiken, die man nicht ohne Not durchführen sollte. Die Organe im Bauchraum liegen dicht beieinander, selbst erfahrenen Ärzten passiert es da mal, dass Blase oder Darm verletzt werden. Die schlimmste Form der Inkontinenz habe ich bei einer Frau erlebt, die per Sectio – so lautet der medizinische Fachbegriff – entbunden wurde. Cornelia war seitdem stuhlinkontinent und konnte die Wohnung noch Monate nach der Entbindung kaum verlassen, weil sie sich immer wieder unkontrolliert in die Hosen machte. Auch das Thromboserisiko ist nach einem Kaiserschnitt erhöht, ebenso das einer Fruchtwasserembolie (wobei Fruchtwasser in den mütterlichen Blutkreislauf gelangt). Und die vermeintliche Schmerzfreiheit ist eine Illusion, denn der Schmerz, der unter der Entbindung fehlt, wird hinterher in Raten nachgeliefert. Was vielleicht am schlimmsten ist: Beim nächsten Kind ist das Risiko für eine Totgeburt deutlich erhöht und die Gebärmutter kann an der Naht rupieren, also reißen. Das ist aber noch nicht alles. Einer Kaiserschnittentbindung fehlen wichtige Eigenschaften einer natürlichen Geburt: Bei der Passage durch den Geburtskanal wird nämlich dem Säugling ganz automatisch das Fruchtwasser aus der Lunge gepresst und die Atmung angeregt. Außerdem wird die Ausschüttung von Hormonen angestoßen, die wichtig sind für die Mutter-Kind-Bindung und ganz nebenbei auch für die schnellere Rückbildung der Gebärmutter.

Jede Menge Gründe, weshalb die meisten Hebammen, mich eingeschlossen, einem nicht medizinisch gebotenen Kaiserschnitt sehr skeptisch gegenüberstehen.

Doch die Risiken sind den Anhängerinnen des sogenannten »Wunschkaiserschnitts« entweder nicht bekannt oder sie kümmern sich nicht drum. Anders ist es wohl nicht zu erklären, dass sich die geplante Sectio stetig steigender Beliebtheit erfreut. Tendenziell besonders unter gut betuchten oder prominenten Damen. Sobald eine Schwangere in eine dieser beiden Kategorien fiel, war sie mir immer erst einmal verdächtig.

Nicht immer zu Recht.

So war ich zum Beispiel positiv überrascht, als ich meine frühere Schulkameradin Sonya in der Schwangerschaft und bei der Geburt ihrer beiden Söhne betreut habe. Sonya ist inzwischen eine bekannte TV-Moderatorin und hatte mich zunächst tatsächlich danach gefragt, was ich von einem Kaiserschnitt halten würde. Doch nachdem ich ihr die Risiken erläutert hatte, kam für sie schnell nur noch eine natürliche Geburt infrage. Später hörte ich sie in einer Talkshow sagen: »Meine Hebamme hat gesagt: Wie es reinkommt, so sollte es auch wieder rauskommen.«

Unter oberflächlichen Gesichtspunkten betrachtet gehörte auch Lisa Hallmann in den Kreis der üblichen Verdächtigen. Sie war zwar nicht prominent, aber das »gut betucht« traf definitiv zu: Die Wohngegend, in die ich mein altes Auto für unser erstes Kennenlerntreffen steuerte, war eine der teuersten der Stadt und zwischen all den schicken Limousinen, die hier auf der Straße parkten – ich wollte gar nicht wissen, was in den Tiefgaragen verborgen war – wirkte mein bescheidenes Gefährt wie Aschenputtel vor der Verwandlung. Das Haus, in dem die Schwangere wohnte, entpuppte sich als elegante Jahrhundertwende-Mehrfamilienvilla.

Am Telefon hatte Lisa Hallmann etwas gehabt, was mich sofort gefangen genommen hatte. Eine Art selbstsichere Wärme. Trotzdem konnte man nie wirklich wissen, wer oder was einen erwartete, und so drückte ich kurz darauf mit einer gewissen Spannung auf den bronzefarbenen Klingelknopf.

Mir öffnete eine Frau um die vierzig, die – daran ließ sich schon mal nicht rütteln – Wert auf gepflegtes Auftreten legte. Lisa Hallmanns ebenso dezent wie makellos geschminktes Gesicht wurde von einem brünetten Bubikopf umrahmt. Trotz der sommerlichen Temperaturen und ihrer anderen Umstände trug sie halbhohe Pumps, Feinstrümpfe und etwas, das allem Anschein nach ein klassisches Chanel-Kostüm war.

Ich stand da wie immer: in Jeans und Sneakers und mit schnell hingewurschteltem Haargummi-Dutt. Doch auch wenn Frau Hallmann äußerlich der krasse Gegensatz von mir war, funkte mein Bauchgefühl eine Bestätigung des Eindrucks am Telefon. Dafür sorgten schon ihr offenes Lächeln und ihr fester Händedruck.

Sie führte mich in eins der Zimmer, die von einem geräumigen Flur abgingen, und bot mir in einer Sitzecke einen Platz an. Während sie in der Küche herumklapperte, ließ ich meinen Blick schweifen. Durch geöffnete Flügeltüren sah ich Antiquitäten, Skulpturen und andere Kunstgegenstände. Mein Blick blieb an einem gigantischen Gemälde hängen, das an der Wand gegenüber prangte, ein Wirbel an Farben und Formen. Frau Hallmann kehrte mit einem Tablett mit Tee und Plätzchen zurück und folgte meinem Blick: »Toll, nicht?«

Offenbar sah man mir meine gemischten Gefühle an, denn sie lachte: »Na ja, das ist natürlich nicht jedermanns Sache. Aber Gerhard – also mein Mann – und ich, standen gemeinsam bei einer Vernissage davor und konnten uns einfach nicht davon lösen. Da haben wir es dann eben gekauft.«

»Ein bekannter Künstler?«, fragte ich.

»Nicht ganz, bis jetzt gilt er noch als Geheimtipp«, schmunzelte sie.

Ich nickte nur und sie schenkte uns Tee ein.

»Die Schwangerschaft kam recht überraschend für uns, weißt du?«

Sie bremste sich sofort wieder. »Oh, Entschuldigung! Ich duze hier so einfach drauflos …« Ich schüttelte den Kopf und sagte: »Gar kein Problem, ich bin Esther!«

Wir grinsten uns an.

»Was ich eigentlich nur sagen wollte: Ich brauche kein Kind, um glücklich zu sein«, nahm Lisa den Faden wieder auf. »Außerdem hat mein Mann schon zwei Kinder aus erster Ehe und die kommen uns regelmäßig besuchen. Wir haben also immer verhütet und es ist trotzdem passiert. Sollte wohl so sein. Jetzt bin ich unheimlich glücklich, schwanger zu sein!«

Ich merkte, wie wichtig es ihr war, das klarzustellen: Ich hatte hier keine Frau vor mir, die zu allem anderen unbedingt noch ein Kind bekommen musste, das dann das Goldene Kalb werden würde. Auch das gefiel mir.

»Mir ist sehr wichtig, dass dir die Geburt als glückliches Erlebnis in Erinnerung bleibt, ich werde also alles dafür tun, immer das Beste aus den Gegebenheiten zu machen«, versprach ich, nachdem wir eine Weile geredet hatten. »Die Geburt soll so natürlich wie möglich verlaufen können, also ohne Kaiserschnitt und gegebenenfalls auch ohne PDA.«

»Absolut«, stimmte sie zu meiner Erleichterung ein. »Ich möchte das Kind unbedingt auf normalem Weg bekommen! Der Gedanke, mir das Baby herausschneiden zu lassen, ist schrecklich. Einen Kaiserschnitt möchte ich wirklich *auf gar keinen Fall!*«

So viel zum Thema Klischees.

Lisas errechneter Entbindungstermin lag in der zweiten Januarwoche. Beim Abschied machte ich sie darum noch mal auf eine Sache aufmerksam, die ich ihr bereits am Telefon erklärt hatte: Dass ich an Weihnachten oder Silvester auf keinen Fall zur Entbindung kommen konnte. »Bei mir sind die Feiertage tabu, das habe ich den Kindern versprochen«, sagte ich. »Falls dein Baby also dann schon kommt, müsste sich die diensthabende Kollegin in der Klinik um dich kümmern. Wenn dir das zu unsicher ist, ich könnte dir da einige tolle Kolleginnen empfehlen …«

Lisa schaute mich an, als hätte ich ihr vorgeschlagen, das Kunstwerk des aufstrebenden Künstlers auf den Sperrmüll zu werfen: »Was ist das denn für ein Quatsch? Da muss ich gar nicht überlegen: Ich mach das mit dir oder mit gar niemandem!«

Weihnachten verstrich, Silvester ebenfalls und auch meinen Geburtstag am ersten Januar ließ mich Lisas Baby feiern. Erst am Morgen des zweiten Sonntags im neuen Jahr rief Lisa mich morgens an, um mir zu sagen, dass es wohl losgehe.

Die Straßen waren wie ausgestorben, als ich mich auf den Weg in die Klinik machte. Meist bleibe ich mit meinen Frauen zunächst telefonisch in Kontakt und wir treffen uns erst dann im Krankenhaus, sobald die regelmäßigen Wehen eingesetzt haben. Gerade bei Erstgebärenden dauert es von der ersten leichten Wehe bis zu den heftigeren Kontraktionen, die anzeigen, dass die Geburt in greifbare Nähe rückt, gern vierundzwanzig Stunden oder länger. Daher rühren auch die Legenden, dass Geburten sich über Tage hinziehen.

Zu meiner Verblüffung war Lisa auch für den Besuch in

der Klinik ihrem Lieblingsoutfit treu geblieben. Das Chanelkostüm war lediglich auf Hochschwangerenformat geändert. Dazu baumelte ihr an einer vergoldeten Kette eine Handtasche von der Schulter, an den Füßen hatte sie wie immer ihre schlichten Pumps. Ihren Mann Gerhard hatte ich bisher noch nicht getroffen, aber auch er war mir sofort sympathisch. Gerhard war schätzungsweise 15 Jahre älter als seine Gattin und hatte ein höfliches, fast staatsmännisches Auftreten. Sein Händedruck war so angenehm fest wie der seiner Frau und ebenso selbstverständlich duzte er mich sofort.

Nachdem Lisa ein Entbindungszimmer bezogen hatte, legte ich ihr das CTG an und machte mich auf den Weg, eine Flasche Mineralwasser aus dem Hebammenzimmer zu holen. Draußen winkte mir Arnie von unserer Empfangstheke im Kreißsaal zu. Seine Lippen umspielte ein spöttisches Grinsen.

»Sag mal, was hast denn du da für 'nen Vogel angeschleppt?«, fragte er leise, als ich bei ihm ankam. Dabei deutete er mit einer kaum merklichen Kopfbewegung auf Lisas Tür.

»Wieso?«, entgegnete ich neutral und verzog keine Miene. Arnie war der untypischste »Weißkittel«, den ich kannte, privat hatte ich ihn bisher nur in Jeans und Turnschuhen gesehen. Es hätte mich nicht gewundert, wenn er überhaupt keinen Anzug besaß. Eine Frau, die in Kostüm und auf feinen Schuhen im Kreißsaal erschien, war ihm vermutlich ganz einfach suspekt.

»Na, wer kommt denn bitte im schicken Kostümchen zur Entbindung?«, flüsterte er. »Glaubst du ernsthaft, sie kriegt spontan ihr Kind? Jemand, der so durchgestylt ist, überlässt doch nichts dem Zufall …«

Er sah mich skeptisch an – und hatte nicht ganz unrecht: Frauen, die penibel auf ihr Äußeres achteten, waren oft sehr kontrolliert. Das konnte sich erschwerend auf eine Geburt auswirken, diese Erfahrung hatte ich auch schon gemacht. Doch Lisa war anders. Hoffte ich jedenfalls.

»Warte es mal ab«, gab ich zurück. »Lisa ist auf ihre eigene Art sehr bodenständig. Ich glaube, das wird!«

Wenn ich da mal nicht zu viel versprochen hatte: Lisa wehte die nächsten Stunden so vor sich hin, aber so richtig in die Pötte kam sie nicht. Zwischen den Wehen stand sie abwartend mit ihrem dicken Bauch am Fenster, als wollte sie sagen: »Was ist der nächste Programmpunkt? Was soll ich tun?« Gerhard versuchte, sich nicht einzumischen, trotzdem wirkte Lisa gehemmt. Nach einiger Zeit musste sie mal wieder pinkeln. Kaum war die Tür hinter ihr zugeklappt, nahm mich Gerhard beiseite: »Äh, Esther, du weißt ja vermutlich, ich habe schon zwei Kinder und … also, meine erste Frau …«

Er räusperte sich verlegen. »Versteh mich bitte nicht falsch, aber … also, meine Exfrau, die hatte halt Wehen und dann waren die Kinder auch ziemlich schnell da. Das ging quasi flupp-flupp.« Er machte eine schwingende Handbewegung als würde er ein kleines Kind auf einer Rutsche anschubsen. Dann sagte er: »Was ich meine: Ist irgendwas nicht okay? Kann ich was machen?«

Ich nahm ihn behutsam am Arm: »Gerhard, du kannst tatsächlich was machen! Sei so lieb, geh doch noch mal ’nen Kaffee trinken. Aber lass dir Zeit. So zwei, drei Stunden, alles klar?«

»Okay, gute Idee, dann macht ihr zwei Frauen das mal«, sagte er, griff sich seinen Mantel und gab Lisa, die gerade wieder reinkam, einen Kuss auf die Stirn. Dann war er verschwunden. Lisa sah ihm verdutzt nach. Als ich ihr erklärte, dass ich ihn zum Kaffeetrinken geschickt hatte, lächelte sie erleichtert. Ich schlug vor, dass sie sich auf einen Pezziball setzte, damit sie durch das kreisende Wippen lockerer im Becken wurde. Sie war einverstanden und ich ließ mich auf dem Bett vor ihr nieder, damit sie sich beim Herumkreisen an meinen Schultern festhalten konnte.

Und während sie so kreisend kreißte, begann sie zu erzählen. Sie berichtete mir, wie Gerhard und sie sich damals im Unternehmen kennengelernt hatten, dessen Chef er war. Berichtete davon, wie sie sich selbstständig gemacht hatte. Die Worte flossen nur so aus ihr heraus. Und während sie erzählte, kam genauso flüssig eine Wehe nach der anderen. Sie war wie in einer Art Redetrance. In dieser Trance war sie jetzt bei ihrem Alltag mit Gerhard angelangt: Das Paar achtete darauf, sich weder zu selten, noch zu oft zu sehen, damit die Beziehung durch »ein ausbalanciertes Verhältnis von Distanz und Nähe« ihr Feuer behielt.

Arnie hatte vollkommen recht: Diese Frau überließ wirklich nichts dem Zufall!

Und dann sagte Lisa: »Weißt du, für mich ist es der Anfang vom Ende einer Beziehung, wenn man voreinander auf der Toilette pinkelt. So weit möchte ich es nie kommen lassen!«

Hm. Ich runzelte nachdenklich die Stirn. Ein Kind zu bekommen ist eine höchst psychologische Angelegenheit. Genauso wie man auf der Toilette Verstopfung haben kann, weil einem die Umgebung nicht zusagt, so kann eine Geburt verlangsamt werden, wenn etwas für die Schwangere nicht stimmt. Es gibt einen alten und politisch nicht ganz korrekten Spruch: »Huren entbinden schneller als Prinzessinnen.« Im Klartext: Je selbstverständlicher jemand mit seinem Körper umgeht, umso besser ist er für physische

Herausforderungen wie eine Entbindung gewappnet. Wer ein Kind bekommt, muss innerlich loslassen.

In Lisas Fall war glasklar, warum (und dass!) Gerhard hier eben fehl am Platz gewesen war. Wenigstens so lange, bis die Geburt richtig in Gang gekommen war.

Weitere zwei Stunden später waren wir bei knappen sechs Zentimetern Muttermundöffnung angelangt. Das war ordentlich, inzwischen war Lisa allerdings ziemlich erschöpft.

»Du, Esther, ich glaube, ich will doch eine PDA, das ist wirklich ganz schön arg«, klagte sie.

Während ich gerade dabei war, am Schreibtisch im Kreißsaal die Laborwerte für den Anästhesisten, auszudrucken, gesellte sich Arnie zu mir: »Na, wie sieht es denn aus mit deiner eleganten Dame?«

Ich hörte neben einer Portion Spott die Hoffnung heraus, die Geburt könnte spontan laufen.

»Sechs Zentimeter«, verkündete ich ein wenig stolz.

»Na, das ist ja ganz schön protrahiert«, brummte er. ›Protrahiert‹ ist der medizinische Fachbegriff für ›verzögert‹. Er fuhr fort: »Vier Zentimeter mehr in sieben Stunden, doll ist das nicht!«

Ich funkelte ihn angriffslustig an: »Also, erstens hat sie erst seit zwei Stunden wirklich regelmäßige Wehen. Und zweitens bekommt sie jetzt eine PDA. Ich glaube, danach lässt sie auch noch mal ein bisschen besser los! Das wird, glaub's mir!«

Damit ließ ich ihn stehen und ging zum Telefon, um den Anästhesisten zu rufen. 30 Minuten später lag Lisa schmerzbefreit und wieder des Lächelns fähig auf ihrem Kreißbett.

»Wenn ich nicht schon verheiratet wäre, würde ich eurem Anästhesisten jetzt einen Antrag machen!«, alberte sie. Wie auf ein Stichwort klappte in diesem Moment die Tür: Gerhard war zurück und Lisa grinste mir vielsagend zu.

Die nächste Stunde verging, der Wehenschreiber zeigte regelmäßige Wehen an. Der Befund lag zwar unverändert bei sechs Zentimetern, aber der Muttermund war formierter. Das bedeutet, dass der Kopf des Babys schon mehr Druck aufgebaut hat, sodass sich der Muttermund kreisrund öffnet. Ich war darum guter Dinge und verkündete, dass es vorangehe. Doch dann klopfte es und Arnie steckte den Kopf ins Zimmer.

»Darf ich reinkommen?«

Lisa nickte.

»Wenn Sie gestatten, würde ich Sie gerne einmal untersuchen, um mir selbst ein Bild zu machen«, bat er höflich. Nach seiner Untersuchung erklärte Arnie – nicht ganz überraschend – dass der Muttermund nun sechs Zentimeter geöffnet sei.

»Die Geburt ist ja bis jetzt ziemlich schleppend verlaufen«, sagte er dann zu Lisa und legte dabei die Stirn in besorgte Falten. »Um ganz genau zu sein, haben Sie derzeit einen Geburtsstillstand. Eine PDA haben Sie auch schon bekommen und viel mehr können wir da jetzt nicht tun. Wir können noch ein wenig warten, aber wenn es sich zu lange hinzieht, müssen wir möglicherweise einen Kaiserschnitt machen.«

Beim Stichwort »Kaiserschnitt« schaute Lisa mich unglücklich an, doch ich gab ihr und Gerhard mit einer beruhigenden Handbewegung zu verstehen, dass sie sich keine Sorgen machen sollten. Nachdem sich die Tür wieder hinter Arnie geschlossen hatte, fragte Gerhard im Brustton der Überzeugung:

»Das geht auch ohne Kaiserschnitt, nicht wahr, Esther?«

»Ja, das klappt schon«, nickte ich. »Wartet mal kurz, ich habe eine Idee.«

Mit diesen Worten verließ ich das Zimmer. Woher ich meinen Optimismus nahm, weiß ich nicht. Vielleicht war ich beflügelt vom Vertrauen, das Lisa und Gerhard in mich setzten. Jedenfalls war ich wild entschlossen, dieses Kind ohne Sectio auf die Welt zu holen. Zumal ich nicht das Gefühl hatte, es könnte hier ein Platzproblem im Becken geben. Das Problem befand sich in Lisas Kopf. Da musste ich ansetzen. Ich wusste auch schon, wie!

Ich ging ins Hebammenzimmer und warf einen Blick auf die Liste der homöopathischen Mittel, die dort an der Wand hing. Penibel waren die Präparate mit den ihnen zugeschriebenen Eigenschaften verzeichnet. Ob Homöopathie tatsächlich wirkt, vermag ich nicht zu beurteilen, aber als Dr. Placebo hat sie vermutlich schon so manchem Kind auf die Welt geholfen. Nachdem ich die Liste einige Zeit studiert hatte, hatte ich gefunden, was ich suchte: Pulsatilla. Ein Mittel, das ausgleichend auf alle möglichen Frauenbeschwerden wirken soll. Ich füllte mir am Medikamentenschrank ein paar Globuli ab und ging zurück ins Kreißzimmer.

»So, passt mal auf«, sagte ich zu den beiden. »Ich habe hier was gefunden, das wird helfen, dass der Muttermund aufgeht. Oder hast du etwas gegen Homöopathie?«

Lisa schüttelte den Kopf: »Mir ist alles recht. Von mir aus kannst du auch ein Pendel über meinem Bauch schwingen, wenn das was bringt. Hauptsache, kein Kaiserschnitt!«

Ich zog mir die Handschuhe an, und platzierte die Globuli direkt im Muttermund.

»So! Da wirken die Dinger an Ort und Stelle«, erklärte ich mit fester Stimme und schickte gleichzeitig ein Stoßgebet gen Himmel.

Ob es nun an den Globuli lag, am Stoßgebet oder doch am Placeboeffekt: Gut eine Stunde später war der Muttermund vollständig geöffnet. 30 weitere Minuten später hatte Lisa Presswehen. Sie lag mit auf den Ellenbogen aufgestütztem Oberkörper auf dem Kreißbett und Gerhard stand neben ihr. Dass sie vor ihrem Mann nicht mal pinkeln wollte, hatte sie völlig vergessen.

Erst als die Geburt unmittelbar bevorstand, klingelte ich nach Arnie. Er kam herein, meinte ehrlich erleichtert: »Hey, das ist ja super!«, und stellte sich dann da hin, wo er am wenigsten störte. Andere Ärzte kommen schon mal betont hastig in den Geburtsraum, stürzen sich auf die Handschuhe und verbreiten unangenehme Unruhe. Mit Arnie passiert das nie, einer der Gründe, weshalb ich so gern mit ihm zusammenarbeite.

Langsam näherte sich Lisa dem Endspurt. Ich bot ihr an, für den finalen Kraftakt ihren rechten Fuß in meine Seite zu stemmen. Ohne ein Wort kam Arnie daraufhin aus seiner Ecke und setzte sich ihren linken Fuß auf die Hüfte.

Und dann war es auch schon da, das Köpfchen. Nach der nächsten Wehe erschien auch der Rest der kleinen Dame. Ich legte sie Lisa in die Arme und machte mich ans Abnabeln.

Gerührt betrachtete die frisch gebackene Mutter ihr Baby, das niedlich mit den Armen ruderte. Auch Gerhard sah sehr zufrieden aus, als er nun abwechselnd Frau und Tochter herzte.

Ich bin kein Mensch, der zu übertriebenem Stolz neigt. Aber in diesem Moment durchflutete mich dieses warme Gefühl, alles richtig gemacht zu haben: Ich hatte nicht klein beigegeben. Und ich hatte mein Versprechen wahr gemacht: Ich hatte Lisa zu einem glücklichen Geburtserlebnis verholfen.

Nicht nur Hebammen, auch die Ärzte müssen natürlich jede ihrer Handlungen, jede ihrer Entscheidungen schriftlich festhalten. Darum saßen Arnie und ich einige Zeit später nebeneinander am Schreibtisch hinter der Theke, in unsere jeweilige Dokumentation vertieft. Während ich schrieb, spürte ich plötzlich seinen Blick auf mir.

»Na, das hat ja dann doch noch gut geklappt!«, sagte er und sah mich dabei zufrieden an.

»Joaaaa …«, gab ich gedehnt zurück und würdigte ihn nur eines sehr knappen Blickes.

»Aber das ist doch schön!«, sagte er noch mal. Im Augenwinkel sah ich, dass er mich noch immer betrachtete.

»Jepp!« erwiderte ich knapp, den Blick stur auf meine Unterlagen gerichtet.

»Sag mal, zickst du jetzt, oder was?«, fragte er und kniff mich in die Seite.

»Zicken? Ich?«, rief ich in gespielter Empörung und drehte mich zu ihm um. »Hör mal, Arnie, wer hat denn hier den ganzen Abend rumgezickt: ›*Oho, das ist aber ganz schön protrahiert. Wenn wir da mal keine Sectio machen müssen!*‹?«

Ich boxte ihn sanft auf den Oberarm.

»Aua, spinnst du?«, beschwerte er sich und rieb sich etwas theatralisch die Stelle, an der ich ihn getroffen hatte. Noch bevor ich eine angemessen süffisante Antwort auf seine eigentlich rhetorische Frage fand, schoss Arnies Fuß unter meinen Stuhl. *Klack,* machte es und ich sauste in null Komma nichts nach unten, bis mir die Knie etwa an den Ohren hingen und die Nase an der Schreibtischkante. Wir brachen in Gelächter aus, bis ich plötzlich irgendwo oben Gerhards Stimme hörte: »Entschuldigung, Dr. Arnold, ich will nicht stören, aber haben Sie unsere Hebamme gesehen?«

»Hier bin ich!«, winkte ich von unten. Gerhards Gesicht war so herrlich verdutzt, als er über die Thekenkante linste und mich fast auf dem Boden hocken sah, dass wir schon wieder zu lachen anfangen mussten – alle drei.

Am Montag klingelte es bei mir zu Hause an der Tür. Ich erwartete keinen Besuch und wunderte mich. Als ich die Tür öffnete, stand Gerhard da. Unterm Arm hatte er eine edle Flasche Champagner, im Gesicht eines der glückseligsten Lächeln, die ich je gesehen habe. Ich war baff: Es war noch nie vorgekommen, dass jemand nach einer Geburt einfach so zu mir nach Haus gekommen war.

»Gerhard«, sagte ich. »Komm doch bitte rein, ich mach dir 'nen Kaffee!«

Er schüttelte den Kopf.

»Danke dir, Esther, aber ich will gleich wieder zurück zu meinen Mädels. Ich wollte mich aber unbedingt bei dir bedanken, im Namen von uns allen natürlich!«

Er überreichte mir den Champagner und fischte noch einen recht dicken Umschlag aus der Innentasche seines Mantels, den er mir entgegenhielt.

»Mach auf!«, bat er mich.

Ich zog eine Karte aus dem Umschlag. *Tausend Dank, Esther. Wir stoßen mit Dir an auf die Pulsatilla-Methode!* stand da. Hinter der Karte lagen fünf Logenkarten für den Zirkus Flic-Flac. Keine Ahnung, was das kostete, aber vermutlich ein Vermögen.

»Dankeschön, ihr seid verrückt!«, brachte ich gerührt heraus und umarmte Gerhard spontan.

»Nein, Esther, wir sind nur glücklich!«

Er machte eine Pause und schien nach Worten zu suchen. Schließlich sagte er: »Also, diese Sache mit den Globuli … Ich hab ja von so einem Homöopathie-Hokuspokus eigentlich noch nie was gehalten, aber ich fürchte, jetzt muss ich mich damit mal näher befassen. Bloß so ein paar Kügelchen und dann geht es …«

»… flupp-flupp«, ergänzte ich und wir fingen beide an zu lachen.

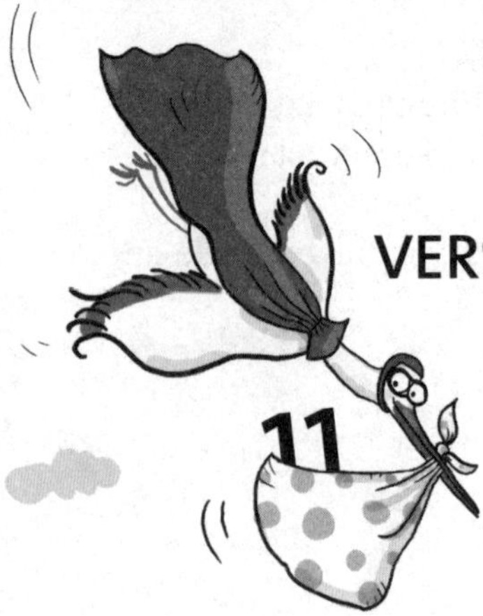

# 11 VERSUCH MACHT KLUCH: VON BAUCHGEFÜHL UND ZWEITEN CHANCEN

Beim ersten Kind von Lena kannte ich die »Pulsatilla-Methode« leider noch nicht. Die Kindergärtnerin mit den lustigen orangeroten Locken, die wie Sonnenstrahlen um den Kopf herumstanden, wollte unbedingt auf natürlichem Weg entbinden, aber es klappte einfach nicht. Es war bereits geschlagene zwei Wochen nach dem errechneten Termin, als sie schließlich das Hormon Prostaglandin verabreicht bekam, ein Wehen förderndes Mittel. Von selbst war leider rein gar nichts in Gang gekommen, Lenas kolossaler Bauch verweigerte stur die Mitarbeit. Doch auch die Einleitung zeigte nur sehr bedingten Erfolg: Nach zwei zermürbenden Tagen hatten zwar zögerlich die Wehen eingesetzt, doch bei neun Zentimetern Muttermundöffnung war der Geburtsprozess stagniert. Ende im Gelände. Also hatte Lena – tief enttäuscht und fertig mit den Nerven – doch noch unters Messer gemusst.

Beim zweiten Kind zwei Jahre später betreute ich sie wieder.

»Esther, meinst du, ich kann es noch mal probieren? Ich möchte das Baby so gern *richtig* zur Welt bringen«, fragte sie und blickte mich hoffnungsvoll an. Ich zog innerlich den Hut. Alle Schmerzen, alle vergeblichen Mühen hatten sie nicht resignieren lassen.

»Einen Versuch ist es wert«, ermutigte ich sie, auch wenn die Prognose aufgrund der vorhergehenden Geburt natürlich nicht gut war. Insgeheim hoffte ich, dass das Kind vielleicht ein Pfund leichter als das erste wäre und drei Wochen zu früh käme.

Doch meine Hoffnung war vergebens, drei Wochen vorher tat sich gar nichts. Auch nicht zwei Wochen oder eine. Erst am Tag des errechneten Termins, ich stand gerade mit zwei schweren Einkaufstüten für unser dienstägliches Pizzabacken an der Ampel, klingelte mein Telefon: »Esther, Lena hier. Ich habe jetzt seit zwei Stunden Wehen und die werden immer stärker. Jochen und ich würden uns dann bald auf in die Klinik machen …«

Na so was, Lena hatte Wehen. Ganz von selbst. Wer hätte das gedacht? Ich beeilte mich, die Einkäufe nach Hause zu schleppen und meine Schwester Rebecca anzurufen, damit sie sich um die Kinder kümmerte. Als ich etwa eine Dreiviertelstunde später den Kreißsaal betrat, eilte mir Edda, die Hebamme im Dienst, bereits entgegen. »Mensch, gut, dass du kommst, deine Frau hat schon ganz schön knackige Wehen! Ich glaube, das dauert nicht mehr lange …«

Ich sah sie überrascht an: »Du machst Witze? Lena hatte beim ersten Kind extreme Wehenschwäche und dann eine Sectio, weil gar nichts mehr ging!«

Edda zuckte mit den Schultern und grinste: »Tja, Wunder gibt es immer wieder. Eine Wehenschwäche hat sie diesmal jedenfalls definitiv nicht!«

Lena kniete auf einer Matte vor dem Bett und hielt das Gesicht in die Matratze gedrückt. Ich hockte mich neben sie und legte ihr meine flache Hand auf den Rücken: »Hi Lena, wie geht es dir?«

»Ich lebe noch«, tönte es gedämpft aus der Matratze. »So gerade eben …«

»Aber es macht keinen Spaß mehr?«, fragte ich.

»Nä!«

Mehr bekam Lena nicht heraus, sie wurde von der nächsten Schmerzwelle gepackt und brüllte in die Kissen.

»Okay, Lena, hör zu«, erklärte ich, als die Wehe vorbei war. »Bei der nächsten Wehe wiegst du das Becken hin und her oder vor und zurück, aber kneif den Po nicht so zusammen wie gerade. Du musst den Druck zulassen! Und dann atmest du immer mit der Nase ein und über den Mund aus. Verstanden?«

Lenas Hinterkopflocken wippten – sie nickte.

»Und beim Ausatmen lässt du den Kiefer fallen. Und je schlimmer der Schmerz wird, umso schneller musst du atmen. Sonst bekommst du Panik. Bin gleich wieder da, ich ziehe mich schnell um.«

Damit flog ich in Windeseile Richtung Umkleide und war im blauen OP-Dress gerade rechtzeitig zur nächsten Wehe wieder da.

So zögerlich ihre erste Geburt vonstattengegangen war, so rasant war Lena jetzt dabei. Schon drei Wehen später machte sie den Rücken krumm wie eine Katze, schob das Becken nach vorne und drückte.

»Aaaaaah, ich muss pressen!«, schrie sie.

Ich sah mich nach ihrem Mann Peter um, dem ich bislang noch nicht viel Beachtung schenken konnte: »Hilfst du mir mal?«

Wir knieten uns neben Lena, Peter links und ich rechts, und halfen ihr gemeinsam aus der Gymnastikhose. Dann tastete ich nach dem Kopf des Babys.

»Super, das Köpfchen ist schon fast am Beckenboden. Diesmal wird's kein Kaiserschnitt, versprochen!«

Ich war zutiefst beeindruckt. Wenn ich Lena nicht auch schon beim ersten Kind entbunden hätte, dann hätte ich mich jetzt gefragt, was die Geburtshelfer damals wohl falsch gemacht hatten. Das hier war doch keine Frau mit Wehenschwäche!

Schon bei der nächsten Wehe wurde der Babykopf sichtbar und ich piepte die diensthabende Ärztin an. Doch dann sah es plötzlich aus, als ziehe sich das Köpfchen wie bei einer Schildkröte wieder zurück. Es pfropfte fest wie ein Korken zwischen Lenas Beinen.

»Das haben wir gleich«, sagte ich. »Du musst bitte mal kurz rauf aufs Bett, Lena. Wir müssen eine Runde turnen.«

Lena ließ sich aufs Bett rollen. Ich warf Jenna, der Ärztin, einen auffordernden Blick zu. Sie nickte. Dann schnappten wir uns jeweils eines von Lenas Beinen, streckten es aus und winkelten es wieder an. Immer wieder. Es sah aus, als wollten wir eine Marionette zum Fahrradfahren bringen. Diese etwas bizarr anmutende Maßnahme ist bewährt, um ein wenig mehr Platz im Beckenraum zu schaffen. Und es wirkte: Es gab einen kleinen, aber bedeutenden Ruck und die Blockade war gelöst.

Schon eine Wehe später konnte ich Lena ihre Tochter auf den Bauch legen. Dieses Geburtstempo war der Wahnsinn! Ganz besonders, wenn man sich diesen nicht gerade zierlichen Wonneproppen ansah, der, kaum auf der Welt, gelangweilt das Mündchen zum Gähnen verzog. Es sah aus, als wolle die Kleine sagen: Das wurde ja auch mal Zeit, ich hatte mich gerade noch mal hingelegt!

»Mein lieber Scholli!«

Anerkennend blickte Peter abwechselnd Mutter und Tochter an. Mir war nicht ganz klar, ob er das angesichts der Größe seines jüngsten Sprösslings tat, oder angesichts der Tatsache, dass seine Liebste die Geburt in rekordverdächtigen drei Stunden hingelegt hatte. Oder wegen beidem. Ich gab ihm die Schere und er durchtrennte so routiniert und feierlich die Nabelschnur, als würde er ein Hotel eröffnen.

»Esther, ich kann es noch gar nicht glauben, dass das jetzt so schnell ging und ohne Schnitt und alles. Nee, ich glaube es nicht«, brachte Lena ungläubig heraus und schüttelte den Kopf.

»Wie gut, dass du es probiert hast!«, lächelte ich.

Kurz darauf war auch der Mutterkuchen da und ich konnte mich endlich darum kümmern, das kleine Mädchen zu vermessen. Ich war gespannt wie ein Flitzebogen, was dieser Brocken von Baby auf die Waage brachte, und schnappte kurz nach Luft, als die Digitalanzeige bei satten 4250 Gramm stehen blieb! 350 Gramm mehr als ihr auch nicht gerade leichtgewichtiger Bruder – bei dessen Geburt alle überzeugt waren, dass Lenas Becken zu klein war und das Baby deswegen nicht durchging.

So kann man sich irren.

Geirrt hatten die Ärzte sich auch bei Jessica – und zwar gleich in mehrfacher Hinsicht. Bei ihrer ersten Entbindung, bei der ich noch nicht dabei gewesen war, hatte sie wegen eines Geburtsstillstands und dem Verdacht auf ein »quer verengtes Becken« einen Kaiserschnitt bekommen. Als sie ihr zweites Kind erwartete, hatte ihr Gynäkologe das Baby bei einer Ultraschalluntersuchung auf beeindruckende 3900 Gramm geschätzt. Bei einem verengten Becken denkt man in so einem Fall schon mal kurz: Ui, könnte knapp werden.

Sie wollte es trotzdem auf normalem Weg probieren:

»Esther, ich glaube, das funktioniert dieses Mal!«, sagte sie zu mir im Brustton der Überzeugung. Wir waren uns einig, dass sie es in jedem Fall mit einer Spontangeburt versuchen sollte, auch wenn es natürlich keine Garantie dafür gab, dass es klappen würde. Aber Versuch macht bekanntlich kluch. Und siehe da: Ihr Sohn Finn kam tatsächlich völlig unkompliziert innerhalb von ein paar Stunden zur Welt. Das Unglaublichste dabei war, dass der Kleine sagenhafte viereinhalb Kilo auf die Waage brachte. Ich lobpries ausnahmsweise mal die Ungenauigkeit des Ultraschalls! Hätte sich der Gynäkologe bei der Prognose nicht um 600 Gramm nach unten verschätzt, hätte man Jessica niemals spontan entbinden lassen.

Solche Geschichten haben in mir die Überzeugung reifen lassen, dass man es fast immer erst einmal versuchen kann und sollte. Ganz besonders, wenn die Frauen das Gefühl haben, es klappt – viele haben dafür einen untrüglichen Instinkt. So wie Vicky, die beim ersten Kind per Sectio entbunden worden war und daraufhin tief traurig bemerkte: »Ich vermisse es so, den Kleinen durch mich hindurchgebracht zu haben!« Beim zweiten Sprössling wollte ihre Gynäkologin sie zu einem weiteren Kaiserschnitt überreden. Doch ich ermutigte sie, es auf natürlichem Weg zu versuchen. Und es klappte. Hinterher sagte sie zu mir: »Du hast mich mit der ersten Geburt versöhnt.«

Es klingt vielleicht im ersten Moment seltsam, dass eine Frau freiwillig Schmerzen und Strapazen auf sich nehmen möchte. Meine Erfahrung in Praxis und Kreißsaal und natürlich auch mit meinen eigenen Geburten spricht jedoch dafür, dass beides eine wichtige Funktion erfüllt.

Die Kinder bringt nun mal definitiv nicht der Klapperstorch und es fallen auch keine Muttergefühle, Verantwortungsgefühl und Beschützerinstinkte vom Himmel. Mutterwerden ist ein Prozess. Wenn die Frauen beim ersten Kind schwanger zu mir in die Praxis kommen, dann sind sie oft unsicher und sind mit den Gedanken überall, nur nicht bei ihrem Kind. Das ändert sich, wenn der Bauch wächst. Ganz langsam. Eines Tages kauft man dann den ersten Strampler, eine Decke. Und irgendwann geht man in einen Laden, um sich einen Kinderwagen auszusuchen. Da kann es sein, dass man nach kurzer Zeit fast in Panik den Laden verlässt, da der Kinderwagen zu diesem Zeitpunkt schon zu konkret ist. Dann wartet man damit doch lieber noch ein paar Wochen.

Während der gut neun Monate der Schwangerschaft wächst nicht nur das Kind und mit ihm der Bauch, sondern es reift auch eine Mutter heran, die Verantwortung tragen muss. Für sich und für ihr Kind. Die Geburt des Kindes ist auch die Geburt seiner Mutter. Diese Wandlung hat etwas von einer Raupe, die sich erst verpuppt, sich dann mühsam durch die harte Schale kämpfen muss und zu einem Schmetterling wird. Man legt das alte Leben ab und lässt sich auf ein neues ein. Dazu gehören auch die Bereitschaft und der Mut, sich für sein Kind auf die Schmerzen der Geburt einzulassen. Im Gegenzug schenkt der aktiv durchlebte körperliche Prozess, mit allen Schmerzen, der Mutter Verständnis für die neue Situation. Und er schenkt Glückshormone, mit denen der Vorgang der natürlichen Geburt belohnt wird – aber nicht der des Kaiserschnitts.

Meine eigene kleine Statistik gibt mir recht: Sieben von zehn Frauen, die ich betreue und die beim ersten Kind einen Kaiserschnitt hatten, entbinden beim zweiten Kind auf normalem Wege ohne Komplikationen und sind glücklich darüber. Zwei der drei verbliebenen Schwangeren entscheiden sich im letzten Moment für einen Kaiserschnitt, auch wenn es vielleicht spontan gegangen wäre. Nur eine Einzige bleibt, die aus medizinischen Gründen ein weiteres Mal eine Sectio bekommen *muss* – wie etwa Susanne.

Susanne hatte nicht nur den Verdacht auf ein quer verengtes Becken, sondern seit einer Röntgenuntersuchung wusste sie, dass sie eins hatte. Ein entscheidender Zentimeter fehlte ihr im Durchmesser. Trotzdem wollte Susanne es mit einer Spontangeburt unbedingt probieren. Ich sagte ihr, dass zwar nichts unmöglich sei, aber dass es natürlich nicht ginge, wenn das Kind 4000 Gramm wog. Und dass sie eigentlich nur eine realistische Chance hätte, wenn das Kind drei Wochen zu früh käme. Doch der Termin verstrich und nichts geschah. Als ich ihren riesigen Bauch abgetastet hatte, gab auch ich einer natürlichen Geburt keine Chance mehr. Susanne weinte vor Enttäuschung und war mit den Nerven komplett am Ende. Ich versuchte, sie zu beruhigen, und machte ihr einen Vorschlag: »Hör zu, Susanne, du gehst heute Nachmittag ins Krankenhaus und lässt dir einen Sectiotermin geben, und zwar für Montag. Wenn dein Kind normal geboren werden will, dann hat es bis Montag Zeit, sich auf den Weg zu machen. Wenn es das nicht tut, dann hat es seinen Grund und wir holen es per Kaiserschnitt.« Doch wie erwartet tat sich auch in den drei verbleibenden Tagen nichts. Manchmal gibt es einfach Dinge, die passen nicht, auch wenn man sie noch so sehr wünscht! Als Susannes Töchterchen schließlich per Sectio geholt wurde, entfuhr dem Arzt, der das Kind aus Susannes Bauch herauszog ein überwältigtes: »Wow, schaut mal, Leute, die Kleine könnt ihr gleich einschulen!« Die kleine Johanna sah aus wie ein zufriedener Babybuddha und wog über fünf Kilo – hier kann man mit Fug und Recht behaupten, dass die Sectio medizinisch notwendig war.

In anderen Fällen können sich an dieser Notwendigkeit schon mal die Geister scheiden. Mir fällt bei diesem Thema sofort Maxi ein. Eine große Blonde mit der Ausstrahlung von Uma Thurman in »Kill Bill«. Sie war mit ihrem Mann aus Bremen nach Frankfurt gezogen und hatte immer einen coolen Spruch auf den Lippen. Ich hielt sie für tough und unkompliziert. Für eine, die zur Not die Nabelschnur mit den Zähnen durchbeißt. Doch gegen Ende der Schwangerschaft musste ich erkennen, dass ich mich getäuscht hatte.

Maxi war ganz und gar nicht so tough, wie ich gedacht hatte.

Das Kind lag anderthalb Monate vor dem Termin in Beckenendlage – was, wie gesagt, häufiger mal vorkommt – und Maxi wollte einen geplanten Kaiserschnitt. Am liebsten gestern.

»Bloß kein Risiko!«, jammerte sie. Als ich vorschlug, dass man erst mal versuchen könne, das Kind von außen zu wenden, fragte ihr Mann Steffen: »Ist das denn auch wirklich zu hundert Prozent sicher?«

Ich gebe zu, wenn ich diese Frage höre, sehe ich kurz rot. Sie kommt oft von den baldigen Vätern. Da möchte ich mich dann immer gern in Clint Eastwood verwandeln, den Cowboyhut mit dem Colt ganz langsam ein Stückchen nach oben schieben und mit rauchiger Stimme sagen: »Sicher ist nur der Tod, Django!« Aber weil ich ja nicht im Wilden Westen zu Hause bin, weder eine rauchige Stimme noch sonst was von Eastwood habe, sagte ich nur: »Tut mir leid, Steffen, nichts in einer Schwangerschaft ist ohne Risiko.« Damit war für Maxi und Steffen die Idee, das Baby zu wenden, vom Tisch. Risiko, fanden beide, ging gar nicht. Dass auch ein Kaiserschnitt viele Risiken in sich birgt – daran dachten sie anscheinend nicht.

Ein paar Tage später klingelte mein Handy abends, als ich gerade meine jüngste Tochter ins Bett bringen wollte. Maxi war dran, ihre Stimme überschlug sich fast vor Aufregung.

»Der Arzt hat gesagt, das Kleine hat die Nabelschnur um den Hals«, sagte sie mit bebender Stimme. »Müssen wir das Baby da nicht sofort holen?«

»Absolut nicht«, sagte ich. »Wenn man jedes Kind sofort holen würde, das die Nabelschnur um den Kopf liegen hat, dann müssten wir ein Drittel der Kinder fünf Wochen vor Termin per Kaiserschnitt entbinden.«

»Aber kann denn da nichts passieren?«

Da war sie wieder, meine Lieblingsfrage. Ich seufzte resigniert. Dass ein Baby im Mutterleib die Nabelschnur um den Hals oder Kopf liegen hat, ist nichts Ungewöhnliches. Das ist bei etwa einem Drittel der Kinder der Fall und ist normalerweise kein Problem. Es wird nur häufig ein psychologisches für die Eltern, wenn sie davon wissen. Dann springt das Kopfkino an und das hat nur Horrorgeschichten von armen Babys im Programm, die sich in der Nabelschnur so unglücklich verfangen, dass ihnen die Luft wegbleibt. Was praktisch selten vorkommt, theoretisch aber möglich ist – das ist es allerdings auch, wenn die Nabelschnur auf dem letzten Ultraschallbild noch an den Füßchen hing.

»Okay, hör zu«, sagte ich. »Jetzt leg dich erst mal schlafen. Und wenn du morgen früh immer noch so ein schlechtes Gefühl hast, dann fahr in die Klinik, damit die sich das noch mal anschauen. Vielleicht lassen die sich auf einen Kaiserschnitt drei Wochen vor Termin ein.«

Ich wollte, dass sie Verantwortung für ihr Kind übernimmt und selber entscheidet.

»Okay, *das* mache ich«, erklärte Maxi.

Irrte ich mich, oder klang sie leicht zickig?

Am nächsten Abend klingelte das Telefon etwa um die gleiche Zeit. Diesmal war Maxis Mann Steffen dran.

»Esther, ich weiß nicht mehr, was ich tun soll. Maxi ist total panisch und heult nur noch. Wir waren heute im Krankenhaus und dieser Dr. Arnold hat gesagt, er macht jetzt noch keinen Kaiserschnitt. Er hat gesagt, alles ist in Ordnung und er sieht im Moment keine Notwendigkeit.«

Ich musste lächeln. Auf Arnie war Verlass.

»Das ist auch meine Meinung«, sagte ich.

»Aber da kann doch rein theoretisch jederzeit etwas passieren, das kann einen ja wahnsinnig machen«, ereiferte sich Steffen. »Sollten wir das Kind nicht doch lieber sofort holen, bevor es keine Luft mehr bekommt?«

»Steffen«, sagte ich. »Eine Nabelschnur um den Hals bedeutet *nicht*, dass das Baby dabei ist, sich zu strangulieren. Rein theoretisch kann dir auch die Decke auf den Kopf fallen.«

»Aber wäre es nicht trotzdem besser, vorsichtshalber einen Kaiserschnitt machen zu lassen?«, wiederholte Steffen störrisch, als hätte er gar nicht gehört, was ich gesagt habe.

Ich nahm einen tiefen Atemzug. Es ging mir gar nicht darum, gegen einen Kaiserschnitt zu wettern. Aber Maxi und ihr Mann hatten lediglich zu einem Zeitpunkt x ein Ultraschallbild gesehen und darauf mit nichts als Angst reagiert. Und die ist bekanntlich ein schlechter Ratgeber.

Die beiden ertrugen die Ungewissheit nicht, die nun mal einfach zu einer Schwangerschaft gehört wie die Befruchtung. Sie wollten nicht darauf warten müssen, dass ihr Baby gesund auf die Welt kam – sie wollten es jetzt *wissen*. Sie waren eins von den Paaren, die von anderen Versprechen haben wollten. Aber in der Geburtshilfe kann man nichts versprechen. Das macht sie ja so besonders. Allerdings ahnte ich, dass ich hier gerade solch philosophische Erkenntnisse nicht vermitteln konnte.

»Gut«, erklärte ich darum schließlich. »Ich kann Maxi nichts vorschreiben. Will ich auch gar nicht. Sie soll einmal ehrlich in sich hineinhorchen: Wenn sie wirklich das Gefühl hat, das Baby ist in Gefahr, muss sie ihre Bedenken weiter äußern. Aber medizinisch gesehen spricht im Moment nichts für einen Kaiserschnitt. Wenn Dr. Arnold das sagt, dann ist das auch so.«

Ich hörte ein unwilliges Brummen in der Leitung, aber Steffen sagte nur »Aha« und legte auf.

Der Basilikumtopf auf der Fensterbank hätte vielleicht besser verstanden, was ich meinte.

Als ich mich am nächsten Morgen gerade zu meiner Nachsorgerunde aufmachen wollte, hörte ich das wohlbekannte *Pling*. Es war eine SMS von Arnie: »Deine Frau stand eben vor der Tür, um sich vom Chef nun mal RICHTIG über die Gefahr einer NSU aufklären zu lassen. Dir und mir hat sie offenbar nicht geglaubt.« Ich seufzte. NSU ist die Abkürzung für Nabelschnurumschlingung.

Eine Stunde später *plingte* es erneut. Diesmal kam die SMS von Maxi: »Der Chefarzt macht einen Kaiserschnitt. Morgen früh.«

*Na, herzlichen Glückwunsch*, dachte ich. Statt Bauchgefühl zu entwickeln – im wahrsten Sinne – hatte Maxi so lange gesucht, bis sie jemand gefunden hatte, der ihr die Verantwortung abnahm.

Wie wichtig es werden kann, dass eine werdende Mutter diese Verantwortung selbst trägt und auf ihr Bauchgefühl hört, zeigt sehr eindrücklich die folgende Geburtsgeschichte. Als ich noch in der Ausbildung steckte, wurde in der Klinik in Mainz eine junge Frau mit vorzeitigen Wehen eingeliefert, im sechsten Monat schwanger. Frau Ritter war ein elfenhaftes blasses Wesen mit langem, fast weißblondem Haar. Sie wirkte am Boden zerstört. Als ich mich mit ihr unterhielt, kam heraus, dass ihr Mann sich überraschend von ihr getrennt hatte – der Schock hatte wahrscheinlich ihre Wehen ausgelöst.

Sie hatte schon einen Sohn von drei Jahren, den sie aus Beckenendlage spontan entbunden hatte. Dafür war sie damals durch halb Deutschland gefahren, um in einer anthroposophischen Klinik ihr Kind zu bekommen, weil alle anderen Kliniken sich darauf nicht einlassen wollten – damals waren Spontanentbindungen bei Beckenendlagen noch nicht so verbreitet. Die Entbindung hatte problemlos geklappt. Man durfte sich von Frau Ritters Zartheit nicht täuschen lassen, das hier war eine Frau, die wusste, was sie wollte. Mir imponierte das.

Leider beruhigte sich ihr Bauch nicht und sie musste in der Klinik bleiben. Bald galt sie für das gesamte Klinikpersonal als schwierige und lästige Patientin. Immer wieder bekam ich mit, wie sich die Hebammen beschwerten, dass sich diese bockige Frau nicht ans CTG hängen ließ. Es löste auch Empörung aus, dass sie die Spritze für die sogenannte »frühzeitige Lungenreife« ablehnte. Dabei handelt es sich um hoch dosiertes Cortison, das die Lunge des Fötus dazu zwingt, vorzeitig Surfactant zu bilden, eine Substanz, die die Lungenbläschen entfaltet, sodass sie nicht zusammenkleben. Das Baby wäre dann bei einer Frühgeburt in der Lage, selbstständig zu atmen. Wie jede Medikamentengabe ist auch diese nicht unumstritten. Manche Mediziner haben die Lungenreife-Spritzen inzwischen im Verdacht, später ADHS auszulösen oder gar den IQ zu senken. Damals galt Frau Ritters Weigerung beim

Krankenhauspersonal allerdings als spinnert. Ich hingegen bewunderte Frau Ritter insgeheim für ihre Stärke und ihren Mut.

Dann begannen die Sommerferien. Als ich zurückkam, war Frau Ritter nicht mehr da. Ilse, eine der älteren Hebammen erzählte mir, was ihr geschehen war:

Eines Nachts, es war inzwischen sechs Wochen vor dem errechneten Entbindungstermin, war Frau Ritter mitten in der Nacht bei der diensthabenden Hebamme, Gunda, aufgekreuzt und hatte gesagt, sie mache sich große Sorgen um ihr Baby. In der Hand hatte sie einen Papierstreifen vom CTG gehabt.

»Stell dir vor«, sagte Ilse zu mir. »Da hatte sich die Ritter tatsächlich eigenmächtig ans CTG angeschlossen und die Herztöne des Babys geschrieben. Gunda war natürlich erst einmal stocksauer, ich meine, wo kämen wir denn hin, wenn jede Patientin hier die Geräte nach eigenem Gusto benutzt, das wäre ein Tohuwabohu …«

»Aber dann?«, fragte ich ungeduldig und meine Gesprächspartnerin räusperte sich.

»Na ja«, sagte sie. »Dann hat Gunda schließlich einen Blick auf den CTG-Ausdruck geworfen und ist fast vom Stuhl gefallen … Die Werte waren katastrophal. Es wurde eine Not-Sectio, ein paar Stunden später und das Baby hätte es nicht geschafft …«

Ich bekam eine Gänsehaut. Die Frau war eine Heldin! Mit ihrem untrüglichen Bauchgefühl hatte sie ihrem Kind das Leben gerettet. Sie hatte trotz der Krankenhausroutinen und der ganzen Verunsicherung, sie sei eine »lästige« Patientin, den Kontakt zu ihrem Kind nicht verloren. Sie hatte auf ihren Bauch vertraut, und sich nicht von Geräten oder Angst beherrschen lassen.

Als ich Jahre später Andrea betreute, eine bodenständige Logopädin, musste ich noch einmal an Frau Ritter zurückdenken. Andrea erwartete ihr zweites Kind und alles lief wunderbar: Sie legte eine flotte und unkomplizierte Geburt aus dem Vierfüßlerstand hin. Rapp-zapp war das Baby da, ich musste nicht viel mehr tun, als es von hinten zwischen ihren Beinen entgegenzunehmen. Das Baby sah rosig und fit aus und schrie sofort, was das Zeug hielt. Ich legte es ihr, blutverschmiert wie es war, kurz auf den Rücken, um den Kleinen abnabeln zu können. Doch noch während ich nach den Nabelklemmen griff, kollabierte das Kind ohne jede Vorwarnung. Wie ein schlaffer Sack hing es auf Andreas Rücken. Carina, die Ärztin, nahm den Säugling sofort hoch – die Atmung hatte ausgesetzt, der winzige Körper lag ohne Spannung in Carinas Armen und lief blau an.

»Beeil dich!«, rief Carina mir zu.

Ich setzte in Windeseile die Klemmen und schnitt die Nabelschnur durch, es war keine Zeit, den Vater zu fragen, ob er Mutter und Kind trennen wollte. Es war zu überhaupt nichts Zeit. Carina rannte mit dem Baby rüber zur Reanimation. Ich sprintete zum Telefon und informierte den Kinderarzt. Wir bebeutelten das Baby, bis der Kinderarzt drei endlos erscheinende Minuten später erschien. Das Neugeborene gab weiter kein Lebenszeichen von sich. Erst als der Kinderarzt den Kleinen intubierte, tat sich endlich etwas. Mir fiel ein Stein vom Herzen.

Schließlich nahm der Kinderarzt ihn mit in die Kinderklinik im Nebengebäude und ich konnte zu Andrea zurück, die bereits krank vor Sorge auf dem Bett saß. Als ich ihr sagte, dass der Kleine bei Verlegung stabil war, beruhigte sie sich.

»Weißt du«, erklärte sie und strich sich das verschwitzte

Haar aus der Stirn, »... als du ihn mir auf den Rücken gelegt hast, da habe ich richtig gespürt, wie er sich an mir festgesaugt hat. Wie mit Saugnäpfen. Und dann ist er auf einmal abgefallen.«

Nachdem ich Andrea auf ihr Zimmer gebracht hatte, machte unter Ärzten, Schwestern und uns Hebammen im Kreißsaal ihr CTG die Runde. Es war verrückt: Da gab es nichts Auffälliges. Keine winzige Unregelmäßigkeit. Gar nichts. Es war einfach nicht nachvollziehbar, was mit dem Baby passiert war und warum. Der Kleine erholte sich innerhalb der nächsten Tage vollständig und es ließ sich keine wirkliche Diagnose erstellen. Das Ganze blieb ein Rätsel.

Doch als ich Andrea eine paar Tage später zur Nachsorge zu Hause besuchte, erzählte sie mir von einem mysteriösen Vorkommnis: Am Abend vor der Geburt hatte sie mit ihrem Mann auf der Couch gesessen. Aus heiterem Himmel hatte sie plötzlich den Impuls gehabt zu sagen: »Jens, ich hab das Gefühl, irgendwas ist mit dem Baby. Ich glaube, ich will morgen lieber einen Kaiserschnitt.«

Ihr Mann hatte sie ausgelacht und sie war sich auf einmal auch albern vorgekommen und hatte die Sache nicht mehr erwähnt. Im Nachhinein kam es ihr vor, als hätte sie die Komplikation vorausgeahnt.

Bauchgefühl, wie gesagt.

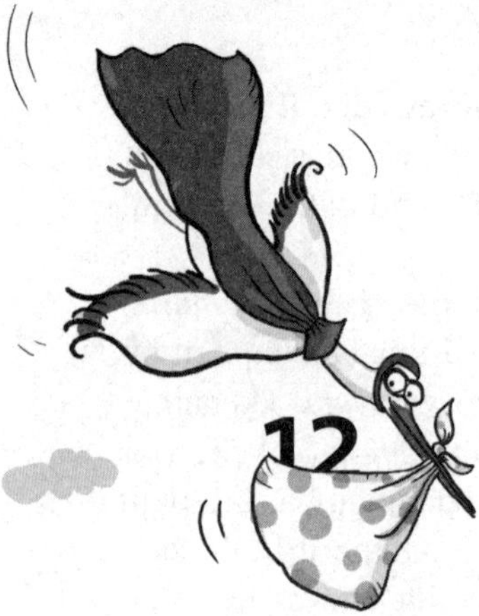

# 12 DER WEITE RAUM ZWISCHEN LEBEN UND TOD

In einem Kreißsaal erwartet man neues Leben. Empörte Babyschreie über die Unverschämtheit, aus der wohligwarmen Höhle des Mutterleibs mit seinen gedämpften Geräuschen in eine grelle laute Welt hineingeschubst worden zu sein. Man erwartet zappelnde Ärmchen und in der Luft rudernde Füßchen. Winzige Menschen, die hier ihre Lebensreise antreten, die alles noch vor sich haben. Das erste Wort, das erste Lächeln, das erste Eis, die Schule, die erste Liebe, das Leben eben. Doch wie das so ist mit Erwartungen, manchmal werden sie enttäuscht. Manchmal ist die Lebensreise schon zu Ende, bevor sie richtig angefangen hat. Als Hebamme befällt einen diese Erkenntnis spätestens in der Ausbildung.

Eine solche traurige Begebenheit, die sich in meiner Erinnerung besonders eingebrannt hat, ereignete sich, als ich für einige Monate im Kreißsaal des Marienkrankenhauses im Schichtdienst eingesprungen war.

Ich hatte Nachtdienst und trat pünktlich kurz vor 22 Uhr ins helle Neonlicht des Kreißsaales, die Kollegin vom Spätdienst saß am Schreibtisch hinter dem langen Counter, dem Herzstück unseres Kreißsaalkomplexes. Wäre der Kreißsaal ein Raumschiff, dann wäre dieser Counter die Brücke, das Kontrollzentrum. Hier nehmen nicht nur alle Mitglieder des Teams Platz, um ihre Arbeit zu dokumentieren und die Übergaben von einem Dienst zum nächsten zu besprechen. Ist man gerade allein im Kreißsaal, ist dies auch der Ort, wo man eine Tasse Kaffee oder Tee trinken kann, ohne dabei Gefahr zu laufen, etwas Wichtiges nicht mitzubekommen. Hier befindet sich der Computer, mit dem wir die CTGs überwachen, die die Schwangeren an einem Gurt um den Bauch tragen. Neben den Computermonitoren haben wir von unserer Theke aus auch alle Entbindungszimmer im Blick und können sofort eingreifen, falls es notwendig wird.

Ich grüßte meine Kollegin Heike, die mit ihrem raspelkurzen Haar fast wie ein frecher Lausbub aussah. Heike war eine ebenso junge wie patente Hebamme, die das Herz am rechten Fleck trug, und ich freute mich jedes Mal, wenn wir uns über den Weg liefen. Zunächst verschwand ich in der Umkleide, um mir meinen königsblauen OP-Anzug überzuwerfen, dann schnappte ich mir Zettel und Stift, um bei der Übergabe das Wichtigste mitzuschreiben, und setzte mich an die Theke. Heike rückte etwas näher.

»Okay«, sagte ich. »Leg los!«

Am Gesichtsausdruck meiner Kollegin sah ich sofort, dass es heute wohl nicht so erfreuliche Neuigkeiten gab.

»Also …«, fing sie an. »Wir haben einen Neuzugang bei den Wöchnerinnen. Eine IUFT in der fünfunddreißigsten Woche, noch keine Wehen. Wird wahrscheinlich diese Nacht ruhig bleiben, du wirst mit ihr also wohl nichts zu tun haben. Wir haben uns die Frau angesehen und beschlossen, dass wir erst mal abwarten. Es könnte gut sein, dass es von selbst kommt.«

Ich nickte und notierte. Das waren in der Tat keine

schönen Neuigkeiten. Die Abkürzung IUFT steht für »Intrauteriner Fruchttod«, ein Baby, das im Mutterleib gestorben ist. So etwas kommt vor, wenn auch zum Glück nicht allzu häufig. Doch Heike war noch nicht fertig. Sie senkte ihre Stimme ein wenig mehr und flüsterte jetzt beinahe:

»Esther, kannst du dir das vorstellen, die Arme hatte keine Ahnung, dass ihr Baby nicht mehr lebt! Ihr Waschlappen von Frauenarzt war zu feige, es ihr selbst zu sagen und hat sie ›zur Kontrolle‹ zu uns geschickt. Sie hat es hier erfahren, ich stand daneben. Dass sie von nichts wusste, wurde uns erst in diesem Moment klar.«

Mir lief es kalt den Rücken hinunter.

»Shit!«, sagte ich leise. Die arme Frau, was musste das für ein Schock gewesen sein. Da kommt man für eine vermeintliche Kontrolluntersuchung ins Krankenhaus und bekommt dann quasi im Nebensatz zu hören, dass das Kind, das man seit sieben Monaten in sich getragen und gespürt hat, nicht mehr lebt. Nun erfuhr ich von Heike noch mehr Details: Sema Yavuz stammte aus der Türkei und war schon 44 Jahre alt. Sie und ihr Mann waren bereits Eltern zweier Kinder, eines zwölfjährigen Sohnes und einer neunjährigen Tochter. Heike hatte Sema ein Bett auf der Station gegeben, doch die war immer wieder aufgestanden und in den Kreißsaal gekommen, um zu fragen, ob man nicht doch noch irgendetwas machen könne, damit das Baby lebt.

Ich nickte. Ich verstand Sema sehr gut. Solch ein Verhalten klingt vielleicht im ersten Augenblick verrückt, ist aber völlig normal. Der Tod eines Ungeborenen wird für dessen Eltern erst in dem Moment real, in dem das Kind auf der Welt ist. Das geht sogar mir als Geburtshelfer so. Inzwischen hatte sich Sema aber ein wenig beruhigt und war anscheinend tatsächlich eingeschlafen.

Nachdem sie mir alles Wichtige mitgeteilt hatte, zog Heike sich um, holte ihre Sachen aus unserem Hebammenzimmer und verabschiedete sich.

Es war nun alles sehr ruhig, die Ärzte lagen um diese Zeit bereits schlafend in den Bereitschaftsräumen. Ich begann wie üblich damit, in den Zimmern Bettwäsche, Medikamente und Binden nachzufüllen. Als ich damit fertig war, schaltete ich die grelle Deckenbeleuchtung aus und ließ nur die Schreibtischlampe hinter dem Counter brennen, um es etwas gemütlicher zu haben. Ich kontrollierte noch einmal, ob alle Anzeigen ordnungsgemäß funktionierten, dann machte ich es mir mit einem Buch bequem. Das war einer der Vorteile von Nachtdiensten: Wenn es ruhig blieb, kam man endlich mal ungestört zum Lesen. Anschließend passierte lange Zeit nicht viel, außer dass ich mir hin und wieder ein Glas Cola gegen die Müdigkeit einschenkte. Gegen halb vier wollte ich mich gerade mit dem nächsten Glas an der Theke niederlassen, als die Kreißsaalklingel läutete.

Ich öffnete, und vor mir stand ein Paar, beide etwa Mitte dreißig. Die beiden sprachen gebrochen Deutsch mit starkem englischem Akzent und waren sichtlich erleichtert, als ich auf Englisch antwortete. Helen und John kamen aus Australien, lebten aber derzeit in Frankfurt. Helen bekam ihr zweites Kind, das erste war in Melbourne zur Welt gekommen. Ich brachte die beiden in eines der Entbindungszimmer und legte Helen das CTG an. Im Anschluss untersuchte ich sie. Alles war wie aus dem Lehrbuch: Die Herztöne des Babys klangen einwandfrei und ein ganz normaler Anfangsbefund zeichnete sich ab, sodass ich noch keinen Arzt dazu rufen musste. Das hier würde allem Anschein nach eine unkomplizierte Geburt werden. Als sich der Muttermund so weit geöffnet hatte, dass mit der baldigen Niederkunft zu rechnen war, holte ich mir das Telefon ins Entbindungszimmer, um jederzeit die diensthabende Ärztin anrufen zu können.

Helen begann bald damit, in den Wehen mitzuschieben. Es war klar, dass es sich nur noch um Minuten handeln konnte, bis das Kind kam. Ich griff zum Hörer und rief die Ärztin an. Es klingelte. Und klingelte. Eine gefühlte Ewigkeit hörte ich nur das nervtötende Tuten einer freien Leitung, während Helen neben mir inzwischen laut schrie. Schließlich knackte es im Hörer, aber statt der Stimme der Ärztin ertönte ein Besetztzeichen. So ein Mist! Ich legte auf und versuchte es sofort noch einmal, aber wieder hörte ich nur den Besetztton. Gleichzeitig klingelte jetzt das andere Telefon an der Theke – sicher die Ärztin, die versuchte, mich zurückzurufen.

*Was für ein Chaos*, fluchte ich in Gedanken. Weiter kam ich nicht, denn in genau diesem Moment wurde das Köpfchen des Babys zwischen Helens Beinen sichtbar. Nun war zum Telefonieren keine Zeit mehr, ich sah zu, dass ich in meine Handschuhe kam. Monika, die Ärztin, würde ja wohl gleich rüberkommen. Warum sollte ich sie schon morgens um vier aus dem Kreißsaal anrufen, wenn nicht wegen einer anstehenden Geburt? Von Monika fehlte allerdings immer noch jede Spur, als mir zwei Wehen später das Kind in die Arme glitt. Die Kleine quakte uns munter entgegen, Helen und John strahlten um die Wette. Sie waren völlig aus dem Häuschen, dass die Geburt so unkompliziert und in solcher Ruhe vonstattengegangen war. Beim ersten Kind war das wohl deutlich schwieriger abgelaufen. Gerade war ich damit beschäftigt, das Baby abzunabeln, als ich hinter mir die Kreißsaaltür aufgehen hörte. *Na endlich*, dachte ich und warf einen Blick über meine Schulter. Doch es war immer noch niemand zu uns hereingekommen, die Tür klappte gerade wieder zu.

»Hallo?«, rief ich laut. Daraufhin klappte die Tür wieder auf und Anke, eine der Schwestern, die im Säuglingszimmer Nachtdienst hatten, lugte mit fragendem Blick um die Ecke.

»Anke«, rief ich ihr zu, »gut, dass du kommst! Kannst du bitte mal schauen, was mit Monika los ist? Erst ist sie nicht ans Telefon gegangen, dann war besetzt und ich kann hier gerade nicht weg, wie du siehst.«

»Alles klar«, nickte Anke und verschwand. Ein paar Minuten später erschien endlich Monika im Kreißsaal. Mit verstrubbeltem Blondschopf blinzelte sie mich aus kleinen Augen an. Sie murmelte etwas mit belegter Stimme, dem ich in etwa entnehmen konnte, dass sie im Halbschlaf nach dem Telefon gegriffen, aber statt den Anruf anzunehmen auf Wegdrücken geklickt hatte. Sobald sie den Irrtum bemerkte, hatte sie sofort im Kreißsaal angerufen. Darum hatte das Telefon am Counter geklingelt, darum hatte ich auch bei meinem zweiten Versuch nur ein Besetztzeichen. Warum Monika anschließend nicht einfach zu uns in den Kreißsaal gekommen war, blieb ihr Geheimnis. Vielleicht war sie wieder eingeschlafen. Aber es hatte ja auch ohne ihre Hilfe alles wunderbar geklappt!

Ein paar Stunden später spazierte ich beim ersten Zwitschern der Vögel nach Hause, die Sonne ging gerade hinter den Häusern auf. Der perfekte Abschluss für diese Nacht. Und als ich tief die frische Luft einsog, schoss mir plötzlich der Gedanke durch den Kopf, wie es wohl der Frau mit dem toten Baby ging und ob wir uns noch kennenlernen würden.

Als ich in der nächsten Nacht zur Arbeit kam, wurde ich von der Kollegin vom Spätdienst – Helga, eine der dienstälteren Hebammen – mit einem süffisanten Grinsen empfangen: »Na, da hatte wohl jemand gestern Probleme mit der Tastensperre, was?« Ich verstand nur Bahnhof. Was war denn das für eine Frage? Ich beschloss, mich zunächst umzuziehen und dann der Sache auf den Grund zu gehen.

Als ich mich mit meinem Notizzettel in der Hand zu Helga setzte und sie anfing zu erzählen, traute ich meinen Ohren kaum. Offenbar war es in der morgendlichen Besprechung des Kollegiums zu einer Diskussion wegen der nächtlichen Ereignisse gekommen. Monika hatte berichtet, dass das Kind der Australier ohne ihre Hilfe auf die Welt gekommen war. Darauf hatte der Chefarzt leicht angesäuert gefragt, wie so etwas passieren könne. Eine der Hebammen hatte dann die abstruse Theorie aufgestellt, dass wohl die Tastensperre am Telefon aktiviert gewesen sein müsse und ich als Aushilfe möglicherweise nicht in der Lage gewesen sei, diese zu entriegeln. Was den Chef wiederum zu der Äußerung veranlasst hatte, dass Beleghebammen dann künftig eben keine Dienste mehr machen dürften.

»Und solch einen Unsinn glaubst du, Helga?«, entfuhr es mir. Ich kochte vor Wut. So eine Ungerechtigkeit, mir die Sache in die Schuhe zu schieben! Und überhaupt, was gab es da zu schieben? Das Kind erfreute sich bester Gesundheit, ebenso die Mutter, die nicht einmal die kleinste Blessur davongetragen hatte – etwas, was bei nur etwa zwanzig Prozent aller Geburten der Fall ist. Außerdem kannte ich genügend Krankenhäuser, in denen Ärzte prinzipiell nur zur Geburt hinzukommen, wenn es Komplikationen gibt – was durchaus Sinn ergibt, für alles andere sind wir Hebammen schließlich ausgebildet. Mal ganz abgesehen davon, war so ein Telefon ja kein kompliziertes quantenphysikalisches Messgerät und ich war definitiv in der Lage, Sternchen und Raute zu drücken, um es zu entriegeln.

Es brachte allerdings nichts, sich bei Helga darüber auszulassen, das Thema würde ich später in Ruhe mit denen besprechen müssen, die hier einiges gründlich in den falschen Hals bekommen hatten. Um mich nicht weiter aufzuregen, wechselte ich das Thema.

»Was gibt es noch?«, erkundigte ich mich. »Hat die Frau mit dem IUFT entbunden?«

Helga schüttelte den Kopf.

»Nein, noch nicht. Aber alles deutet darauf hin, dass es bald so weit ist«, antwortete sie. »Mit Frau Yavuz ist aber noch was anderes passiert oder besser gesagt, mit ihrem Mann. Eine ziemlich bescheuerte Verwechslung …«

Mir schwante bei dieser Einleitung nichts Gutes. Und so war es auch: Die Schwangere mit dem toten Baby im Bauch hatte vom Spätdienst auf der Wöchnerinnenstation ein Einzelzimmer bekommen, wie das in solchen Fällen bei uns üblich ist. In so einer Situation ist es irrelevant, ob die Patientin eine Privatversicherung hat oder nicht. Eigentlich hätte Frau Yavuz sogar mit ihrem Mann kostenfrei auf ein sogenanntes Familienzimmer kommen sollen. Diese Doppelzimmer können Schwangere oder Wöchnerinnen buchen, um vor und nach der Geburt ihren Partner bei sich zu haben. Leider waren diese Zimmer bereits alle besetzt. Um das türkische Paar jetzt nicht auseinanderzureißen, hatte die Schwester vom Spätdienst Herrn Yavuz einen bequemen Liegestuhl ins Einzelzimmer gestellt und ihm eine Decke gegeben. So weit war alles noch korrekt abgelaufen.

Leider musste dann bei der Übergabe vom Spät- zum Nachtdienst ein Missverständnis aufgetreten sein. Offensichtlich hatte die Nachtschwester keinen Schimmer, in welcher Lage sich Sema und ihr Mann befanden. Sie hatte auf ihrem Kontrollgang durch die Zimmer Herrn Yavuz schlafend auf dem Stuhl neben dem Bett seiner Frau vorgefunden. Daraufhin weckte sie den armen Kerl und teilte ihm mit, dass er sofort den Stuhl räumen müsse. Anschließend nahm sie ihm Stuhl und Decke weg. Sema und ihr Mann sprachen nicht gut Deutsch und selbst wenn sie es getan hätten, waren sie nicht in der psychischen Verfassung, die Lage zu erklären. Weil er sich nicht anders zu helfen wusste, verbrachte der Ehemann nun also die Nacht auf dem blanken Linoleumboden vor dem Bett seiner Frau – ohne Kissen, ohne Decke.

Mir ging innerhalb weniger Minuten ein weiteres Mal der Hut hoch. War das denn zu fassen? Natürlich konnte es mal zu Missverständnissen kommen, das war in einer Institution wie einem Krankenhaus beinahe unvermeidlich. Was mich vor allem aufregte war, dass dieser tragischen Geschichte offensichtlich weniger Aufmerksamkeit geschenkt wurde, als der absolut komplikationslosen Spontangeburt einer Australierin, bei der einmal zufällig kein Arzt zugegen gewesen war. Hier wurden eindeutig die falschen Prioritäten gesetzt!

Helga begleitete mich zu Sema Yavuz, um sich von ihr zu verabschieden und mich vorzustellen.

Sema kniete aufrecht auf dem Bett, sie hatte bereits fortgeschrittene Wehen, schien aber gut mit den Schmerzen zurechtzukommen. Sie sah uns mit traurigen Augen recht gefasst entgegen. Meine Kollegin betonte zum Abschied noch einmal, dass Sema auf jeden Fall Bescheid sagen solle, wenn sie eine PDA gegen die Schmerzen haben wolle, doch die schüttelte ruhig und bestimmt den Kopf. Ihr Mann sah sie daraufhin verständnislos an und hob in einer plötzlichen Geste die Hand, als wolle er sie für ihre vermeintliche Dummheit schlagen. *Frau,* schien er sagen zu wollen, *warum willst du dich jetzt auch noch quälen für dieses Kind, das ja doch nicht mehr lebt?* Er holte tief Luft, zuckte mit den Schultern und verließ den Raum. Sema sah ihm nicht einmal nach.

*Der kommt schon gleich wieder,* dachte ich und lächelte ihr zu. Sie nickte. Der Ehemann verstand Sema in diesem Moment nicht, aber ich begriff, was in ihr vorging. Der Verlust eines Kindes ist ein seelischer Schmerz, wie er größer nicht sein kann. Diesen Schmerz auf körperlicher Ebene zu durchleben, ist für die Mutter eine Chance, den Verlust aktiv zu verarbeiten. Mit dem körperlichen Schmerz kann sie ihre ganze Wut und Trauer in die Welt hinausschreien. Das ist eine Möglichkeit, die der Vater des Kindes nicht hat, er muss andere Wege finden, mit dem Ereignis fertigzuwerden.

Ich erinnerte mich in diesem Augenblick an eine Geschichte, die mir eine befreundete Kollegin vor einiger Zeit erzählt hatte. Sie hatte einmal eine Schwangere betreut, deren Kind im Wachstum extrem zurückgeblieben war. Die Frau war bereits im siebten Monat, aber bei einer Kontrolluntersuchung stellte sich heraus, dass das Baby keine Überlebenschance hatte. Es war klar, dass es in Kürze im Mutterleib sterben würde. Die Eltern hatten sich nach dieser niederschmetternden Diagnose in Ruhe mit der Situation auseinandergesetzt und beschlossen, keine Intensivmedizin einzusetzen. Statt in der Klinik wollte die Patientin zu Hause in aller Ruhe gebären. Die Kollegin ließ sich auf diese besondere Hausgeburt ein. Das Kind kam aus Beckenendlage, also mit dem Po voran, und die Mutter war Erstgebärende. Darum flutschte das Baby trotz der Zartheit seiner nur sieben Monate nicht einfach aus ihr heraus, sondern die Geburt dauerte einige Stunden, wie bei einem lebenden Baby auch. Nachdem die Mutter mit dem letzten Schmerzensschrei auch das Köpfchen auf die Welt gepresst hatte und das Kind schließlich vor ihr auf dem Bett lag, rief sie voller Stolz: »Ich habe es geschafft!«

Das klingt vielleicht im ersten Moment befremdlich, aber als mir meine Kollegin davon erzählte, konnte ich diesen Stolz nachempfinden. Diese Frau und ihr Mann hatten sich zum Zeitpunkt der Geburt bereits seit Wochen damit beschäftigt, dass ihr Kind nicht leben würde. Die erste Trauer hatten beide also schon hinter sich gebracht. Nun konnte die Mutter sich darauf konzentrieren, ihre Schwangerschaft bewusst abzuschließen. Ich habe es oft beobachtet: Bei einer Geburt geht es nicht allein darum, neues Leben auf die Welt zu bringen. Es geht nicht nur um das Kind, sondern auch um die Frau, die den Prozess des Mutterwerdens damit beendet. Sie ist nicht weniger Mutter, weil ihr Kind gestorben ist, aber sie muss umso mehr verstehen, was passiert ist. Begreifen, dass ihr Kind nicht lebt. Dabei hilft die Geburt, sie ist ein Lernprozess. Es gibt Untersuchungen, dass Frauen, die eine Fehlgeburt erleiden, den Verlust psychisch besser verarbeiten, wenn sie abwarten, bis das Baby von selbst kommt, als wenn dabei künstlich nachgeholfen wird. Für eine Totgeburt in der fortgeschrittenen Schwangerschaft muss das wohl erst recht gelten.

Aus diesem Grund war ich fast erleichtert über Semas Entscheidung gegen eine PDA. Sie ahnte vielleicht instinktiv, dass ihr der Schmerz helfen könnte. Ich erklärte ihr, dass ich sie nun einmal untersuchen müsse, um den Geburtsverlauf beurteilen zu können. Sema lächelte matt und ließ mich gewähren. Der Muttermund war bereits sieben Zentimeter geöffnet, das Gewebe fühlte sich weich an und der Kopf des Babys übte reichlich Druck aus. Ich teilte Sema mit, dass es wohl nicht mehr lange dauern würde. Dann verließ ich kurz das Entbindungszimmer, um die diensthabende Ärztin anzurufen. Ich wollte sie schon einmal vorwarnen. Dieses Mal hatte ich mehr Glück. Carina war sofort am Apparat, sie klang wach und fröhlich. Ich teilte ihr den Befund mit und kündigte an, dass ich das Telefon jetzt mit zu Sema nehmen würde.

»Ach übrigens«, fügte ich vor dem Auflegen noch hinzu, »ich bin definitiv in der Lage, das Telefon zu bedienen.«

Carina lachte: »Keine Sorge, Esther, ich hatte nie etwas anderes angenommen.«

Keine fünf Minuten später griff ich wieder zum Hörer und die Ärztin kam sofort zu uns herüber. Sema kniete inzwischen wieder aufrecht im Bett und bekam Pressdrang – ein sicheres Zeichen, dass die letzte Phase der Geburt begonnen hatte. Ihr Mann stand nun wieder neben ihr und allem Anschein nach noch viel mehr neben sich. Er knetete seine bleichen Fingerknöchel und schaute hinunter auf das Linoleum. Es sah aus, als müsse er mit aller Macht einen Fluchtimpuls unterdrücken. Dieser Mann wollte nicht hier sein, wollte nicht, dass das hier überhaupt passierte. Ihm passierte und seiner Frau. Wahrscheinlich hatte er insgeheim noch die Hoffnung, dass sich alles als böser Traum herausstellen würde, wenn er es einfach nicht an sich heranließ. Es war klar, wer hier mein eigentlicher Patient war. Doch um ihn konnte ich mich leider nicht kümmern, denn jetzt kam mir das Kind entgegen.

Das Baby sah irgendwie merkwürdig aus. Im ersten Augenblick dachte ich, das Mädchen hätte eine Fehlbildung, die der Grund für seinen Tod gewesen sein könnte. Dann merkte ich, dass ich mich irrte: Das leicht verzerrte Aussehen rührte daher, dass das Köpfchen und der kleine

Körper einfach nichts mehr hatten, das ihnen Halt gab. Es gab keine Muskelspannung, das Gewebe war schlaff. Im Mutterleib wurde das Kind noch zusammengehalten. Doch nun, draußen in der Welt, begann es zu zerfallen. Die Schädelplatten drifteten auseinander, was dem Kind das Aussehen eines Vögelchens mit weit auseinanderstehenden Augen gab.

Die Stille im Raum war zwingend. Gemeinsam mit Carina nabelte ich das Kind ab und bis auf die wenigen Geräusche, die das mit sich brachte, war nichts zu hören. Semas Gesicht glänzte von Tränen und Schweiß, aber nicht mal Schluchzen kam über ihre Lippen, auch ihr Mann hatte mit dem nervösen Herumzappeln aufgehört. Was zu tun war, ergab sich von selbst. Ich legte den kleinen Körper in ein Handtuch und wickelte es so, dass er durch das Tuch gestützt wurde, vor allem um den Kopf herum. Dann hielt ich das Kind den Eltern hin. Der Vater machte eine abwehrende Handbewegung, sah zur Seite und schüttelte den Kopf. »Weg, weg!«, rief er verzweifelt. Doch Sema streckte sofort die Arme nach ihrem Kind aus.

Die Ärztin nickte mir zu, verließ den Raum und überließ mir alles Weitere. Die Plazenta, die Nachgeburt, folgte rasch und ich konnte Sema waschen und zudecken. Sie hielt dabei die ganze Zeit ihr Baby im Arm, während ihr Mann immer noch versuchte, nicht zu genau hinzusehen. Er hatte Angst. Doch Sema wich dem Anblick nicht aus. Sie hielt ihr Kind in den Armen und wirkte dabei in der andächtigen Stille fast wie eine Madonnenfigur. Ich wusste, wie wichtig dieser Moment für sie war. Es war ihre Chance, dem Kind und sich selbst zu zeigen, dass sie es liebte und gerne länger geliebt hätte. Es war Begrüßung und Abschied zugleich.

Nun hielt es Semas Mann nicht mehr aus. Er schimpfte:

»Jetzt aber weg damit!«, und fuchtelte mit den Armen. Ich schüttelte ruhig den Kopf und erwiderte: »Noch nicht, ich muss das Kind noch messen und wiegen. Wir machen außerdem noch ein paar Fotos als Erinnerung.« Er starrte mich einen Moment lang ungläubig an. Dann sagte er im Tonfall eines Patriarchen, der keine Widerrede gewohnt ist, schon gar nicht von einer Frau: »Keine Fotos!«

»Glauben Sie mir«, begann ich ruhig und sah ihm fest in die Augen. »Eines Tages wird es für Ihre großen Kinder wichtig sein, ihre kleine Schwester wenigstens einmal zu sehen und wenn es nur auf einem Foto ist. Sie wird sonst immer etwas Abstraktes bleiben, was sie nicht begreifen können. Ihre Kinder werden niemals verstehen, warum Sie und Ihre Frau trauern.«

Meine Erfahrung hatte mich gelehrt, dass auch Eltern, die zunächst ein Foto ihres toten Babys ablehnen, später froh sind, wenn es doch eines gibt. Ich hatte erst kürzlich in einem Zeitungsartikel davon gelesen, dass es sich mit der Verbreitung der Fotografie im viktorianischen England eingebürgert hatte, sich mit verstorbenen Kindern noch einmal im Kreis der ganzen Familie ablichten zu lassen. Damals war die Kindersterblichkeit unvorstellbar hoch, fast jede Familie war irgendwann davon betroffen. Das Ritual des gemeinsamen Fotos half bei der Bewältigung der Trauer. Die Kinder wurden hübsch angezogen, so arrangiert, dass sie zu leben schienen, und dann in die Arme ihrer Mütter gelegt. Auf den Bildern, mit denen der Artikel illustriert war, blickten die Familien nicht etwa zerknirscht, sondern mit Liebe und Stolz in die Kamera. Das hatte mir gut gefallen und bestärkte mich darin, dass es richtig war, auch Fotos von einem toten Baby zu machen.

Schließlich sagte ich zu Semas Mann, der immer noch schwieg: »Ich mache Ihnen einen Vorschlag: Wir machen die Bilder und ich behalte sie erst einmal hier. Aber wenn Sie es sich anders überlegen, können Sie jederzeit Abzüge davon bekommen.«

Herr Yavuz sah mich noch einen Augenblick skeptisch an. Doch dann veränderte sich etwas in seinem Blick, wurde weicher. Schließlich nickte er: »Also gut.« Am liebsten hätte ich diesen Mann einmal in den Arm genommen. Er war ganz offensichtlich in seiner Rolle als südeuropäischer Patriarch gefangen, doch irgendwo unter der rauen Oberfläche verbarg sich ein weiches Herz.

Ich wollte gerade die Kamera holen, da sagte Sema, die bisher geschwiegen hatte: »Wir müssen Baby baden, das ist Sitte.« Daraufhin nickte auch ihr Mann: »Ja, erst baden, dann können wir Fotos machen!«

Ich wusste, dass es der muslimische Brauch erforderte, Neugeborene zu baden. Die meisten Musliminnen, die im Marienkrankenhaus entbanden, waren allerdings nicht mehr so sehr in den Traditionen verwurzelt, dass sie darauf bestanden. Im Normalfall reiben wir die Babys nach der Geburt mit Tüchern sauber, weil man herausgefunden hat, dass sich so der Säureschutzmantel der Haut besser aufbauen kann – aber das gilt natürlich nur für lebende Kinder.

Ich wollte dem türkischen Paar seinen Wunsch trotzdem nicht abschlagen. Doch dieses anscheinend so simple Vorhaben stellte mich vor ein logistisches Problem: Weil so selten Babys bei uns im Kreißsaal gebadet wurden, achtete niemand mehr so genau darauf, dass für das Waschbecken auch ein Stöpsel vorhanden war. Und genau der fehlte mir jetzt. Ich öffnete alle Schränke, inspizierte sämtliche Ablagen und durchforstete die Schubladen, aber es gab nicht den Hauch eines schnöden Stöpsels im ganzen Kreißsaal. Es war zum Verzweifeln!

Ich entschuldigte mich bei Sema und ihrem Mann und lief hinüber zu den Schwestern auf der Säuglingsstation. »Klar haben wir Stöpsel!«, sagten die und gaben mir mehrere zum Ausprobieren mit. Doch ich freute mich zu früh: Sie erwiesen sich allesamt als zu groß für unser Waschbecken. Nach schier endloser Rennerei fand ich in einem Waschraum ein Exemplar, das so aussah, als könne es passen. Ich jubelte innerlich, als das tatsächlich auch der Fall war. Das Problem mit diesem Stöpsel war allerdings, dass es sich um eines von diesen zylindrischen Dingern handelte, die man manchmal in alten Duschkabinen hat, und dieser Zylinder ragte nun steil in der Mitte des Beckens auf. Aber, hey, das musste gehen!

Ich überlegte. Ich konnte das Kind entweder links oder rechts des Stöpsels baden, was knapp werden konnte. Oder ich musste versuchen, es vor den Stöpsel zu setzen – ich entschied mich für diese Variante.

Die Schwierigkeit beim Baden eines toten Kindes ist die fehlende Körperspannung. Dadurch hängen Arme, Beine und Kopf schlaff herunter und das Risiko anzustoßen ist viel größer. Das wollte ich natürlich unbedingt vermeiden. Ich ließ also den kleinen Körper in Zeitlupe ins warme Wasser gleiten und begann, ihn mit größter Behutsamkeit zu waschen. Dabei durfte ich auf keinen Fall zu fest drücken, denn das Kind war wohl schon einige Tage tot, die Haut warf bereits wässrige Blasen.

Ich arbeitete hochkonzentriert – und auf einmal stand Herr Yavuz neben mir. Ich sah ihn überrascht an, während er ganz selbstverständlich Tücher und Kleidung für seine Tochter auf den Schrank neben dem Becken legte. Dann nickte er mir zu und begann schweigend, mir beim Waschen zur Hand zu gehen. Ich betete, dass er dabei seine Kräfte dosieren würde, aber alles ging gut.

Schließlich hoben wir die Kleine aus dem Wasser, betteten sie auf ein Handtuch und tupften sie trocken. Ich zog ihr eine Windel an, ganz genau, wie ich es auch mit einem lebendigen Baby tun würde. Semas Mann zeigte mir die weiße Kleidung, die das Kind tragen sollte: ein Tuch und darüber ein breites Band. Als er die Textilien mit beiden Händen in die Höhe hielt, sah ich ihn mir das erste Mal bewusst an. Seine Hände sahen aus, als hätten sie ihr Leben lang schwer gearbeitet. Er war um die fünfzig, nicht sehr groß und eher kräftig gebaut. Das grau melierte Haar trug er kurz geschnitten, aber es war noch voll und rahmte ein kantiges Gesicht ein. Rund um Augen und Mund hatten sich schon tiefe Falten eingegraben. Es waren viele Lachfalten dabei, aber auch einige Sorgenfalten. Dieser Mann sah aus, wie ein Mensch, der sich dem Leben stellte.

Und nun, endlich, fasste er den Mut, sein Kind eingehend zu betrachten. Den Widerstand hatte er bereits aufgegeben, als er mir mit dem Waschen half, nun ging er den nächsten Schritt, um den Tod seiner Tochter zu akzeptieren. Ich wartete neben ihm, ohne ihn zu drängen. Wir hatten Zeit. Nachdem er eine Weile schweigend dagestanden hatte, holte er tief Luft, warf mir einen Blick zu und sagte: »Passiert?«

Ich nickte. Dabei dachte ich: *Ja, es passiert, dass Kinder im Mutterleib sterben. Es passiert immer wieder und keiner weiß, warum.*

»Passiert!«, wiederholte er noch einmal. Diesmal war es keine Frage, sondern eine Feststellung.

Wir waren allerdings noch nicht fertig, das Baby trug noch immer nur die Windel. Irgendetwas musste ich mit dem Kopf machen, das Gesichtchen schien immer weiter auseinanderzufließen. Ich holte also eine Bandage und begann, das Köpfchen damit zu fixieren, der Vater half mir dabei. Das machte er derart professionell und ohne Scheu, als hätte er die letzten Jahre in einem Lazarett verbracht, und ich kam nicht umhin, mich zu fragen, womit er seinen Lebensunterhalt verdiente. Nachdem wir damit fertig waren, konnten wir sehen, wie ausgesprochen hübsch die Kleine war.

Jetzt war der Augenblick für die ersten Fotos gekommen. Sema sah uns schweigend zu, wie wir mit der Kamera hantierten. Mal hatte ihr Mann die Kamera in der Hand, mal ich. Sema schenkte mir ein trauriges Lächeln, als sich einmal unsere Blicke trafen. Ich lächelte zurück und fragte, ob ich etwas für sie tun könne, doch sie schüttelte nur müde den Kopf.

Zunächst wickelten wir das Mädchen in das weiße Tuch. Anschließend legten wir es mit dem Rücken auf das breite Band. Das Band wurde über der Brust gekreuzt und anschließend so lange von vorne nach hinten und wieder von hinten nach vorne geschlungen, bis es an den Füßen zu einem Knoten gebunden werden konnte.

Als wir damit fertig waren, machten wir weitere Fotos. Mittendrin steckte auf einmal die Ärztin den Kopf zur Tür herein und fragte mich nach den Daten des Kindes. Ich nickte ihr zu: »Komme gleich damit!« Innerlich wurde mir allerdings ganz heiß: Ich hatte tatsächlich vergessen, es zu wiegen und zu messen! Unschlüssig schaute ich erst auf das verschnürte Bündel, dann auf Sema und ihren Mann. Sollte ich den beiden jetzt etwa erklären, dass ich ihr so sorgfältig zurechtgemachtes Baby wieder auspacken müsse, weil die deutsche Bürokratie das so verlangte – ob das nun Sinn ergab oder nicht? Ich schüttelte den Kopf. Dann zog ich die Waage aus dem Schrank und legte die Kleine mit allem Drumherum darauf. Vom Messwert zog ich einfach 200 Gramm ab, viel mehr würde der

Stoff inklusive Windel ja wohl nicht wiegen. Dann bestimmte ich Länge und Kopfumfang, notierte alles und legte der Ärztin die Karteikarte mit den Daten auf den Tisch.

Nun hatte ich endlich Zeit, mich um Sema zu kümmern. Ich kontrollierte die Blutung, den Puls und den Blutdruck. Als ich damit fertig war, bat ich das Paar, Bescheid zu geben, wenn ich die Kleine in den Kühlschrank bringen könne. Die Körper der toten Babys müssen genauso wie andere Leichen gekühlt werden. Sema musste noch einige Zeit zur Überwachung im Kreißsaal bleiben und erklärte mir, sie wolle das Baby gern zunächst noch bei sich behalten. Ich ließ die beiden alleine. Fünfzehn Minuten später schlurfte Herr Yavuz im Korridor an mir vorbei. Er bemerkte mich nicht. Mit der rechten Hand rieb er sich die müden Augen, in der linken trug er ein kleines Bündel. Er nahm seine Tochter mit auf sein Zimmer, für diese eine Nacht.

Manchmal stelle ich mir das Leben eines Menschen wie die Kurve vor, die der Wehenschreiber zeichnet. Der Anfangspunkt der Kurve ist der Beginn des Lebens. Mit der Zeit entwickelt sich der Körper, unser Verstand, die Persönlichkeit: Die Kurve steigt an. Dabei geht es zwar immer mal ein bisschen auf und ab, aber die Kurve, das Leben, bleibt bestehen. Doch manchmal ist es eben anders. Dann fällt sie schon nach sehr kurzer Zeit wieder ab, noch bevor das Leben Spuren hinterlassen kann. Aber selbst darin kann es den Schimmer einer Hoffnung geben.

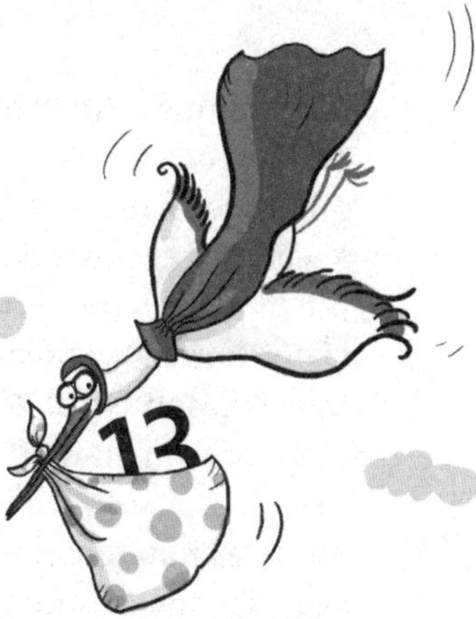


# UNFREIWILLIG MARIA

Ich stand in der Türöffnung unseres Gymnastikraums, in dem die immer noch ziemlich jungfräulichen Matten ihren Kautschukgeruch verströmten. Ein paar Einsätze im Geburtsvorbereitungskurs und in der Rückbildungsgymnastik hatten sie zwar bereits hinter sich, aber das merkte man ihnen nicht an. Wir hatten es wirklich gewagt, meine Schwester Rebecca, meine Kollegin Eva und ich. Eva kannte ich aus dem Marienkrankenhaus. Auch sie entband dort als Beleghebamme. Sie ist acht Jahre jünger als ich und wir hatten sofort einen Draht zueinander. Eines Abends im vergangenen Sommer, als wir zusammen im Hebammenzimmer saßen, hatte sie plötzlich gesagt: »Du kannst dir nicht zufällig vorstellen, dich mit mir zusammenzutun und wir gründen eine eigene Praxis? Dann könnten wir alle Frauen gemeinsam betreuen, auf die Weise haben wir immer ein Back-up.«

Ich dachte sofort: Spitzenidee! Und weil ich kein Mensch bin, der lange fackelt, war die Sache ratzfatz abgemacht. Eine eigene Praxis, ja, das klang nach einem tollen Projekt. Dass meine Schwester Rebecca gerade ihre Ausbildung als Shiatsu-Praktikerin abgeschlossen hatte und sowieso nach

Praxisräumen Ausschau hielt, passte dann wie die Faust aufs Auge.

Rebecca hatte uns erklärt, dass Shiatsu auch bei Schwangerschaftsbeschwerden hilft – und auch Babys lassen sich mit dieser Methode massieren. Schon ein paar Wochen später hatten wir die Praxisräume im Erdgeschoss eines dreistöckigen Geschäftshauses gefunden, in perfekter Lage und zu einem guten Preis – und jetzt waren wir tatsächlich hier.

Eva war an diesem Tag bereits zu Hausbesuchen unterwegs, ich musste auch gleich los. Vorher ging ich noch zu Rebecca hinüber, die gerade in ihrem fernöstlich eingerichteten Behandlungsraum die Reispapier-Paravents umstellte, um deren ideale Position zu finden. Oder besser gesagt: Ich humpelte leicht hinüber. Nachwehen eines Bänderanrisses, den ich mir vor anderthalb Monaten zugezogen hatte. Ich war bei einem Hausbesuch auf der Treppe umgeknickt, während ich eine SMS geschrieben hatte – das verdammte Multitasking. Der Bänderriss war dann auch »schuld«, dass ich nicht zu Hause, sondern bei meinem neuen Freund Victor übernachtet hatte, einem ambitionierten Künstler. Mit meinem »Superhelden« Robert, Mathildas Vater, war es schon vor einer ganzen Weile auseinandergegangen, mit Victor befand ich mich allerdings noch in der Testphase. Er hatte seine Wohnung, ich meine. Es war absolut nicht selbstverständlich, dass wir jede Nacht zusammen verbrachten, schon allein wegen meiner dreiköpfigen Entourage. Doch weil ich wirklich nur auf einem Bein hüpfen konnte und Rebecca meine Kinder übernommen hatte, hatte mich Victor nach dem Unfall zu sich geholt.

Tja, und damit war der Bänderriss in Zusammenarbeit mit einem Ei, das sich zu einem verfrühten Sprung entschlossen hatte, dann noch schuld an etwas ganz anderem. Erst war es nur einer Vermutung, aber nach mehr als drei Wochen überfälliger Periode, einem Schwangerschaftstest (den ich vor allem für Victor gemacht hatte, weil er es nicht glauben wollte) und einem Arztbesuch bestand nun wirklich kein Zweifel mehr: Ich erwartete ein Baby – und war kreuzunglücklich. Nicht wegen des Babys, über die Schwangerschaft hatte ich mich sofort riesig gefreut. Ich bekam ein Kind. Wie konnte ich mich da nicht freuen? Und nicht nur das: Der Vater des Kindes war ein Mann, in den ich über beide Ohren verliebt war. Den ich vielleicht wirklich liebte. Das Problem war, dass sich Victor im Gegensatz zu mir kein bisschen über diese Nachricht gefreut hatte. »Darüber sprechen wir noch«, hatte er stattdessen gesagt. Im Augenblick war er auf Geschäftsreise und dieses »Darüber sprechen wir noch!« dräute über mir wie das Schwert des Damokles.

»So ist es besser!«, sagte Rebecca und zeigte auf die Paravents. »Dann wird das Licht noch etwas indirekter, das sieht dann noch gemütlicher aus.«

Ich nickte stumm und betrachtete den kleinen Buddha, der über den Raum wachte. So dick würde ich auch in ein paar Monaten wieder sein. *Kannst du mir nicht helfen?* dachte ich. *Kannst du nicht machen, dass Victor sich auch freut?*

»Ist was mit dir?«, sagte Rebecca. »Du bist so still.«

Ich schüttelte den Kopf. Ich hatte es außer Victor noch niemandem gesagt, nicht mal meiner Schwester. Irgendetwas hielt mich davon ab.

»Nein, ich bin nur müde. Hab schlecht geschlafen«, entgegnete ich und wandte mich zum Gehen.

Victor wollte sich gleich mit mir im Park treffen, trotz des bitterkalten Winterwetters.

Zehn Minuten später war ich dort, außer uns war hier draußen kein Mensch unterwegs.

»Weißt du, Esther, ich habe gründlich nachgedacht …«, sagte er in einem Tonfall, als hinge das Wohl der Welt von seinem Urteil ab. Dabei entstand eine kleine weiße Kondenswolke vor seinem Mund, die sich aber sofort wieder verflüchtigte. »Also, es ist jetzt wirklich nicht so, dass ich keine Kinder will, ganz im Gegenteil …« Eine neue Wolke wurde ausgestoßen. »Aber ich habe da ganz bestimmte Vorstellungen, wie ein Kind von mir groß werden sollte …« Er machte eine Pause, die Wolken verflogen.

»Ja und?«, wunderte ich mich.

»Na ja, diese Bedingungen sind mit dir einfach nicht gegeben. Mit deinem Umfeld wächst ein Kind ja nur ›unter ferner liefen‹ auf.«

Ich sah ihn ungläubig an. Mit mir und meinem »Umfeld«? Meinte er damit etwa meine Kinder?

»Jedenfalls habe ich mich gegen das Kind entschieden«, schloss er seine Rede und sah mich erwartungsvoll an.

Die Geräusche um mich herum hörten sich plötzlich an wie durch Watte, da war das entfernte Krächzen einer Krähe, das Rauschen des Verkehrs. Oder war es das Rauschen des Blutes in meinen Ohren? Dann erschien ein einziger klarer Gedanke, wie ein Rettungsfloß: Das Kind bleibt!

»Ein Abbruch kommt nicht infrage«, erklärte ich.

»Was?«, bellte Victor. »Du hast doch gesagt, ich könne das entscheiden!«

»Falsch!«, sagte ich leise. »Ich habe gesagt, wenn du es auch willst, ziehen wir es zusammen groß. Wenn nicht, dann nicht. Das ist ein Unterschied!«

Victor wurde ganz bleich im Gesicht. Dann begann er, ohne Punkt und Komma auf mich einzureden. Worte wie »Erpressung« und »absichtlich« fielen. Irgendwann hörte ich auf, ihm zuzuhören. Mir standen Tränen in den Augen. Dann sagte ich, so ruhig ich konnte: »Entschuldige, Victor, aber hier geht es nicht darum, ob man sich einen Leberfleck wegmachen lässt. Es geht hier um ein Kind. Und zwar nicht um irgendeines, sondern um deins!« Damit ließ ich ihn stehen und lief davon.

Als ich im Auto saß, fühlte ich mich wie betäubt. Alles war unwirklich, das Radioprogramm, die Weihnachtsbeleuchtung an den Straßen und die Erinnerung an das »Gespräch« mit Victor gerade. War das tatsächlich passiert? Wie ferngesteuert fuhr ich zur Waldorfgemeinde, wo wir heute wieder Probe hatten. Wie jedes Jahr sollte es ein aufwendig inszeniertes Krippenspiel geben. Eigentlich bin ich nicht besonders aktiv bei den Anthroposophen, aber ich habe alle drei Kinder in den Waldorfkindergarten geschickt, Mathilda war noch immer dort, Tristan ging mittlerweile in den Waldorfhort für größere Kinder. Als mich die Gruppenleiterin Frauke im Sommer fragte, ob ich Lust hätte, wieder beim Krippenspiel mitzumachen, hatte ich spontan zugesagt. Wie schon zwei Jahre zuvor spielte ich die Maria. Plötzlich erschien mir das wie ein schlechter Scherz.

Ich fragte mich, ob Marias »Heiliger Geist« wohl auch einer von dieser Sorte gewesen war. Ein Mann, der gern den Spaß hatte, aber nicht die Verantwortung wollte. Nur: Wenn Victor der Heilige Geist war, wer war dann mein Joseph? Der Retter, der mich trotzdem will, mit Kind? Im Stück hatte ich einige Gesangsparts, unter anderem musste ich singen: »Oh Joseph mein, hilf mir, wiegen das Kindelein.« Ja, Joseph, dann mach mal!

Meine Schwangerschaft war noch im Frühstadium und man sah natürlich nicht wirklich etwas. Aber als mir Frauke nun das Marien-Untergewand um den Leib legte und es mit Nadeln feststeckte, blieb ihr Blick an meinem Bauch hängen. Wahrscheinlich dachte sie, ich hätte in letzter Zeit bei den Weihnachtsplätzchen zugeschlagen. Ich meinte nur: »Tja, Frauke, dünner wird der nicht mehr.« Sie sah mich verwundert an: »Wie meinst du das?« Ich erwiderte: »Na, wie ich es gesagt habe: Das wird eher noch mehr bis zur Aufführung.« Ich formte mit meiner Hand einen Babybauch. »Ich glaub es nicht«, rief Frauke und lächelte breit. »Wir haben eine echte schwangere Maria! Wie toll!«

Während ich mich weiter anzog, widmete sich Frauke den anderen Mitspielern. Plötzlich horchte ich auf. Sie erzählte, dass ihre Tochter gerade in Windhoek in Namibia, wo die Antroposophen eine sehr große Gemeinde haben, ein Praktikum machte.

»Namibia?«, mischte ich mich ein. »Sag mal, Frauke, kannst du dir vorstellen, dass die in Namibia auch Platz für eine schwangere Hebamme und ihre drei Kinder haben?«

Der Gedanke war mir spontan gekommen. Es klang wie ein Scherz, aber die Frage war ernst gemeint.

Frauke lachte, wollte zum Glück keine Details wissen und sagte dann: »Na ja, soviel ich weiß, suchen die dort zumindest gerade für die Waldorfschule eine neue Hausmutter. Frag doch einfach mal an, ich geb dir die Telefonnummer.«

Auf einmal ein Lichtblick! Sicher, ich hatte gerade erst die Hebammenpraxis mit Eva und Rebecca eröffnet. Aber, so redete ich mir ein, Ersatz für mich zu finden sollte ein Leichtes sein, es hatten schon mehrere Kolleginnen angefragt.

Im Rückblick kommt es mir unglaublich vor, dass ich damals bereit war, alles hinzuwerfen und meine Schwester und liebe Kollegin so kurz nach der Eröffnung einfach so hängen zu lassen. Aber ich stand völlig neben mir. Der Gedanke, mit meinen Kindern hinunter ins sonnenverwöhnte Afrika zu gehen und dem kalten Deutschland – und den ebenso kalten Kerlen – den Rücken zu kehren, erschien mir wie eine Erlösung. Vielleicht glaubte ich sogar an ein Zeichen. *Ja*, dachte ich, *Afrika, das ist es!*

So einfach ging es dann natürlich doch nicht. Ich hatte die Nummer aus Windhoek mehrfach in der Hand, aber legte den Zettel dann immer wieder zur Seite. Weil etwas dazwischenkam, weil ich zu müde war oder weil ich plötzlich mit schlechtem Gewissen darüber nachdachte, wie Rebecca und Eva reagieren würden. Und konnte ich die Kinder einfach so aus egoistischen Motiven aus ihrem gewohnten Umfeld reißen? Wäre Afrika eine wertvolle Erfahrung für sie? Oder ein Trauma? Als dann Victor anfing, sich betont um mich zu bemühen, wuchsen die Zweifel noch mehr. An einem kinderfreien Wochenende lud er mich zu sich ein. Er hatte ein richtig ambitioniertes Menü auf die Beine gestellt, gefülltes Zitronenhühnchen nach dem Rezept eines berühmten Fünfsternekochs. Nach all dem Stress genoss ich die Aufmerksamkeit. Ich wollte doch so gern, dass es funktionierte! Victor vermied es zwar, meinen Bauch anzugucken, nicht nur das, er verhielt sich so, als sei ich gar nicht schwanger, und wand sich so elegant um das Thema herum wie ein Eistänzer. Auch ich verdrängte die Fakten: Mir gelang es, mich für ein paar Stunden der Illusion hinzugeben, wir seien ein glückliches Paar. Aber wenn ich ehrlich zu mir selbst war, dann war mir völlig klar, dass er seine Meinung nicht geändert hatte. Im Falle einer Fortführung der Schwangerschaft hatte Victor mir nicht nur die Beziehung, sondern gleich die Freundschaft aufgekündigt. Und diese Veranstaltung hier sollte mich umstimmen und zu einer Abtreibung bewegen. Ein

Kind – oder besser gesagt: ein Kind, dessen Mutter *ich* war – passte nicht in Victors Plan. Und ich dumme Kuh war an diesem Theater auch noch selbst schuld: Ich hatte in einem schwachen Moment aus lauter Verzweiflung signalisiert, dass ich es mir mit einer Abtreibung überlegen wollte. Sogar bei Pro Familia war ich zu einer Beratung gewesen. Auf diese Möglichkeit schien Victor seitdem zu bauen. Er zeigte mir durch die Blume, dass wir weitermachen konnten wie bisher – sofern ich mich auf einen Abbruch einließ.

Am vierten Advent hatten wir unsere erste Aufführung mit dem Krippenspiel, an Heiligabend unsere zweite – und letzte. Frauke hatte mein Gewand extra etwas lockerer gesteckt und während ich mitten in der Geschäftigkeit hinter der Bühne damit zu tun hatte, die roten und blauen Stoffmengen des Mariengewandes um mich herum richtig zu drapieren, hörte ich auf einmal ein Schluchzen. Ich schaute hoch und entdeckte, dass Gesa, eine der Mitspielerinnen – sie war eine Hirtin –, in der Ecke auf einem Stuhl saß und weinte. Ich ging zu ihr, kniete mich vor sie hin und fragte, was los sei. Gesa stammelte unter Tränen, ihre Mutter liege im Sterben und sie könne nicht einmal dort sein. Ich legte ihr die Hand auf den Arm und sagte: »Darf ich mitheulen? Ich kriege ein Kind von einem Mann, der mich nicht will.« Und dann nahmen wir uns in den Arm und ließen die Tränen einfach rollen. Als die Aufführung schließlich begann und wir alle zur Klavierbegleitung singend in den kerzenbeschienenen und nach Tannengrün duftenden Saal einzogen, fühlte ich mich mehr denn je als »Maria«: schwanger, verstoßen, aber stolz.

Der Abend war ein voller Erfolg, 100 Gäste hatten sich auf den Holzbänken im kleinen Saal gedrängt und unsere

Leistung mit Standing Ovations honoriert. Ich war erleichtert, dass alles geklappt hatte – und ich weder meinen Text vergessen, noch beim Singen die Töne verfehlt hatte, denn die beste Sängerin bin ich ehrlich gesagt nicht gerade. Aber auch sonst hatte ich das Gefühl, dass sich etwas in mir verändert hatte.

Am Tag nach Heiligabend waren die Kinder bei ihren Vätern, und ich stand abends mit einem kleinen Geschenk für Victor vor seiner Tür. Auch diesmal hatte er gekocht und verhielt sich ganz reizend. Als wir aufgegessen hatten, fasste ich dann endlich den Mut, ihm das zu sagen, was für mich insgeheim die ganze Zeit über festgestanden hatte.

»Ich muss dir etwas sagen«, begann ich. »Mir ist klar geworden, dass ich mir selbst etwas vorgemacht habe, weil ich dich nicht verlieren wollte. Aber ich werde dieses Kind nicht abtreiben!«

Victor schaute mich mit verkniffener Miene an, aber hielt die Klappe. Offenbar kam rüber, dass ich es ernst meinte.

»Ich akzeptiere natürlich deine Entscheidung«, erklärte ich. Dabei merkte ich, wie mir Tränen über die Wangen liefen, aber innerlich war ich ganz klar. »Du willst das Kind nicht, also ziehe ich das alleine durch. Mir ist jedenfalls bewusst geworden, dass man keine Partnerschaft auf einem abgetriebenen Kind aufbauen kann. Du und ich – wenn unsere Beziehung nur ohne dieses Kind funktioniert, funktioniert es eben gar nicht mit uns.«

Victor war immer noch still.

»Die letzten Wochen waren die Hölle«, sagte ich. »Ich hab wirklich gedacht, ich verliere den Verstand. Einmal war es schon so weit, da habe ich bei der Krippenspiel-Probe ernsthaft den Gedanken gehabt, dass es am besten sei, die Engel holten mich einfach zu sich. Aber das ist jetzt alles vorbei, ich bin mir sicher, ich schaffe das auch ohne dich.«

Mit diesen Worten stand ich auf und ging zur Tür. So sprachlos hatte ich Victor noch nie erlebt. Er saß wie gelähmt am Tisch, als ich die Wohnung verließ.

Als ich nach Hause kam, rollte ich mich auf dem Sofa zusammen, legte die Hand auf den Bauch und merkte sofort: Es ging mir besser! Die Last war weg. Ich würde das schaffen! Wir, die Kinder und ich, würden das schaffen!

Mit meiner neu gewonnenen Energie rief ich nach den Weihnachtsfeiertagen dann doch noch in Namibia an. Fragen konnte man ja mal, oder etwa nicht? Dort bestätigte man mir, dass die Stelle der Hausmutter noch zu besetzen sei.

»Aber was sagten Sie gerade, was sind Sie von Beruf? Das hatte ich nicht ganz verstanden, in der Leitung hat es gerade etwas geknistert?«, fragte die Dame am Telefon.

»Hebamme«, wiederholte ich.

»Dann hatte ich es doch richtig verstanden«, meinte meine Gesprächspartnerin. »Ja, also, unsere Hebamme hier vor Ort sucht nämlich händeringend eine Unterstützung. Vielleicht wollen Sie die mal anrufen?«

Konnte das wahr sein? Das musste ein Zeichen sein! Ich notierte mir die Nummer und rief sofort an, bekam aber wiederholt keine Verbindung. Ich nahm mir vor, es zu einem späteren Zeitpunkt noch einmal zu versuchen, denn ich musste los: Rebecca hatte mich zu einer Show in der städtischen Festhalle eingeladen, einem Musikzirkus namens – die Zufälle respektive Zeichen häuften sich – »Afrika! Afrika!« mit Tänzen, Trommeln und Gesang vom Schwarzen Kontinent. Als wir danach durch die Innenstadt schlenderten, war ich noch ganz beseelt, so beeindruckend war die Show gewesen. *Afrika*, dachte ich, *ich komme!*

Doch in dem Moment, als ich zu Hause meinen Mantel ablegte, fiel mein wegen der Aufführung stumm geschaltetes Handy aus der Tasche. Ein SMS-Symbol blinkte im Display. Und diesmal stammte die Nachricht nicht etwa von einer wehenden Frau. Sie war von Victor: BITTE LASS UNS SILVESTER UND NEUJAHR MITEINANDER VERBRINGEN!

Als die Raketen in der Silvesternacht in die Luft gingen und ein neues Jahr ankündigten – und dabei wie immer auch meinen Geburtstag einläuteten, überreichte Victor mir mein Geburtstagsgeschenk: Es war in ein Papier eingeschlagen, auf dem sich etliche Engel tummelten, und darauf stand: *Jetzt kommen die Engel nicht, dich zu holen, jetzt bringen sie uns einen!*

Ich brauche wahrscheinlich nicht zu erwähnen, dass eine Pipeline nötig gewesen wäre, um all meine Tränen aus Victors Wohnzimmer abzutransportieren. In Namibia habe ich jedenfalls nicht noch einmal angerufen.

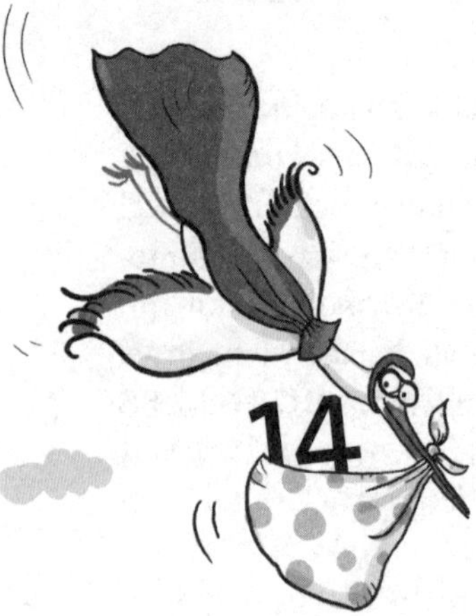

# 14 WANN IST EIN MANN EIN MANN?

Männer und Schwangerschaft, das ist ein Thema für sich. Meine Erfahrung mit Victor ist keine Ausnahme. Immer wieder erlebe ich in meinem Job, dass es den Herren der Schöpfung schwerfällt zu begreifen, was da eigentlich mit ihrer Partnerin passiert. Kommen einer Frau in diesem Moment die Hormone zu Hilfe, bleibt der Mann im wahrsten Sinne außen vor. Zumindest in den ersten drei, vier Monaten bevor der Bauch endlich beginnt, sich zu runden – davor ist eine Schwangerschaft für einen Mann meist reine Theorie. Kein Wunder: Er hört nichts, riecht nichts, fühlt nichts, sieht nichts – außer eventuell einem zartblauen oder rosa Streifen auf dem Stäbchen des Schwangerschaftstests, den ihm seine Frau oder Freundin vor die Nase hält. Und das fällt dann für manche Herren in eine ähnliche Kategorie wie eine Ölwechsel-Warnanzeige am Auto: Da muss man in die Werkstatt, damit die Leuchte nicht mehr blinkt.

Ich habe mittlerweile begriffen, dass es nicht etwa hartherzig ist, wenn Männer ein werdendes Kind zunächst ablehnen. Für uns Frauen ist es von Anfang an vorhanden, es ist in uns, und sich gegen das Kind zu entscheiden, bedeutet einen Akt der Gewalt. Männer können das anfangs oft nicht nachvollziehen, dafür ist die Sache zu abstrakt.

In Evas und meinen Geburtsvorbereitungskursen geht es natürlich immer auch irgendwann um die Rolle des Mannes in dieser Ausnahmezeit – speziell an unserem »Herrenabend«, wenn die werdenden Väter ihre Frauen begleiten dürfen. Wie fremd die Gedanken an Schwangerschaft und Geburt für einige Vertreter des männlichen Geschlechts sind, tritt zuweilen auf recht überraschende Weise zutage.

Um anschaulich zu machen, wie eine Geburt abläuft, haben Eva und ich in der Praxis ein anatomisches Plastikmodell, das wir uns aus verschiedenen Teilen selbst zusammengestellt haben. So hatte ich irgendwo ein Beckenskelett aufgetrieben, Eva hatte eine gestickte Gebärmutter organisiert. Dazu gibt es eine Babystoffpuppe mit Köpfchen aus Softkunststoff, an der man per Druckknopf eine Stoffnabelschnur anbringen kann. Die Nabelschnur hat am Ende eine Plazenta, die wiederum in eine Fruchtblase aus transparenter Gaze geknöpft wird. An diesem Modell kann man super eine Entbindung demonstrieren, so zeigen wir zum Beispiel, wie das Kind im Bauch liegt und wie wir es abnabeln.

»Ähm, bleibt das ... das da ... dann ... *so?*«, wurde ich an dieser Stelle der Demonstration von einem recht jungen Typ mit einer sorgfältig gegelten Haartolle unterbrochen, der zum ersten Mal Vater wurde.

»Nein, der Nabel des Babys verheilt natürlich mit der Zeit, das kontrollieren wir in der Nachsorge«, erklärte ich und deutete auf den Bauch der Babypuppe, die ich in der Hand hielt.

Die Haartolle schüttelte energisch den Kopf.

»Nein, nein, ich meine: *das* da ...«

Er zeigte jetzt mit einem krummen Finger auf das anatomische Modell, aus dem die Nabelschnurattrappe unten heraushing wie eine schlaffe Wurst. Aus mehreren Ecken war ein unterdrücktes Prusten zu hören.

»Die Nabelschnur? Meinen Sie die?«, fragte ich.

Er nickte und ich hatte glücklicherweise kaum Zeit, sprachlos zu sein, denn ein anderer Kursteilnehmer, ein schon etwas älterer werdender Papa mit lustigem Schnurrbart, rief in den Raum: »Ja, sicher, das bleibt so, darum tragen Frauen, die schon ein Kind gekriegt haben, auch keine Miniröcke mehr!«

Eine vielkehlige Lachsalve brandete durch den Raum und der Jungspund lief peinlich berührt rot an. Es dauerte eine Weile, bis es so weit ruhig war, dass ich demonstrieren konnte, dass die Nabelschnur mit der Plazenta verbunden ist und mit der Nachgeburt ausgeschieden wird.

Die Haartolle war allerdings nicht der einzige Einwohner im Tal der Ahnungslosen. Lange bevor ich anfing, Geburtsvorbereitungskurse zu geben, machte ich die Bekanntschaft eines ziemlich jungen und blassen Papas in spe, der aussah, als sei er gerade mit dem Abi durch und hätte vor lauter Lernen in den vergangenen Jahren die Sonne nicht mehr gesehen. Während der Entbindung hielt er die ganze Zeit die Hand seiner ebenso jungen Liebsten. Oder hielt sie seine? Irgendwie wirkte es die ganze Zeit, als würde *er* sich an dem Mädchen festklammern, um nicht vom Stuhl zu kippen. Blass und ergeben saß er neben dem Kreißbett, manchmal schloss er die Augen, als würde er stumm beten.

Er sagte die ganze Zeit nichts, auch nicht zu seiner Freundin. Erst nach der Geburt fasste er sich ein Herz, kam auf mich zu und sagte leise: »Entschuldigung, ich wollte eben nicht fragen, aber war das normal, dass es geblutet hat bei Caro?«

Wohlgemerkt, er sagte nicht: War das normal, dass das so *viel* geblutet hat? Das Jüngelchen war schlichtweg überrascht über die Tatsache, dass bei einer Geburt überhaupt Blut im Spiel war. Kurz fragte ich mich, ob er sich darüber im Klaren war, wie das Kind in seine Freundin hineingekommen war und was er eigentlich damit zu tun hatte …

Ich antwortete jedenfalls fröhlich: »Keine Sorge, das war eine Supergeburt, hat alles prima geklappt, ist nicht mal was kaputtgegangen bei deiner Freundin! Kein Dammriss, nichts!«

Da wurde er noch bleicher, als er sowieso schon war, und stammelte: »Wie? Da kann was kaputtgehen?«

Vielleicht wäre es für manch zart besaitete männliche Seele einfach besser, dem Kreißsaal bei der Entbindung fernzubleiben, aber das traut sich natürlich heute keiner mehr. Es gehört mittlerweile in unserem Kulturkreis zum guten Ton, dass die angehenden Väter rund ums Kinderkriegen alles mitmachen müssen. Einige Männer suchen sich angesichts ihrer aufsteigenden Hilflosigkeit eine »Aufgabe«, mit der sie sich während der Entbindung irgendwie ablenken können.

Knut, der Mann einer Frankfurter Schauspielerin – eigentlich Bauunternehmer – wollte wohl mal Kameramann werden, als er klein war, und sah während der Geburt seines Kindes endlich seine Chance auf die Reportage aus dem Krisengebiet gekommen. Ohne jemanden um Erlaubnis zu fragen, holte er plötzlich im Entbindungszimmer den Camcorder raus und hielt im experimentellen Stil drauf. Auf medizinisches Gerät, den Gebärhocker in der Ecke, die Lampen an der Decke, auf bereit liegende Stillkissen, den Bauch seiner Frau (immerhin diskret von oben gefilmt) und später natürlich auf das frisch entbundene Baby. Dabei gerieten hin und wieder auch die Ärztin und ich ins Bild, das war nicht zu vermeiden. Das Gefilme ging allen Anwesenden schwer auf den Wecker, vielleicht exklusive der Gattin – die war Kameras ja gewohnt.

War ich in dieser Situation lediglich leicht genervt, packte mich angesichts des Verhaltens eines anderen werdenden Vaters die blanke Wut. Seine Frau bekam das erste Kind, und sie machte das grandios. Wir atmeten über Stunden gemeinsam gegen den Schmerz und sie hielt sich tapfer, obwohl ich ständig das Gefühl hatte, es zerreißt sie. Aber sie wiegte sich weiter hin und her und schrie immer wieder den Schmerz hinaus.

Und was machte ihr Gatte?

Der rückte sich seitlich einen Stuhl zurecht, schlug die Beine übereinander und klappte ein Buch auf, als säße er in der S-Bahn in die Innenstadt. Wäre ein Fernseher da gewesen, hätte er sich bestimmt das Sportprogramm angemacht. Ich war kurz davor, ihn rauszuschmeißen. Leider ist man da als Hebamme nicht in der besten Position, also schluckte ich meinen Ärger runter und hielt den Mund.

Schließlich kam die Oberärztin, da das Köpfchen nicht durchschnitt – das heißt, es steckte im Beckenboden fest. Wir mussten eine Saugglocke holen, um das Baby damit herauszuziehen. In diesem Moment erhob sich der bisher völlig uninteressierte Kerl aus seinem Stuhl. Aber nicht etwa, um seiner Frau beizustehen, sondern weil es jetzt etwas zu sehen gab: Bei einer Saugglockenentbindung wird die Frau ins Querbett gelagert, also mit den Beinen in Beinhaltern fixiert, breitbeinig. Nun stellte sich dieser Kerl hinter die Ärztin und nicht zu seiner Partnerin ans Kopfende. Statt die Hand seiner Frau zu halten, schaute er ihr direkt zwischen die Beine, beobachtete jeden Handgriff der Ärztin und von mir, verfolgte den Dammschnitt, die Entwicklung – also das Herausziehen – des Kindes und schaute dann beim Nähen noch jedem einzelnen Stich hinterher.

Gegen diese geballte Unsensibilität nehmen sich andere männliche Fauxpas rund um den Kreißsaal geradezu niedlich aus.

Viele Frauen wünschen sich auch vor der Entbindung einen Einlauf, damit sie beim Pressen nicht – Verzeihung! – ins Bett kacken. Verständlich. Nun habe ich es nicht nur einmal erlebt, dass der Mann willenlos hinterherdackelt, sobald ich mich mit seiner Liebsten und dem runden blauen Einlaufklistier aus Kunststoff in Richtung Bad aufmache. Ich muss die Übereifrigen dann immer bremsen: »Keine Sorge, Rüdiger, du kannst ruhig hierbleiben. Ich lasse deine Frau auch allein, während sie auf dem Pott hockt.« Erst in diesem Moment wird den Jungs bewusst, was sie da gerade im Begriff waren zu tun. Wenn es um Schwangerschaft und Geburt geht, sind viele Männer wie paralysiert. Sie fahren ihre Schamgrenzen aus reiner Hilflosigkeit völlig herunter, weil sie bei all der bloßgelegten Nacktheit und Intimität nicht mehr differenzieren können, was man(n) tut und was besser nicht.

Da waren zum Beispiel Martina und ihr Mann Philipp, ein sehr sympathisches Paar Mitte dreißig. Martina saß schon eine Weile in der Gebärwanne und hatte bereits Presswehen, das Kind würde nicht mehr lange auf sich warten lassen. Sie war privat versichert, also eine von Arnies Oberarzt-Patientinnen – auch er hatte sich schon eingefunden und wartete geduldig auf einer Seite der

Wanne. Ihm gegenüber harrte ich der Dinge, die da kommen würden. Da kam bis jetzt zwar noch kein Baby, aber es hatte bereits das ein oder andere Nebenprodukt der Verdauung das Licht der Welt erblickt (genau das passiert, wenn man keinen Einlauf haben möchte).

Wie so oft bei Geburten war es mitten in der Nacht und die Deckenbeleuchtung im Kreißsaal ziemlich grell. Um es etwas heimeliger zu haben, hatten wir stattdessen eine Lampe über dem Waschbecken angemacht. Weil das allein dann doch eine Spur zu schummrig war, hatte Arnie noch zusätzlich die Neonbeleuchtung über der Toilette an der Kopfseite des Raumes angeknipst. Dieses Klo ist per Vorhang abteilbar und für die Schwangere reserviert, damit sie im Fall der Fälle nicht halb nackt über die Gänge laufen muss. Die Lichtsituation war also nicht optimal, aber ein guter Kompromiss. Doch plötzlich hatte Philipp, der baldige Vater, noch einen besseren Einfall: Er stand auf und zog den Vorhang vor der Toilette zu. Sofort war das Licht deutlich sanfter, aber eben nicht so, dass man nichts mehr sah.

*Superidee,* schaffte ich gerade noch zu denken.

In diesem Moment trat Martinas Mann allerdings bereits *hinter* den Vorhang und der Toilettendeckel klappte geräuschvoll hoch. Ich sah Arnie an, Arnie sah mich an. Ich bin sicher, dass wir beide das Gleiche dachten: *What the heck?* Nur Martina bekam nichts mit, sie war zu beschäftigt mit ihren Schmerzen. Es dauerte ein paar Sekunden, dann begann es hinter dem Vorhang zu plätschern. Vermutlich nahm Papa in spe an, dass hier in puncto Ausscheidungen eine eher lockere Atmosphäre herrschte und hatte sich darum dazu entschlossen, sein kleines Geschäft nicht auf der Besuchertoilette im Flur zu erledigen, sondern eben direkt hier, im Kreißsaal. Vielleicht hatte er sich aber auch einfach nicht getraut, den Raum zu verlassen, weil er davon ausging, dass seine Anwesenheit Pflicht war.

Das sehe ich allerdings anders.

Wenn Paare Wert darauf legen, im Leben nach der Geburt des Kindes nicht nur Lust auf Sex, sondern auch noch Lust auf Sex *miteinander* zu haben, sollten sich *beide* zugestehen, auch mal »Nein« zu sagen, wenn sie sich vor ihm schämt oder ihm das ganze Blut und Geschrei einfach zu viel ist. Von einem Trauma haben jedenfalls beide nichts. Das einzige Muss, das ich den werdenden Vätern in meinen Kursen darum mit auf den Weg gebe, ist: Ihr bringt mir eure wehende Frau persönlich in den Kreißsaal.

Alles andere muss man dann sehen.

Natürlich gibt es auch Männer, denen genügt es nicht, »nur« bei der Geburt dabei zu sein. Von der allerersten Untersuchung bis zum Abstillen möchten diese besonders emanzipierten Exemplare nichts versäumen. Auf die Idee, mehr als zwei Monate Elternzeit zu nehmen, kommen die meisten dann später zwar trotzdem nicht – wenn überhaupt –, aber zunächst sind sie schwangerer als ihre Frau und gehen in »ihren« Geburtserlebnissen richtig auf. Diese Männer kleben mir während der Nachsorge am Rockzipfel und verlassen auch nicht den Raum, wenn ich ihre Frau nach ihrer Verdauung frage. Sie hören ganz genau zu, wenn es um die Behandlung von Hämorrhoiden geht und wenn ich *sie* nach der Farbe des Wochenflusses frage, kommt von *ihm* wie aus der Pistole geschossen: »Na ja, so rosabraun, würde ich sagen oder was meinst du, Schatz?«

Ich muss in solchen Momenten immer schlucken. Vielleicht bin ich einfach anders gepolt, aber ich kann es mir beim besten Willen nicht vorstellen, dass es einer erotischen Beziehung zuträglich ist, wenn der Mann seine Nase in jede Damenbinde seiner Frau steckt.

In anderen Kulturen käme kaum ein Kerl auf diese Idee. Ganz im Gegenteil. Bei Familien, die aus fernen Ländern stammen, treffe ich auf das andere Extrem: Die Lebenswelten der Frauen und Männer sind dort noch so strikt voneinander getrennt wie Ost- und Westberlin zu Zeiten der Mauer – genauso strikt wird die Trennung auch überwacht. Das gilt natürlich nicht nur rund ums Thema Kinderkriegen, aber in diesem urweiblichen Bereich eben besonders. Leider geht diese Zweiteilung fast immer mit Defiziten in Sachen Gleichberechtigung einher. Andererseits gibt es oft noch eine verschworene Gemeinschaft und Nähe unter Frauen, die bei uns vermutlich unwiderruflich verloren gegangen ist.

Da fällt mir sofort Risha ein. Sie war eine der ersten Frauen, die ich nach der Ausbildung als Nachsorgehebamme betreut habe, kurz nachdem ich in die Frankfurter Hebammenliste aufgenommen worden war. Risha stammte aus Pakistan und es war nicht sie selbst, sondern ihr Mann, der mich anrief, ganz einfach, weil er besser Deutsch sprach als seine Frau. Der arme Kerl klang völlig überfordert, ein Hauch von Panik schwang in seiner Stimme mit. In etwa wie bei jemandem, der gerade dringend einen Klempner braucht, weil schon die Küche unter Wasser steht.

Ob ich denn vielleicht noch Zeit hätte, alle anderen Hebammen hätten wegen der Kurzfristigkeit schon abgesagt. Seine Frau habe gerade ihr erstes Kind bekommen und er sei mit ihr ganz alleine hier. Die Verwandtschaft, die Frauen, sie alle seien ja in der Heimat. Und »die Frauen«, das wurde schnell klar, waren seiner Ansicht nach die hier Zuständigen. Ich erklärte ihm, dass ich am nächsten Tag vorbeikommen könne, und meinte den Stein, der ihm vom Herzen fiel, durch die Telefonleitung zu hören.

Solange ihr Ehemann mit im Raum war, gab sich Risha

dann bei meinem ersten Besuch mir gegenüber sehr zurückhaltend. Sie stand nur da und lächelte. Das hielt genau bis zu dem Moment an, in dem ihr Gatte das Zimmer verlassen hatte (ich brauche vermutlich nicht zu erwähnen, dass dieser Mann niemals auf die Idee gekommen wäre, sich neben uns zu pflanzen). Sofort fing sie an wie ein Wasserfall zu plappern – auf Englisch. Zu diesem Zeitpunkt war mein Englisch nicht gerade im Bestzustand, meine Gymnasialzeit war zu lange vorbei und ich hatte kaum Gelegenheit, die Sprache zu sprechen. Ich verstand also nur knapp die Hälfte, aber das machte nichts. Wichtig war, das spürte ich, dass ich da war und dass ich zuhörte.

»Ich habe Schmerzen«, erklärte Risha bei meinem zweiten Besuch, während ich gerade nach der Dammnaht schaute. Ich kniff die Augen zusammen: Optisch konnte ich nichts feststellen.

»Kannst du das bitte etwas näher beschreiben?«, fragte ich vorsichtig. »Wo genau tut es dir weh? Und wann?«

Statt zu antworten, lächelte Risha. Dann nahm sie ganz selbstverständlich einen Finger meiner rechten Hand und führte ihn an die Stelle am Damm, die sie schmerzte. Ich kapierte: Wir sind Frauen, da gibt es doch keine Tabus!

Kurz nachdem ich Risha betreut hatte, lernte ich direkt eine Landsmännin von ihr kennen, Isma. Ihr Mann betrieb im Gallusviertel, einem der sozialen Brennpunkte Frankfurts, einen basarähnlichen Laden für Stoffe und allen möglichen bunten Krimskrams. Das Paar lebte in einer Wohnung direkt darüber, der typische Geruch von stark gefärbten Textilien zog über das Treppenhaus bis hoch in ihre vier Wände.

Dort thronte Isma immer wie eine wunderschöne Bollywoodprinzessin auf einem riesigen Bett, einer Farbexplosion aus unzähligen bunten Kissen, schweren Decken und Polstern. Ich konnte mich bei den Besuchen nicht an den herrlichen Farben sattsehen und jedes Mal versank ich tief in den moosweichen Kissen, während ich Isma untersuchte.

Für Isma war die Untersuchung allerdings Nebensache. Wie Risha war sie glücklich, mit mir quatschen zu können, und empfing mich jedes Mal wie eine alte Freundin. Es gab Tee und Gebäck und wie Risha redete sie sofort drauflos. Auch hier war meine Hauptaufgabe eindeutig der soziale Kontakt. Isma hatte Heimweh. Sie erzählte mir von ihrer großen Familie, der Mutter, den Tanten, den Cousinen und Nichten, die daheim ihr warmes Nest gebildet hatten. Schilderte die Feste, die nach Gewürzen duftenden Tafeln, die fruchtbar grüne Landschaft des Punjab. Dann leuchteten ihre dunkelbraunen Augen. Ich begriff, was für ein Verlust es für sie sein musste, hier einsam ohne ihre Freundinnen und weiblichen Verwandten in der Fremde zu sein. Einsam und abgeschnitten, in einem grauen Industriegebiet, verdammt dazu, im Haus zu bleiben. In diesem Teil Frankfurts ging man als Frau nämlich nicht mal so einfach spazieren. Hier gab es Überfälle und Bandenkriege, hier brannten nachts immer wieder Autos und ab und zu taten sie das auch tagsüber … Um meine alte Kiste machte ich mir allerdings keine Sorgen. Ich glaubte fest und vielleicht ein bisschen naiv daran, dass man Autos von Hebammen nicht ansteckte. Ich weiß nicht, ob es Glück war, aber ich behielt in diesem Fall recht.

Genauso lebhaft wie an die beiden Frauen aus Pakistan erinnere ich mich an Ayse Kaya und ihren Mann. Sie war Türkin und machte auf mich den Eindruck einer modernen Frau. Zumindest trug sie kein Kopftuch und ihre dunkelbraunen Locken flossen wie geschmolzene Zartbitterschokolade um das blasse Gesicht. Die Kopftuchlosigkeit konnte allerdings nicht darüber hinwegtäuschen, dass auch im Hause Kaya die Welt der Frauen und die der Männer kaum Berührungspunkte hatten.

Ayses Mann war deutlich älter als seine Frau und arbeitete im Schichtdienst. Darum war er tagsüber oft zu Hause. Da saß er dann im Wohnzimmer, das direkt neben dem Kinderzimmer lag – und rauchte. Zwar nicht unbedingt Kette, aber der Qualm zog sofort ins benachbarte Zimmer. Bei jedem Besuch schloss ich demonstrativ die Kinderzimmertür und erklärte Ayse, dass es nicht gut für ihre neugeborene Tochter sei, den Rauch einzuatmen. Ayse nickte jedes Mal freundlich, doch bei meinem nächsten Besuch erwartete mich wieder das gleiche Bild: Ein qualmender Ehemann im Wohnzimmer und eine offene Kinderzimmertür. Ich weiß nicht, ob Ayse ihm überhaupt weitergegeben hatte, was ich gesagt hatte. Eher hatte ich die Vermutung, dass sie es erst gar nicht versucht hatte. Es war wohl einfach so, dass sie als Frau hier nichts zu melden hatte. Oder das zumindest glaubte – was aufs Gleiche hinauslief.

Herr Kaya war mir gegenüber nie unfreundlich, aber man sah auf den ersten Blick, dass er eindeutig zu viel von dem hatte, was die Papis, die mir beim Einlauf hinterherschlurften, zu wenig hatten: Distanz. Sein Kind, ein Mädchen noch dazu, war für ihn ein fremdes Wesen von einem anderen Stern. Ein Wesen, mit dem er nichts zu tun hatte.

Und das war ein Problem.

Besser gesagt würde es über kurz oder lang eines werden – nämlich ein gesundheitliches für das Kind. Zigarettenrauch ist für niemanden gut, aber für die kleinen, sich entwickelnden Lungen eines Babys ist Passivrauchen reines Gift. Leider hatte ich große Zweifel, dass es etwas bringen würde, wenn ich dem Vater als deutsche Frau Vorschriften zu machen versuchte. Wahrscheinlich würde das nur an seiner Ehre kratzen. Nicht auszudenken, wenn er aus Trotz noch mehr rauchen würde! Nein, ich musste ihn auf eine andere Art dazu bringen, sich verantwortlich für sein Kind zu fühlen …

Die Gelegenheit bot sich eines Tages unerwartet. Ich war mit Ayse von der Küche, wo wir Tee getrunken hatten, auf dem Weg ins Schlafzimmer, um nach ihrer Dammnaht zu schauen. Wie immer saß ihr Mann im Wohnzimmer in seinem Sessel, er schaute gerade fern. Ayse ging vor mir her, ich folgte mit dem Baby auf dem Arm. Als ich in Höhe von Herrn Kaya war, hatte ich eine spontane Eingebung.

»So«, sagte ich und blieb stehen. »Die Kleine bleibt jetzt mal kurz beim Papa, ich muss die Hände frei haben.« Mit diesen Worten legte ich dem verdattert dreinblickenden Patriarchen seine Tochter auf die Brust. Die kleine Zemra schmiegte ihr Köpfchen sofort an ihn und grunzte zufrieden. Und offensichtlich war ich resolut genug gewesen: Herr Kaya traute sich nicht, mir die Kleine zurückzugeben. In dem Moment wurde mir bewusst, dass er das Baby wahrscheinlich noch nie richtig im Arm gehalten hatte.

Ich ließ mir ordentlich Zeit, die Fäden zu ziehen und Ayse zu versorgen. Als wir wieder ins Wohnzimmer kamen, war die Kleine auf Papas Brust friedlich eingeschlafen. Er hielt sie fest und liebevoll umfangen und lächelte mich beseelt an.

»Wie schön, sie schläft«, sagte ich. »Babys liegen sehr gerne so direkt auf der Brust, wissen Sie? Da fühlen sie sich sicher.«

Er nickte mir zu und sah richtig stolz dabei aus. Das Lob hatte gewirkt. Das war meine Chance.

»Bitte, Herr Kaya, versuchen Sie doch, nicht so viel in der Wohnung zu rauchen«, fing ich an. »Zemra verträgt den Rauch nicht. Sie kann davon ernsthaft krank werden.«

Er schaute mich mit großen Augen an, wie ein kleiner Junge, der von den Eltern ermahnt wird. Schließlich nickte er.

»Ist in Ordnung. Ich rauche nicht mehr in der Wohnung!«

Er klang, als meine er es ernst.

Als ich das nächste Mal kam, war die Luft in der Wohnung im Vergleich zu vorher rein wie an einem klaren Gebirgsmorgen. Natürlich saß der Rauch in Polstern und Möbeln, aber Herr Kaya hatte sein Versprechen wahr gemacht: Er ging zum Rauchen vor die Tür. Aber es war noch etwas anderes passiert: Ayses Mann hatte Vertrauen zu mir gefasst. Sein Verhalten, das ich als Machogehabe gedeutet hatte, beruhte offenbar zu einem guten Teil auf Unsicherheit. Darauf, dass er sich in der Frauenwelt fremd und wie ein Eindringling fühlte. Hatte er sich bisher immer im Hintergrund gehalten, begrüßte er mich die nächsten Male jedes Mal bereits im Flur, schüttelte mir mit breitem Lächeln die Hand und fragte mich, ob ich etwas zu trinken wollte. Ab sofort schaute er auch zu, wenn ich nach dem Nabel seiner Tochter schaute oder die Kleine wog.

Aber vor allem wollte er sie immer wieder im Arm halten.

So wunderschön diese Erfahrung war, manchmal steht man auch hilflos daneben und kann nichts tun – wie bei Simone. Simone war mit einem Tunesier verheiratet gewesen. Mit ihm hatte sie bereits einen Sohn von acht Jahren, der bei den Eltern des Vaters in Nordafrika aufwuchs. Der anfangs so charmante Mann hatte das Kind eines Tages abgeholt und einfach außer Landes gebracht.

Simone war ein schüchternes und liebes Geschöpf, einer dieser Menschen, die auf den Schutz und die Hilfe ihrer Umgebung angewiesen sind, weil sonst die Wogen des Lebens einfach über sie hinwegrollen. Sie war schlicht nicht in der Lage gewesen, sich gegen den Kindesraub zu wehren, und hatte sich irgendwann damit arrangiert. Auch die Behörden unternahmen nichts, um ihr in dieser Sache zu helfen. Immerhin hatte man sie schon ein paar Mal umgesiedelt, um sie vor ihrem Exmann zu schützen.

Der Kerl hatte nämlich nicht nur das Kind entführt: Er hatte ihr in einem Wutanfall sämtliche Frontzähne ausgeschlagen und sie trug seit ihrem vierundzwanzigsten Lebensjahr ein Teilgebiss wie eine alte Frau. Aber das war nicht mal das Schlimmste. Er hatte die Arme so misshandelt, dass sie mehrere Wirbelfrakturen erlitten hatte. Deswegen hatte sie ständig Rückenschmerzen und war stark in ihrer Beweglichkeit eingeschränkt. Und dieser Mistkerl bedrohte sie weiterhin, im Grunde war sie ständig auf der Flucht. Wenn ich darüber nachdachte, wie diese Frau, die keiner Fliege etwas zuleide tun konnte, unter diesem gemeinen Hund gelitten hatte, wurde ich wahnsinnig wütend.

Doch nun schien es in Simones Leben ein Licht am Ende des Tunnels zu geben. Sie war mit einem neuen, liebevollen Partner zusammen und die beiden erwarteten das erste gemeinsame Kind. Es war bereits ihre sechste Schwangerschaft: Nach der Geburt des Sohnes hatte ihr früherer Mann sie zwei Mal zu einem Abbruch gezwungen, außerdem hatte sie zwei Fehlgeburten gehabt. Auch diese neue Schwangerschaft ging nicht so richtig glatt, Simone musste viel liegen und bekam Wehenhemmer. Doch schließlich brachte sie eine gesunde Tochter auf die Welt. Sie und ihr neuer Mann kümmerten sich liebevoll um das Kind und stellten mir während der Nachsorge viele Fragen. Um das Wohlergehen des Babys machte ich mir keine Sorgen. Eher darum, was passieren würde, wenn Simones Ex wieder auftauchen sollte.

Ein Jahr später kündigte sich dann bereits Kind Nummer zwei an, diesmal hatte Simones Arzt ihr schon eröffnet, dass es ein Junge werden würde. Wie beim ersten Kind betreute ich sie in der Schwangerschaft und wie bei ihrer Tochter bekam sie wieder vorzeitige Wehen und musste lange im Krankenhaus bleiben. Aus dem Krankenhaus rief sie mich auch eines Tages an.

»Hallo, hier ist Simone. Ich wollte nur Bescheid sagen, dass du nicht mehr kommen musst, wenn ich wieder zu Hause bin.«

Ich stutzte.

»Nicht mehr kommen? Wie meinst du das?«

»Hier war … also die hier … haben gesagt, ich brauche keine Hebamme. Also dann, danke und mach's gut.«

»Moment mal, Simone, wer ist ›die‹?«

Doch sie hatte bereits aufgelegt. Das klang höchst dubios und so gar nicht nach ärztlichem Rat. Um was handelte es sich hier? Eine Intrige? War eine Kollegin auf dem Kriegspfad?

Ich sollte es nie erfahren. Nach diesem kurzen Wortwechsel habe ich nie wieder von Simone gehört.

Natürlich sind mir all die Männer, die ihren Frauen beim Einlauf hinterherdackeln oder die Nase in deren Unterhosen stecken, lieber als ein gewalttätiger Psychopath.

Aber die Erfahrung mit Ayse hat mir gezeigt, dass der goldene Mittelweg oft gar nicht so weit entfernt liegt. Wenn ich mir etwas wünschen dürfte, wären das Frauen, die sich während Schwangerschaft und Geburt auf ihre Weiblichkeit besinnen, ohne ihre Männer komplett auszuschließen. Und Männer, die Interesse zeigen, aber sich so viel Sensibilität bewahren, dass sie merken, wann es besser ist, sich rauszuhalten. Aber wie heißt es noch so schön: Das Leben ist kein Wunschkonzert. Die Hoffnung gebe ich trotzdem nicht auf.

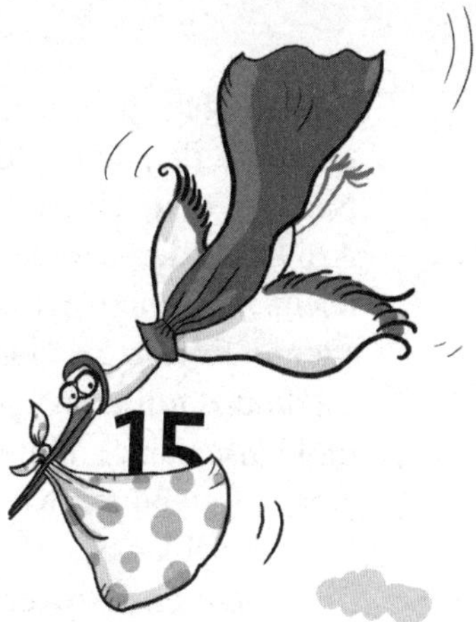


# DIE LIEBEN KOLLEGEN

Während draußen die Bäume Knospen bekamen, die Vögel zu zwitschern begannen und die Tage länger und wärmer wurden, wuchs mein Bauch. Bereits im Frühsommer trug ich eine stattliche Kugel vor mir her. Trotzdem erledigte ich meine Arbeit wie gewöhnlich. Die Geburt meines Babys war für den 14. Juli berechnet und die letzten von mir betreuten Beleggeburten standen im Juni an. Als Freiberuflerin war ich mein eigener Herr – oder besser gesagt meine eigene Herrin – und niemand konnte mich daran hindern, weiter zu arbeiten. Bei den fest angestellten Hebammen sieht das anders aus, die dürfen nicht mehr im Kreißsaal arbeiten, sobald sie eine Schwangerschaft melden, die Mutterschaftsrichtlinien verbieten das. Das war ja auch der Grund gewesen, dass ich damals in der Ausbildung meine Schwangerschaft mit Mathilda so lange, wie es ging, geheim halten musste. Wie lange das nun schon her war! Mathilda war im März schon sechs geworden.

Eine meiner letzten Belegfrauen vor der Babypause war Pia, eine drahtige Sportstudentin. Nachdem bei ihr regelmäßige Wehen eingesetzt hatten, hatten wir uns im Krankenhaus getroffen. Dort verschwanden wir im Entbindungszimmer: Pia, ich und Pias Freund, ein bleicher langer Nerdtyp ohne einen einzigen Muskel am Leib. Ich winkte Arnie zu, der gerade an der Theke auf seine wie immer leicht zerstreute Art in irgendwelchen Unterlagen herumsuchte. Er hob die Hand zu einem angedeuteten Gruß und folgte uns mit dem Blick, es musste lustig aussehen: Zwei im Gänsemarsch hintereinanderwatschelnde Hochschwangere und dahinter, wie ein Ausrufezeichen, ein streichholzdünner Schlacks.

Wir hatten also gerade das kleine schmale Zimmer bezogen, in dem ich vor einer halben Ewigkeit Tristan entbunden hatte, da klopfte es. Arnie trat ein. Ich sah ihn erstaunt an. Pia hatte zwar bereits erste Presswehen, aber bis das Baby sich zeigen würde, würde es bei ihr als Erstgebärender doch noch ein Weilchen dauern. Vorher war eigentlich kein Arzt vonnöten. Jedenfalls nicht zwingend. Arnie lächelte entschuldigend: »Ich dachte, ich komm schon mal, wenn keiner was dagegen hat – vielleicht wird meine Hilfe ja gebraucht!« Dabei richtete er den Blick auf meinen dicken Bauch.

Pia war es unangenehm zu liegen. Das Bett, das den größten Teil des Raumes einnahm, blieb unbenutzt. Stattdessen entschied sie sich für einen Gebärhocker und da kauerte sie nun mit angestrengtem Gesicht, im schmalen Gang zwischen Bett und Wand, ihr Freund stützte sie von hinten. Ich ließ mich kurzerhand auf den Boden vors Bett plumpsen, damit sie sich beim Pressen in meinen Bauch stützen konnte, der fast ebenso dick war wie ihrer. Nur Sekundenbruchteile später saß Arnie auf ihrer anderen Seite und ließ sich von ihrem linken Fuß traktieren.

Es dauerte über eine Stunde, bis das Baby kam. Die ganze Zeit saßen wir dort nebeneinander auf dem Linoleum und redeten Pia beim Pressen gut zu. Als ich mich später bedankte, sagte Arnie: »Hey, ich lass dich doch in deinem Zustand nicht alleine!«

Die anderen Ärzte zeigten nicht ganz so viel Empathie wie Arnie – die schwebten einfach in anderen Sphären – aber die Kolleginnen im Marien waren sehr hilfsbereit. Wenn es die Zeit erlaubte, fassten die Hebammen und auch die Schwestern von der Wöchnerinnenstation und aus dem »Kinderzimmer« mit an. Mit einem resoluten »Du, lass mich mal« nahmen sie mir das Putzzeug aus der Hand und schickten mich zum Ausruhen in den Pausenraum.

Doch keine Regel ohne Ausnahme …

Es kam der Tag der letzten Beleggeburt, ich war inzwischen noch kugelrunder, soweit das überhaupt möglich war, und entsprechend schwerfällig. Die Hitze machte mir zu schaffen. Festangestellte hätten sich in meiner Situation bereits seit Wochen die hochgelegten Füße kraulen lassen. Leider würde mir auch nach dieser letzten Belegentbindung das Füßekraulen nicht vergönnt sein: Ich saß seit einiger Zeit zu Hause zwischen gepackten Umzugskartons. Erschwerend kam hinzu, dass es dort nur selten jemanden gab, der mich kraulen konnte. Obwohl ich mich mit Victor wieder zusammengerauft hatte, lebten wir nicht zusammen und wir hatten auch jetzt nicht vor, in ein gemeinsames Domizil zu ziehen. Allerdings hatte ich eine tolle Altbauwohnung für mich und die Kinder bei ihm in der Nähe gefunden. Der Haken an der Sache war die stark befahrene Straße vor der Haustür. Außerdem gab es keinen Garten und keine Balkone. Aber mir kam es trotzdem vor wie ein unglaublicher Glückstreffer.

Glück hatte ich auch heute: Melanies Entbindung von der kleinen Leonie ging zügig vonstatten, nach nur zwei

Stunden war das Baby da. Ich freute mich schon auf einen entspannten Abend zu Hause. Auf der Wöchnerinnenstation war leider nicht rechtzeitig ein Zimmer frei, sodass ich Melanie nach den obligatorischen zwei Stunden zur Beobachtung nicht direkt vom Kreißsaal dorthin verlegen konnte. Das ist kein größeres Problem – in so einem Fall muss die frischgebackene Mutter einfach ein wenig länger im Kreißsaal ausharren. Ich kann trotzdem nach Hause, denn mein Job als Beleghebamme ist abgeschlossen – mal abgesehen vom Detail des Kreißsaalputzens, einer Aufgabe, die im Marienkrankenhaus leider den Hebammen zufällt. Normalerweise wird die junge Mutter dann statt von mir von der gerade diensthabenden Hebamme auf die Wöchnerinnenstation gebracht. Dieselbe Kollegin übernimmt auch den Putzdienst. So weit jedenfalls der übliche Ablauf.

Die Kollegin, der ich Melanie und ihr Baby nun zur weiteren Betreuung überlassen musste, hieß Thekla. Thekla war eine kleine Person mit knallrot ausgemalten Paloma-Picasso-Lippen, vom Typ her das komplette Gegenteil der eher alternativ angehauchten Kolleginnen, die ihre Frauen dazu verpflichteten, ihre Babys nach der Geburt nur mit waschbaren Wollwindeln zu wickeln.

Thekla war es gar nicht recht, dass sie Melanie übernehmen sollte. Sie sagte zwar nichts, doch ihre genervt heruntergezogenen Mundwinkel sprachen Bände. Ich war hundemüde, trotzdem reinigte ich Thekla zuliebe das Entbindungszimmer, so gut es eben mit Melanie und dem Baby darin ging – den Fußboden und das Beziehen des Betts würde allerdings Thekla übernehmen müssen. Als ich damit fertig war, verabschiedete ich mich von Melanie, ging mich umziehen, brachte die OP-Kleidung in den Wäschekorb und winkte den Kolleginnen im Kreißsaal zu.

Beflügelt von der Aussicht, etwas früher als erwartet freizuhaben, eilte ich – so schnell ich das in meinem Zustand eben noch konnte – den Gang entlang und war schon am Schwesternzimmer vorbei, als ich hörte, wie darin hektisch ein Stuhl über den Boden gekratzt wurde, gefolgt vom schnellen Trippeln von Schritten.

»Esther«, hörte ich. »Wie gut, dass ich dich erwische!«

Ich drehte mich um und sah Thekla auf dem Gang stehen.

»Das Zimmer ist gerade doch noch frei geworden. Ich habe schnell gelüftet und den Tisch schon frisch gemacht. Du kannst deine Frau also noch verlegen.«

Sie lächelte von einem Ohr zum anderen: »Ach, und schieb doch auf der Station bitte das schmutzige Bett auf den Gang und hol dir ein frisches, das hab ich noch nicht gemacht.«

Mit diesen Worten drehte sie sich auf dem Absatz um und verschwand im Schwesternzimmer.

Ich stand da wie paralysiert. Das hatte ich nun also von meiner eigenen Kollegialität: Hätte ich auf die Vorreinigung verzichtet, säße ich bereits im Wagen nach Hause.

Schließlich ging ich zurück in den Kreißsaal. Was blieb mir anderes übrig? Legte meine Tasche, Schuhe und Mantel wieder ab. Räumte die Betten auf der Wöchnerinnenstation um. Verlegte Melanie mit Leonie in ihr Zimmer dort. Während ich all das tat, überlegte ich, ob ich Thekla eine Ladung schimmlige Erdbeeren in die Handtasche schmuggeln sollte – sie hatte mal eine diesbezügliche Allergie erwähnt – oder lieber gleich eine Vogelspinne.

Als ich gerade dabei war, mit dem Putzzeug über den Gang zu gehen, lief mir Arnie über den Weg.

»Esther, was machst du denn noch hier? Wolltest du nicht schon längst zu Hause sein?«

Er sah mich fast ärgerlich an.

»Doch«, sagte ich und merkte, dass mir vor Wut Tränen in die Augen stiegen. »Ich war auch schon auf dem Weg. Aber Thekla hat sich große Mühe gegeben, das Zimmer doch noch freizubekommen und mich vom Gang zurückgepfiffen!«

Arnie stemmte die Arme in die Hüften.

»Dieses Miststück! Bewegt selbst ihren Arsch nur, wenn es unbedingt sein muss, und scheucht dich hier rum!«

Er nahm mir Eimer und Mopp aus der Hand und lief vor mir her ins Entbindungszimmer. Dort begann er ohne Umschweife, den Boden zu wischen.

»Danke, aber du musst nicht …«, begann ich.

»Nein, ich muss nicht, aber ich will«, unterbrach er mich. »Du kannst ja inzwischen das Bett machen.«

Ich nickte dankbar und begann damit, die schmutzige Wäsche abzuziehen. Arnie war wirklich ein Schatz. Und mir wurde in diesem Moment noch einmal bewusst, dass ich die richtige Entscheidung getroffen hatte, was meine eigene anstehende Geburt betraf.

Als ich vor einiger Zeit überlegt hatte, wie ich die Geburt organisieren wollte, war ziemlich schnell klar gewesen, dass ich das Kind wieder zu Hause bekommen würde. In der Klinik vor Kollegen, mit denen ich sonst täglich professionell zusammenarbeitete, herumschreien zu müssen, halb nackt zu sein – nein, das war mir einfach zu peinlich und zu intim. Zu Hause wollte ich aus dem gleichen Grund nach Möglichkeit niemanden aus der Klinik dabeihaben. Nur aus Vernunftserwägungen heraus hatte ich meine Kollegin Claudia gebeten, sich im Hintergrund bereitzuhalten.

Die wollte ich allerdings nur rufen, wenn es wirklich nicht zu vermeiden war. Doch vor Arnie, das war mir schon seit

Längerem klar geworden, hätte ich kein Problem, ein Baby zu bekommen. Arnie war mein bester Kumpel. Vor ihm war mir kaum etwas peinlich, wir lagen einfach auf einer Wellenlänge.

Also hatte ich ihn bereits im Frühjahr gefragt, ob er sich vorstellen könne, für den Fall der Fälle als Geburtshelfer einzuspringen.

»Na klar kannst du mich anrufen, Esther!«, hatte er mich auf meine Frage hin angestrahlt. »Aber du wirst mich nicht brauchen. Du doch nicht. Du machst das ganz locker, du bist so der Typ!«

Als ich in diesem Moment an seine Worte dachte, fühlte ich, wie mir ein warmes Gefühl von Stolz durch den Körper rieselte. Ja, klar, ich würde das schaffen! Ich war so der Typ!

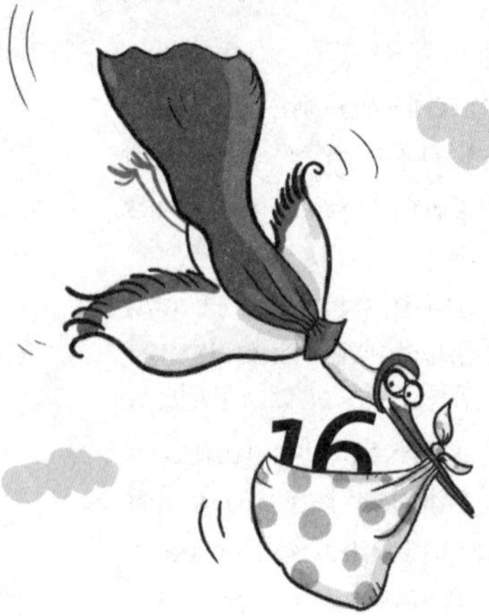

# 16 VON THEORIE UND PRAXIS

Meine letzte Juni-Frau hatte also entbunden und den Umzug hatten wir auch über die Bühne gebracht, ohne dass bei mir die Wehen einsetzten. So weit lief alles nach Plan. Die Schulferien hatten begonnen, und meine Kinder waren mit Robert in Urlaub gefahren.

Das Baby konnte kommen.

Der 14. Juli war der errechnete Termin, doch bereits vom sechsten Juli an war in Victors Schlafzimmer alles vorbereitet. Wasserfeste Unterlagen und Berge von Handtüchern lagen bereit und natürlich hatte ich meine gesamte Hebammenausrüstung mitgebracht: Nabelklemmen, Dopton, Schere und einen Absauger, falls das Baby schlecht Luft bekäme. Was man eben so braucht. Victor war richtig enthusiastisch und meinte nur: »Sag mir, was ich tun soll, ich mach alles!«

Ich rechnete jeden Moment damit, dass es losging. Wider jede Vernunft. Speziell wider jede Vernunft einer Hebamme. Ich hatte alle drei bisherigen Kinder zwischen zwei und fünf Tagen nach dem errechneten Termin bekommen. Es war vollkommen unlogisch, diesmal mit einer früheren Niederkunft zu rechnen. Ich tat es trotzdem.

Der sechste Juli verstrich ohne auch nur die kleinste Wehe. Ebenso der siebte. Der achte. Der neunte. Am Zwölften gab es auch immer noch keine Wehen, dafür klingelte beim Frühstück das Telefon. Claudia war dran, die Hebamme, die sich bei der Geburt im Hintergrund bereithalten wollte. Auch sie hatte wohl fest damit gerechnet, dass mein Kind früher kommen würde. Sie entschuldigte sich wortreich bei mir und erklärte, dass sie am nächsten Tag auf die Documenta nach Kassel fahren und für die darauffolgenden Tage noch in der Gegend bleiben würde, bei meiner Geburt also leider nicht da sein könne.

Oje, unsere Rückendeckung löste sich gerade in Luft auf, aber eigentlich glaubte ich sowieso nicht, dass ich sie brauchen würde, und außerdem hatte ich ja Arnie, der im Notfall kommen würde.

Ich versuchte also, mich nicht unnötig aufzuregen. Victor jedoch klatschte empört die Tageszeitung auf den Tisch, als ich ihm Claudias Nachricht durchgab. »Wie, die ist jetzt einfach weg? Spinnt die, das hätte sie uns doch von Anfang an sagen können, dass sie ab dem 13. weg ist. Was machen wir jetzt?«

Ich zuckte mit den Schultern. Reisende soll man nicht aufhalten. Das würde ich schon wuppen. Für den Fall der Fälle rief ich trotzdem Iris an, die mich damals bei meiner katastrophenreichen Hausgeburt von Mathilda entbunden hatte, und ich hatte Glück – Iris war nicht im Urlaub und erklärte sich bereit zu kommen, falls wir Hilfe brauchten.

Auch der 14. Juli verstrich, ohne dass etwas passierte. Mir ging es nicht gut damit – zum einen wollte ich mein Kleines endlich in den Armen halten, zum anderen hatte ich das erste Mal in meinem Leben wirklich Angst vor der Geburt. Beim ersten Kind hatte ich ja noch keine Ahnung, was auf mich zukam. Beim zweiten Kind hatte ich gehofft, dass es besser, schneller und schmerzloser geht. Beim dritten gab ich mich der Illusion hin, dass ich durch die Hebammenausbildung und mein Wissen zum richtigen Atmen und der richtigen Bewegung weniger Schmerzen haben würde. Und nun, beim vierten, war mir klar: Alle Tricks helfen nichts! Der Schmerz wird kommen und ich muss hindurch, durch diesen Tunnel. Schon zwei Mal hatte ich in den letzten Tagen Wehen bekommen, und war dabei jeweils in solche Panik ausgebrochen, dass die Wehen sich erschrocken wieder verkrümelt hatten.

Am Morgen des 19. Juli wachte ich aus einem unruhigen Traum auf, in dem ich irgendetwas Furchtbares erlitten hatte. Was es gewesen war, daran konnte ich mich nicht erinnern, nur an die Schmerzen. Waren die real gewesen? Die Antwort bekam ich zehn Minuten später. Der Schmerz war ein nie gekannter. Ich schoss aus der Horizontalen in den Kniestand und stützte mich auf allen vieren ab. So fühlten sich doch keine Wehen an! In einer Wehe wird der Bauch normalerweise ganz hart und es zieht in den Rücken.

Das hier war anders.

Ein blitzartiger Dolchstoß, direkt durch den Bauch und ohne Vorwarnung. Leider ging der Schmerz nicht in der gleichen Geschwindigkeit, wie er gekommen war, sondern blieb etwa eine Minute.

»Alles okay?«

Victor war aufgewacht und hatte sich im Bett aufgesetzt.

Ich schüttelte den Kopf.

»Weiß nicht, wenn das Wehen sind, dann fühlen sie sich auf jeden Fall anders an als alles, was ich bisher so kannte!«

Victor ging schnell duschen, ich legte mich wieder hin und machte die Augen zu. Vielleicht war es ja nur ein verklemmter Muskel. Als hätte ich es beschworen, meldete sich im gleichen Moment der »verklemmte Muskel« zu Wort. Ich schnellte auf die Knie und keuchte. Dieser spitze Schmerz überfiel mich so ohne Vorwarnung, dass mir die Luft wegblieb!

Victor kam aus der Dusche und legte die Stirn zweifelnd in Falten.

»Es geht los«, erklärte ich. »Es fühlt sich zwar anders an als sonst, aber was soll ich sonst haben als Wehen?«

Dann verschwand ich im Bad. Unter der Dusche wurden die Abstände zwischen den Dolchstößen kürzer. Ich überlegte, ob ich es wagen könnte, nach dem Muttermund zu schauen. Nein! Das würde mich nur frustrieren. Ich kannte mein Gewebe: zu straff. Dass ich von Plagen wie Cellulite und Schwangerschaftsstreifen verschont wurde, bezahlte ich damit, dass Geburten bei mir länger dauerten.

Kurze Zeit später lag ich auf dem Bett und Victor und ich hörten nach dem Baby: *Dedum, dedum, dedum.* Alles fein.

Die nächste Wehe kam, der Dolch hatte sich vervielfacht und stach von vier Seiten gleichzeitig zu. »Ahh«, schrie ich auf und hängte mich an Victor, der vor mir auf dem Bett kniete.

Es war gegen 10 Uhr und die Wehen überrollten mich im Dreiminutentakt. Jedes Mal, wenn sie kamen, sprang ich auf und hängte mich an Victor, dabei brüllte ich ihm, nur durch meine Atemzüge unterbrochen, unentwegt ins Ohr. Er wiederum versuchte, mich – so gut es ging – zu halten und redete beruhigend auf mich ein. Das machte er echt gut. Victor war voll bei der Sache und vertraute blind darauf, dass ich als Hebamme schon wusste, was ich tat. Was er nicht wusste: Die professionelle Hebamme in mir hatte sich klammheimlich aus dem Staub gemacht und nur die Gebärende zurückgelassen. So, wie die meisten Ärzte rauchen, obwohl sie es wirklich besser wissen müssten, war ich, die Hebamme, beim Kinderkriegen keine Heldin. Alles, was ich den Schwangeren immer so schön erkläre, schmiss ich über den Haufen.

Mal wieder.

Die Zeit verstrich, die Wehen kamen und gingen. Es kam mir vor wie eine Ewigkeit. In jeder Wehe sprang ich auf und klammerte mich an Victor. Dort schrie ich mir den Schmerz aus der Seele. Ich fühlte mich, als stünde ich auf einem Hochhaus und jemand würde mit einer übermenschlichen Hand aus dem Keller in meinen Unterleib greifen und versuchen, mich in die Tiefe zu ziehen. Ich versuchte, dieser Gewalt standzuhalten, was schier unmöglich war. Sowie die nächste Wehe vorbei war, krabbelte ich auf das Bett und ließ mich über die linke Seite darauf abrollen. Viktor holte von Zeit zu Zeit auf meine Anweisung hin den Dopton und wir hörten nach dem Baby: *Dedum, dedum, dedum.*

Kurz vor 12 Uhr war ich am Ende. Ich stand am Fußende des Bettes und entschloss mich, jetzt doch mal nach dem Muttermund zu gucken. Vorsichtig ertastete ich, wie weit ich war: Der Muttermund war sieben Zentimeter geöffnet, allerdings spürte ich noch eine sehr dicke und straffe Muttermundslippe vor dem Köpfchen.

Doch schon rollte die nächste Wehe an, ich krallte mich an Victor und wir fielen beide aufs Bett. Dort blieb ich rücklings liegen. *Das geht nicht mehr,* dachte ich trotzig, *das muss jetzt raus! Sieben Zentimeter hin oder her!* Meine ganzen guten Vorsätze waren dahin. Ich griff zwischen meine Beine. Die Fruchtblase füllte den Geburtskanal. Ich überlegte nicht – ich knackte sie mit einem Fingerschnickser. Das warme Fruchtwasser ergoss sich aufs Bett und brachte einen kurzen Moment der Wohltat. Das brachte mich in der nächsten Wehe weniger zum Schreien und mehr zum Schieben. Aus der vermaledeiten Rückenlage kam ich allerdings nicht mehr hoch.

»Kannst du den Kopf schon sehen?«, keuchte ich in Richtung Victor.

Mein Unterleib fühlte sich an, als hätte jemand einen Expander eingebaut. Ich war fest davon überzeugt, dass der Kopf schon zur Hälfte da war. Victor schaute nach. Dass wir vorher vereinbart hatten, dass er immer schön hinter mir blieb und mir auf keinen Fall zwischen die Beine schauen sollte, hatten wir vergessen.

»Nee, nix«, er schüttelte den Kopf. Ungläubig fasste ich zwischen meine Beine. Tatsache!

Ich dachte an Arnies Spruch: »Du machst das schon! Du bist so der Typ!« Ja, klar, ich mach das schon. Ging ja auch nicht anders, der Zug war abgefahren, zum Aussteigen war es zu spät. Die Wehe kam. Ich behielt meine Hand im Schritt und dann spürte ich es, das Köpfchen. Köpfchen? In der Hand fühlte es sich nach »-chen« an, aber der Empfindung meines Unterleibs nach zu urteilen hatte das Haupt meines Kindes die Dimensionen eines Medizinballs. Ich konzentrierte mich darauf, wie sich der Medizinball Stückchen für Stückchen in meine Hand schob, was mich vom reißenden Schmerz ablenkte.

»Ja, ja, ich kann es sehen, da ist es!«, verkündete Victor, der jetzt zwischen meinen Beinen kniete. Er klang so aufgeregt wie ein Entdecker, der zum ersten Mal nach Monaten durch sein Fernrohr Land sieht.

Dann war die Wehe vorbei.

»Nein, nicht aufhören! Du musst jetzt noch mal drücken!«, rief Victor hektisch. »Der Kopf wird blau! Mensch, Esther, drück!«

»Nee, geht nicht«, sagte ich.

»Geht nicht?«

Victor war völlig aufgelöst, aber er fügte sich – was sollte er auch machen? Doch dann kam die letzte Wehe und schob ihm sein Kind in die Hände.

»Mein Gott, sie ist da!«, heulte er. Ja, er weinte tatsächlich! Victor betrachtete seine Tochter gerührt, dann legte er mir das Kind so behutsam in die Arme, als sei es aus zerbrechlichstem Porzellan. Die kleine Liv runzelte die Stirn und schien mich fragend anzuschauen, dann quäkte sie leise nach der Brust. Doch bevor sie ihr Mittagessen bekommen konnte, mussten wir sie noch abnabeln. Als ich die Nabelschnur sah, trieb es mir den Schweiß auf die Stirn: Sie war dünner als mein kleiner Finger. Zum Glück hatte ich das nicht vorher gewusst. Was hätte ich mir die ganze Zeit Sorgen gemacht, dass dieses zarte Gebilde reißt.

Als ich mir endlich die Kleine an die Brust legte, schnappte sie geübt und hungrig zu. *Die ist nicht das erste Mal auf dieser Welt*, dachte ich.

Die Mutter-Kind-Idylle währte nicht lang.

Nach ein paar Minuten ereilte mich mit Wucht die erste Nachwehe. Ich legte das Baby neben mich aufs Bett und versuchte, die Nachgeburt vorsichtig an der Nabelschnur aus mir herauszuziehen. Aber sie saß fest. Um die Plazenta per Hand wie die berühmte »Orange« aus der Gebärmutter herauszuschälen, fehlte es mir leider an etwa einem halben Meter Armlänge und einem zusätzlichen Ellbogen.

Die Nachwehen nahmen an Fahrt auf. Ich stöhnte und wand mich auf dem Bett, aber von der Nachgeburt fehlte jede Spur.

Victor stand hilflos nebendran.

»Gib mir bitte mal das Telefon«, schnaufte ich. »Ich versuch, Arnie zu erreichen.«

Ich wählte die Nummer des Kreißsaales. Arnie direkt anzurufen traute ich mich nicht. Am Ende platzte ich noch in eine OP.

»Kreißsaal, Hebamme Renate«, tönte es aus dem Hörer. Ich zuckte zusammen. Renate, ausgerechnet! Eigentlich mochte ich unsere Dienstälteste, sie war auch schon bei Leons Geburt im Marienkrankenhaus zugegen. Allerdings hatte sie immer einen ziemlichen Feldwebelton drauf, den ich in dieser sensiblen Situation nicht so gut vertrug.

»Hallo Renate, hier ist Esther …«, erklärte ich matt.

Weiter kam ich nicht.

»Ach, Esther, gut, dass du anrufst. Also, ich muss dir jetzt mal was sagen. Deine Frau, diese Schulze mit dem langen Lulatschfreund …«

»Renate!«, versuchte ich sie zu unterbrechen, aber Renate war in Fahrt.

»… die kam hier an, das war wirklich unmöglich, die hat …«

»Renate! Hallo! Stopp!«, sagte ich lauter und endlich wurde es eine Schrecksekunde lang still in der Leitung.

»Oh mein Gott, Esther, entschuldige! Du bekommst dein Kind!«, rief Renate.

»Falsch«, erwiderte ich, »ich habe mein Kind bereits im Arm, was ich nicht kriege, ist die Plazenta. Ich brauch den Arnie …«

»Oje, der ist im OP, soll ich schauen, ob ich einen von den anderen Ärzten fin…«

»Nein, nein, ich krieg das schon hin. Tschüss!«, sagte ich kurz und legte auf.

Was hatte ich da gerade gesagt? Ich krieg das schon hin? Hatte ich noch alle Tassen im Schrank? Arnie war im OP, meine Hebamme Claudia auf der Documenta, mein Freund überfordert und ich in einer Situation, in der man, verdammt noch mal, Hilfe braucht, und ich sagte: *Ich krieg das schon hin?* Ja, sicher, ich war ja so der Typ …

Gut, dass ich gleich nach Claudias Absage Iris um mögliche Unterstützung gebeten hatte, schnell wählte ich ihre Nummer. Es läutete eine ganze Weile, bis Iris schließlich an den Hörer kam. Ich atmete auf, erklärte ihr die Lage und sie versprach sofort: »Esther, halt durch, ich komme!«

»Keine Eile, lass dir Zeit«, hörte ich mich sagen.

Ich tat es schon wieder. Entweder hatte ich eine bisher nicht erkannte Märtyrerstörung oder ich war ganz einfach so hormonell überlagert, dass ich immer erst zeitverzögert merkte, was ich von mir gab. Iris lachte.

»Klar, du Heldin! Ich geh erst mal noch ’nen Kaffee trinken, während du da auf halb Acht hängst …«

Zehn Minuten später war sie da, keine Ahnung, wie sie das bewerkstelligt hatte. Sie nahm sofort das Ruder in die Hand. Es dauerte noch ein paar weitere Minuten, bis ich die Plazenta aus mir »herausgehustet« hatte, doch dann war sie endlich da. Iris schleppte sie in die Küche und breitete sie auf dem Kachelboden aus, um zu sehen, ob sie vollständig war.

Das gab Victor den Rest. Die ganze Geburt über hatte er tapfer durchgehalten, aber als er die ausgebreitete blutige Plazenta auf seinem Küchenfußboden liegen sah, wurde er sehr blass.

»Ich … muss mal kurz raus«, stammelte er und weg war er.

Die ersten zwei Tage nach der Geburt verliefen ruhig. Am dritten Tag, es war ein Sonntag, bekam ich plötzlich Fieber. Meine Brüste waren zwar prall, aber nicht gerötet oder schmerzhaft, an denen lag es schon mal nicht. Ich hatte auch keinen Schüttelfrost oder Gliederschmerzen, die oft mit einer Mastitis – einer Brustdrüsenentzündung – einhergehen. Doch nachdem das Fieber stieg und stieg, fuhr Victor mich schließlich in die Klinik. Ich hoffte, Arnie sei da, wurde aber von einer ganz neuen Assistenzärztin begrüßt. Die war zwar sehr nett, aber eben neu, und meine Kolleginnen holten sofort die Oberärztin dazu. Dagmar war ein alter Hase. Auch sie schloss nach Begutachtung meiner Brust sofort eine Mastitis aus, dann bat sie mich auf den Untersuchungsstuhl und machte einen Abstrich. Ich hüpfte ihr fast vom Stuhl vor Schmerz.

»Wenn das so wehtut, hast du bestimmt eine Infektion«, sagte Dagmar.

Sie tastete nach dem Uterus, auch der schmerzte wie wahnsinnig.

»Wir müssen dich auf jeden Fall aufnehmen, du brauchst mindestens fünf Tage eine Antibiose, und zwar intravenös«, bestimmte sie.

So sah es also aus: Ich hatte so was »Altmodisches« wie Kindbettfieber. Nach der Geburt ist die Ablösestelle der Plazenta in der Gebärmutter eine große Wunde und weil der Muttermund nach einer Entbindung weit geöffnet ist, haben Bakterien ein leichtes Spiel. Bis ins 19. Jahrhundert hinein war eine solch schwere Infektion die Haupttodesursache für Frauen, die gerade ein Kind geboren oder eine Fehlgeburt erlitten hatten. Doch auch später hatte man mit dieser Diagnose noch lange schlechte Karten – das Penicillin wurde ja erst 1928 entdeckt.

Victor hatte mit Liv auf dem Gang gewartet. Ich war zittrig und wollte nur ins Bett. Am liebsten natürlich zu Hause, aber wenn das nicht ging, dann eben hier.

»Ich habe Kindbettfieber, ich muss hierbleiben«, erklärte ich matt. »Und Liv dann wohl auch, ich muss sie ja stillen.«

Victor schüttelte vehement den Kopf.

»Nein, auf keinen Fall!«

Dass er für die nächsten Tage auf sein Kind verzichten sollte, kam für ihn offenbar überhaupt nicht infrage.

»Ihr kommt wieder mit nach Hause, rede noch mal mit der Ärztin, das muss doch auch anders gehen!«, forderte er.

Ich merkte, wie ernst es ihm war. Der war imstande und nahm das Kind mit nach Hause und brachte es mir alle drei Stunden zum Stillen. Ich zuckte mit den Schultern und schlurfte noch einmal zurück zu Dagmar.

Sie ließ tatsächlich mit sich reden. Nur die erste Dosis der Antibiotika sollte ich an Ort und Stelle per Infusion erhalten, danach sollte ich daheim mit Tabletten weitermachen.

Die Medizin schlug an, mir ging es bald besser. Nur die Hoffnung, es nach Livs Geburt ein paar Wochen ganz entspannt angehen zu lassen, die löste sich langsam, aber sicher in Luft auf. Livs späte Ankunft und das Kindbettfieber waren das eine. Dann kamen natürlich auch irgendwann meine Großen aus dem Urlaub zurück – und zu allem Überfluss begann mein Arbeitsalltag früher als gedacht: Zwei meiner Augustfrauen bekamen ihre Kinder zu früh, die eine fünf Wochen, die andere drei Wochen vor dem Termin.

Denn so kann es natürlich auch gehen.

# 17 ALLES NOCH MAL GUT GEGANGEN

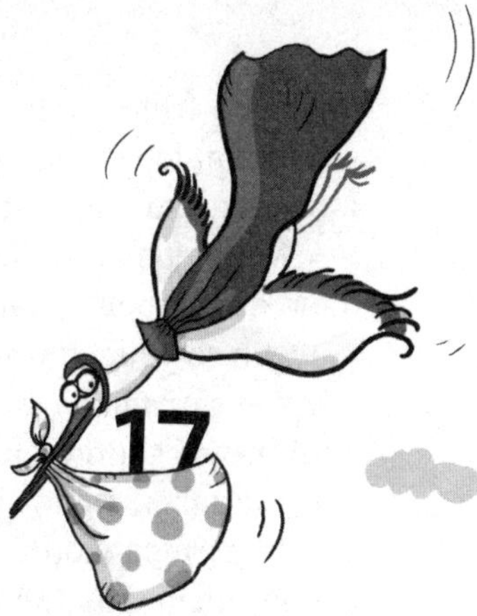

Irma war OP-Schwester im Marienhospital und erwartete ihr erstes Kind. Sie gehörte zu jenen temperamentvollen Frauen, die nie still sitzen können und beim Sprechen eine so rasante Geschwindigkeit draufhaben, dass man mit den Ohren kaum hinterherkommt. Frauen wie Irma entbinden normalerweise gut und zügig. Dadurch, dass sie so mobil sind, neigen sie weder zum Übertragen und auch nicht zu übermäßig großen Kindern. Frauen, die hingegen die Hälfte der Schwangerschaft mit der Chipstüte auf der Couch vor dem Fernseher verbringen, bekommen häufig schwere Kinder und haben oft keine eigenen Wehen mehr. Alles scheint auf Trägheit programmiert. Bei Irma hatte ich dahingehend keine Befürchtungen.

Leider hatte sie sich seit dem Tag, an dem der Schwangerschaftstest positiv ausgefallen war, von ihrem energiegeladenen Selbst in ein hektisches Nervenbündel verwandelt. Meine Angst vor Livs Entbindung war gegen Irmas Panik vor der Entbindung ein lächerlicher Furz im Wind. Irmas Mann Markus war Internist bei uns und das genaue Gegenteil von Irma – er war gleichsam die Ruhe selbst. Die beiden waren seit langer Zeit mit Arnie befreundet und der hatte Irma direkt an mich als Beleghebamme verwiesen, damit ich sie ein wenig beruhigen konnte. Eine eigene Hebamme zu haben sollte ihr Sicherheit geben.

»Wenn jemand die wilde Hummel beruhigen kann, dann du, Esther!«, hatte Arnie prophezeit.

Doch so einfach war die Sache nicht.

Zwar verstanden wir uns sofort. Irma hatte Vertrauen zu mir, wir kannten uns seit Jahren vom Sehen, denn ich war oft dabei, wenn sie mit ihrem Team zu einem Kaiserschnitt gerufen wurde. Doch wahrscheinlich war genau das das Problem: Als OP-Schwester erlebte Irma jede Menge Geburten, bei denen irgendetwas schiefging und bei denen die Frauen aus diesem Grund einen Kaiserschnitt bekamen. Die normal verlaufenden Entbindungen gingen an ihr vorbei. Ich redete mir den Mund fusselig, dass die allermeisten meiner Entbindungen wunderbar abliefen, aber es nützte nichts: Irma wurde ihre Nervosität einfach nicht los.

Der Geburtstermin rückte näher. Verstrich. Bald war Irma eine Woche über dem errechneten Termin. Es war vollkommen wider die Regel. Die hektische Hummel hatte solche Angst vor der Entbindung, dass ihr Körper keine Wehen produzierte. Nach zwei Wochen wurde die Geburt eingeleitet. Arnie machte das selbst. Gegen Mittag bekam Irma leichte Wehen und am Nachmittag hatte sie sich so weit eingeweht, dass ich dazugerufen wurde. Ab jetzt lief alles prima. Irma machte das toll und verließ sich ganz auf mich. Sie brauchte keine PDA und schon am frühen Abend legte ich ihr ihren kleinen Sohn Mats in die Arme.

Eine halbe Stunde später saßen Arnie und ich hinter der Kommandozentrale im Kreißsaal.

»Ist ja dann doch noch super gelaufen«, sagte ich zufrieden. »Nur schade, dass ich ihr die Angst nicht früher nehmen konnte.«

»Ja«, meinte Arnie. »Ich war erstaunt, dass sie nicht einmal eine PDA haben wollte. Wenn man sie vorher gehört hat, dann bekam man ja selber schon fast Angst, dass ihre Worst-Case-Szenarios sich noch bewahrheiten könnten …«

»Ach, komm«, sagte ich. »Wann gibt es bei Entbindungen schon noch echte Notfälle, Arnie? Am Ende geht doch eigentlich immer alles gut!«

Wenn ich in diesem Moment gewusst hätte, dass mir dieser Satz noch am gleichen Abend um die Ohren fliegen sollte, wäre ich vielleicht etwas vorsichtiger gewesen …

»Arnie, kommst du mal?« Sonja, eine Kollegin vom Spätdienst, war an unserer Theke aufgetaucht. »In der Eins geht es nicht so richtig weiter und wir müssen da bald mal eine Entscheidung treffen!«

Dann umriss Sonja die Situation: In Kreißsaal Nummer eins befand sich eine Zweitgebärende. Die Frau hatte vor einigen Jahren schon ein Kind spontan und ohne Komplikationen geboren, aber dieses Mal stagnierte der Geburtsvorgang bei etwa sechs Zentimetern Muttermundöffnung. Keiner konnte sich das erklären. Bekommt eine Frau das erste Kind, dann macht man sich relativ wenige Gedanken darüber, wenn es an irgendeiner Stelle stockt. Doch wenn das erste Kind problemlos durchgegangen ist und es beim zweiten Probleme gibt, steht man vor einem Rätsel. Normalerweise sind es die zweiten Kinder, die aufgrund des vorgedehnten Gewebes zügiger und leichter das Licht der Welt erblicken.

Aber leider nicht in diesem Fall.

Über Stunden schon hatten die Kollegen alles versucht. Sie hatten die Frau verschiedene Positionen ausprobieren lassen. Hatten sie zum Herumlaufen auf den Gang geschickt.

Sie hatte eine PDA bekommen, damit sie sich entspannte. Alles vergebens. Gegen 22 Uhr wurde der Entschluss zur Sectio gefasst. Da zu diesem Zeitpunkt gerade Schichtwechsel war, verabschiedete sich Sonja von der Frau aus der Eins und übergab an ihre junge Kollegin Peggy.

Peggy war Mitte zwanzig und erst seit drei Monaten im Marienkrankenhaus. Heute war ihr allererster Nachtdienst alleine, der erste nach der Probezeit. Als sie sah, dass ich auch da war, wirkte sie hocherfreut und direkt weniger nervös. Lange würde ich ihr allerdings nicht zur Seite stehen können, denn ich hatte vor, nach Hause zu gehen, sobald Irma die Beobachtungszeit im Kreißsaal hinter sich hatte.

Während im OP die Sectio lief, wog und maß ich den kleinen Mats und legte ihn Irma an die Brust. Ihre neunmonatige Dauervibration war der Tiefenentspannung einer Yogi gewichen – zufrieden mit sich und der Welt saß sie im Bett und betrachtete fasziniert, wie ihr winziger Sprössling geschickt an ihrer Brustwarze nuckelte, als hätte er nie etwas anderes gemacht. Markus saß neben ihr auf der Bettkante und sah nicht minder verzückt aus.

Ich überließ die junge Familie ihrem Glück und begab mich zur Theke, um mich ans Dokumentieren zu machen. Allerdings hatte ich Probleme, mich auf die Schreibarbeit zu konzentrieren. Im OP hinter mir herrschte eine ungewöhnliche Unruhe. Durch die geschlossene Tür hörte ich Gerumpel und Stimmengewirr, dann plötzlich ein lautes: »Esther!«

Das war Arnies Stimme.

Ich war sofort auf den Füßen. Als ich die OP-Tür öffnete, stieß ich beinahe mit Peggy zusammen, die mit dem Baby im Arm an mir vorbei in Richtung des im Vorraum wartenden Vaters lief. Normalerweise sind die Väter bei einem Kaiserschnitt mit dabei, aber in diesem Fall hatte die Frau eine Vollnarkose erhalten, und da bleibt den Vätern der Zutritt verwehrt.

Arnie stand in voller OP-Montur, mit Mundschutz und Haube seitlich neben der Mutter.

»Esther, bring mir bitte einen Bakri, zieh dir 'nen Mundschutz an und komm rein«, forderte er.

Ich rannte los. Ein Bakri-Ballon ist ein hohler ballförmiger Spezialkatheter, mit dem man versucht, Blutungen des Uterus zu stoppen. Eine segensreiche Erfindung des US-amerikanischen Gynäkologieprofessors Dr. Younes Bakri, der damit vermutlich schon unzähligen Kindern die Mama gerettet hat. Man legt den Bakri-Ballon in die Gebärmutter und füllt ihn dann über den Katheter von außen mit einer Natriumchloridlösung – also in Wasser gelöstes Kochsalz. Damit wird Druck auf die Uteruswand ausgeübt, eine Maßnahme, die normalerweise die Blutung verringert. Am Bakri hängt außerdem ein Beutel, in den das Blut, das der Ballon nicht stoppen kann, hineinläuft. Auf diese Weise kann sich der Operateur einen Überblick über den Blutverlust verschaffen und weiß, wann es Zeit ist, an Blutkonserven zu denken.

Ich riss die Tür zum Schrank auf, fand den Bakri, pflückte ihn aus dem Regal und raste zurück in den OP.

»Danke, jetzt brauche ich noch 500 Milliliter NaCl«, verlangte Arnie. »Zieh es auf und spritz so viel rein, bis ich Stopp sage.«

Ich tat, wie mir geheißen, und füllte die Kochsalzlösung in den Ballon. Kaum hatte Arnie den Bakri in der für mich immer noch namenlosen Frau platziert, begann der herunterbaumelnde Beutel, sich mit Blut zu füllen. Aber noch viel mehr Blut tropfte am Beutel vorbei. Auch Peggy war mittlerweile wieder in den OP zurückgekehrt und wir begannen damit, Nierenschalen unter die Rinnsale zu stellen und deren Füllstand zu beobachten. Die OP-Schwester sammelte alle blutgetränkten Tücher auf und legte sie in eine Reihe.

Für Erklärungen war keine Zeit gewesen, aber ich konnte mir auch so herleiten, was hier geschehen war: Nachdem das Kind per Kaiserschnitt entbunden worden und die Nachgeburt entnommen war, hatte der Uterus offenbar unkontrolliert zu bluten angefangen. So etwas kann an einer Atonie liegen, also an Verwachsungen des Mutterkuchens mit der Gebärmutterwand. Der Frau war auf Arnies Anweisung hin bereits ein Kontraktionsmittel verabreicht worden, das einer möglichen Atonie entgegenwirken sollte. Aber die Maßnahme hatte keinen Erfolg gebracht. Es blutete und blutete und hörte nicht auf. Unaufhörlich rann es dunkel und bedrohlich aus der armen Frau in die bereit gestellten Gefäße, schwer spritzten die Tropfen auf den Boden. Die Schwester hatte eine Infusion nach der nächsten beschafft und schließlich ging es auch an die Blutkonserven. Es sah aus, als liefe das Blut oben hinein und unten wieder hinaus.

Arnie ließ sich nichts anmerken, doch mir war klar, dass er als verantwortlicher Operateur hier auf eine Gratwanderung gezwungen wurde. Die sicherste Art, einer solchen unkontrollierten Uterusblutung Einhalt zu gebieten, ist das Herausoperieren der Gebärmutter, die Hysterektomie. Aber bevor jemand einer Frau die Gebärmutter herausnimmt und sie damit für immer der Möglichkeit beraubt, noch ein Kind zu bekommen, versucht ein verantwortungsvoller Chirurg natürlich erst mal alles, um die Blutung auf andere Art zu stoppen.

Doch den richtigen Zeitpunkt zu erwischen ist heikel.

Wartet der Operateur zu lange und ist der Blut- und

Flüssigkeitsverlust zu groß, kann die Patientin Nierenversagen oder sogar ein Multiorganversagen bekommen und daran sterben. Entscheidet er sich zu früh zu einer Hysterektomie und die Frau ist nach der Operation schnell wieder fit, dann muss der Arzt mit dem nagenden Gedanken leben, möglicherweise nicht alles versucht zu haben, um das Organ zu erhalten. Ob der Moment für eine Hysterektomie der richtige war, weiß man darum eigentlich immer erst im Nachhinein. Dann nämlich, wenn die Patientin gerade so eben an einem Nierenversagen vorbeigeschlittert ist und lange braucht, um sich zu regenerieren. Dann ist klar, dass man nicht noch länger hätte warten dürfen.

Eine zweischneidige Gewissheit.

Nach ein paar Minuten schien sich die Lage im OP zu stabilisieren. Der Beutel am Bakri füllte sich nur langsam, auch der Füllstand der Nierenschalen blieb fast konstant. Alle um den Operationstisch schienen aufzuatmen. Ich merkte, wie meine angespannten Muskeln sich etwas lockerten, und sah mich nach Peggy um. Meine junge Kollegin war kreideweiß unter ihrer sportlichen Bräune. Für den ersten verantwortlichen Nachtdienst war das eine ziemliche Feuerprobe. Als sie meinen Blick bemerkte, lächelten wir uns an, kurz und ernst. Eine kleine kollegiale Aufmunterung.

Doch wir hatten uns zu früh gefreut, nach einigen Minuten kippte es wieder. Der Beutel, der die letzten Minuten bei einer Füllung von 250 Millilitern stagniert hatte, lief plötzlich so schnell voll, als hätte jemand irgendwo einen unsichtbaren Hahn aufgedreht.

»400 Milliliter!«, rapportierte ich. »Jetzt 450! 500! Arnie! Und die Nierenschalen laufen auch voll! 600 Milliliter …«

Ich kam kaum noch mit dem Zählen nach.

»Okay, Abbruch«, bestimmte Arnie. »Wir machen eine HE! Esther, ruf den Chef an, der soll kommen!«

Ich eilte zum Telefon und alarmierte den Chefarzt. Eine Hysterektomie ist eine große Operation, die verhältnismäßig selten durchgeführt wird. Darum holte sich Arnie seinen Chefarzt als Back-up. Als der wenige Minuten später eintraf, nickte er Arnies Arbeit zufrieden ab. Erst dann ging er sich umziehen, um bei den letzten Handgriffen noch zu helfen.

Das bedeutete, dass Peggy und ich endlich den OP verlassen durften. Während Peggy sich um den besorgten Mann und das Baby kümmerte, wandte ich mich wieder meiner Dokumentation zu. Als ich mit dem Papierkram fertig war, vergewisserte ich mich noch einmal, dass es Irma und dem kleinen Mats gut ging. Hier wirkte alles prächtig. Irma hatte ihr schlafendes Baby im Arm und betrachtete es mit purer Liebe im Blick. Ein wohltuender Kontrast zur beklemmenden Atmosphäre vorhin im OP.

Plötzlich hörte ich Arnie wieder rufen: »Esther?«

Oje, was war denn jetzt schon wieder? Ich legte einen Zahn zu, doch als ich die Theke erreicht hatte, bremste ich ab. Arnie stand im Eingang zur Ärzteumkleide und riss sich mit wütenden Bewegungen die OP-Kleidung vom Leib. Als er mich sah, hielt er inne: »Da bist du ja!«

Er sah mich mit den Augen eines Mannes an, der gerade eine Schlacht verloren hatte.

»Siehst du, es geht doch nicht immer alles gut«, sagte er leise.

Ich schüttelte den Kopf: »Wie man es nimmt«, sagte ich. »Du hast dieser Frau gerade möglicherweise das Leben gerettet. Wenn das nicht unter ›gut gegangen‹ fällt, dann weiß ich auch nicht!«

Die Patientin erholte sich langsam, aber stetig. Es dauerte Wochen, bis sie mit ihrem Baby das Krankenhaus verlassen konnte.

Nun sollte man meinen, dass ein solch dramatischer Vorfall fürs Erste genügen sollte. Allerdings habe ich beobachtet, dass es eine Art Duplizität der Fälle zu geben scheint – wenigstens in unserem Kreißsaal.

Ungefähr im gleichen Zeitraum betreute ich eine Frau namens Sophie. Die junge Geschichtsdozentin erwartete ihr zweites Kind – und ich konnte mich noch lebhaft an die Geburt des ersten erinnern. Damals hatten sich auch bei Sophie lange nach dem errechneten Termin noch keine Wehen eingestellt. Dummerweise litt sie an Asthma, eine konventionelle Einleitung mit Prostaglandin hatte der Arzt ihr verboten, weil das Mittel einen Anfall hätte auslösen können. Also hatte sie sich zum Kaiserschnitt entschlossen.

Ich bereitete Sophie für den bevorstehenden Eingriff vor. Intimrasur, Anti-Thrombose-Strümpfe, OP-Hemd und -Haube. Das Übliche. Danach kam der Arzt, um ihr eine Braunüle in den Unterarm zu legen, und ich blieb im Raum. Eine Braunüle ist ein venöser Zugang zum Verabreichen von Medikamenten und Infusionen. Bereits beim Legen der Braunüle brach Sophie der Schweiß aus und sie sah ihren Mann Olaf Hilfe suchend an. Olaf griff daraufhin ihre freie Hand mit beiden Händen wie zum Gebet, senkte seine Stirn auf die solchermaßen vereinten Hände und schloss die Augen. Auch Sophie hielt die Augen geschlossen und die Luft an. *Ach du liebes bisschen*, schoss es mir durch den Kopf, *wie sollten die beiden denn je eine natürliche Geburt überstehen? Wahrscheinlich ist das mit dem Kaiserschnitt in diesem Fall wirklich keine schlechte Idee.*

Ansonsten lief alles ganz wunderbar. Allerdings gab es nach der Entbindung noch einen denkwürdigen Vorfall. Da es für mich nichts mehr zu tun gab, ging ich ins Hebammenzimmer, um mir einen Kaffee zu kochen. Während die Kaffeemaschine vor sich hinknotterte, nahm ich auf einmal im Augenwinkel hektische Bewegungen vor dem OP wahr. Miriam, eine der OP-Schwestern, rief: »Esther, schnell, wir brauchen einen Liegestuhl, der Papa ist uns kollabiert!«

Ich hielt es erst für einen Witz. Der in Ohnmacht sinkende Vater ist ein Klischee, das praktisch nie vorkommt. Mir war jedenfalls noch nie ein Mann bei einer Geburt umgekippt. Dass Sophies Sensibelchen der erste sein würde, das hätte ich mir angesichts der Theatralik beim Braunüle-Legen allerdings schon denken können.

Auch nach der Geburt hatte Sophie mehr als andere Frauen mit ihrer Kaiserschnittnarbe zu kämpfen gehabt. Und ich hatte irgendwann einsehen müssen, dass sie sich nicht anstellte. Es gibt einfach Menschen, die schmerzempfindlicher sind als andere.

Nun war sie also wieder schwanger.

Nur acht Monate nach der Geburt ihres ersten Kindes. Und sie sprach davon, abwarten zu wollen, ob sie diesmal vielleicht Wehen bekäme. In diesem Fall wollte sie eine spontane Entbindung probieren. Ich war beeindruckt! Dieser zart besaiteten Person hätte ich das nicht zugetraut.

Es kam der Herbst und Sophies Entbindungstermin rückte näher. Und, wirklich, eines Morgens rief sie mich an: Die Fruchtblase sei gesprungen. *Yippieh yeah, Schweinebacke*, dachte ich, frei nach Bruce Willis. *Das Baby macht sich tatsächlich auf den Weg!*

Leider stellten sich trotzdem keine Wehen ein und schließlich landeten wir wieder bei der schwierigen Frage der Einleitung. Inzwischen hatte jedoch Sophies Allergologe bescheinigt, dass sie lediglich an allergischem Asthma litt. Der letzte Anfall war zudem schon Jahre her, sodass man in geringer Dosis eine Einleitung mit Prostaglandin-Gel probieren konnte. Carina, die diensthabende Ärztin, spritzte Sophie das Hormongel direkt vor den Muttermund. Die erste Dosis brachte noch keinen unmittelbaren Erfolg, aber die zweite Portion saß – Sophie bekam erste Wehen.

Am Abend bekam ich den Anruf aus dem Kreißsaal. Renate war dran.

»Esther, du musst unbedingt kommen wegen deiner Frau Kurz hier.«

»Ist sie schon so weit?«, fragte ich verwundert.

»Das nicht, im Gegenteil, das ist es ja. Bei dem bisschen Wehen, was sie hat, jammert sie hier schon jetzt rum wie nix Gutes. Das ist nicht zum Aushalten! Vielleicht kannst du sie ja etwas beruhigen.«

Ich lachte.

»Ich komme«, sagte ich. »Ich weiß genau, wovon du sprichst!«

Eine halbe Stunde später betrat ich den Kreißsaalraum und lächelte Sophie an. Das Lächeln wurde nicht erwidert, stattdessen erntete ich einen konsternierten Blick.

»Esther.«

Sophies Stimme hatte einen klagenden Tonfall.

»Ich glaube, das war alles ein Fehler. Das tut mir viel zu weh. Kann ich nicht ein Medikament bekommen, damit die Wehen wieder weggehen? Und dann hätte ich lieber morgen früh einen Kaiserschnitt. Ich bin furchtbar müde und muss auch mal schlafen.«

Ich war einen kurzen Moment sprachlos. Olaf saß neben ihr, hielt ihre Hand und sah sie besorgt an.

»Sophie, pass mal auf«, begann ich, als ich die Sprache wiedergefunden hatte. »So eine Geburt ist leider kein Wunschkonzert. Du wolltest spontan entbinden, du hast jetzt Wehen, dem Baby geht es gut und es gibt überhaupt keinen Grund, jetzt einen Kaiserschnitt zu machen. Schon gar nicht morgen früh. Wenn überhaupt, dann machen wir den gleich. Du hast vor ein paar Stunden ein Wehenmittel bekommen. Jetzt soll ich dir also erst einen Wehenhemmer anhängen und nach dem Kaiserschnitt dann wieder ein Kontraktionsmittel? Das sind doch keine Smarties und dein Körper keine Maschine, die man an- und ausknipsen kann.«

Sophie und Olaf schauten mich erschreckt an, besonders Olaf sah auf einmal leichenblass aus. Beide schwiegen.

Ich fuhr fort: »Ich bespreche das natürlich gleich noch einmal mit dem Oberarzt. Aber mein Vorschlag wäre, du bekommst jetzt eine PDA, dann bist du schmerzfrei, und entweder produziert dein Körper weiter Wehen und die Geburt geht voran, oder eben nicht, und dann haben wir in zwei, drei Stunden einen Geburtsstillstand und machen einen Kaiserschnitt.«

Ich war Sophies Beleghebamme und kannte sie nun doch schon ein Weilchen. Das erlaubte es mir, mit ihr Klartext zu sprechen. Allerdings hätte Sophie von einer diensthabenden Hebamme die gleiche Antwort bekommen – nur etwas mehr durch die Blume.

Arnie war im Dienst. Er saß hinten in unserer Kammer, die sich Hebammen und Ärzte teilten, und las Zeitung. Ich referierte ihm pflichtbewusst Sophies Wünsche und übte mich dabei in einem neutralen Gesichtsausdruck.

»Wie bitte? Die spinnt wohl!«, brach es aus Arnie heraus. »Kinder kriegen ist doch kein Wunschkonzert!«

Ich grinste. Meine Rede.

Der Anästhesist war sofort da, und schon 30 Minuten später konnte Sophie wieder lachen. Sie legte sich in ihr Bett zurück, auch Olaf hatte wieder Farbe bekommen. Nachdem wir wieder alleine waren, untersuchte ich sie. Der Muttermund war auf drei Zentimeter eröffnet. Noch während ich zu ertasten versuchte, wie das Köpfchen sich eingestellt hatte, bekam Sophie eine Wehe. Das merkte ich durch den Druck, den das Köpfchen auf einmal auf den Muttermund ausübte. Aber nicht nur das: Der Muttermund gab nach, ganz gewaltig tat er das. Innerhalb dieser einzigen Wehe weitete er sich auf sechs Zentimeter. Dabei war er noch nicht einmal besonders weich gewesen. Er gab auf eine Art nach, wie ich es noch nie zuvor erlebt hatte. Ich wartete noch eine weitere Wehe ab und es ging tatsächlich so weiter. Diesmal ploppte der Muttermund unter meinem Finger fast vollständig auf, bis auf neun Zentimeter.

»Ist etwas nicht okay?«

Sophie beobachtete mich angespannt.

»Doch, ganz im Gegenteil«, sagte ich. »Du wirst es nicht glauben, aber offensichtlich bist du jetzt so entspannt, dass der Muttermund fast vollständig offen ist. So etwas habe ich noch nie erlebt!«

Ich ging Arnie suchen. Er saß noch immer im Pausenraum.

»Arnie, du glaubst es nicht«, berichtete ich aufgeregt. »Frau Kurz hat innerhalb von zwei Wehen von drei auf neun Zentimeter eröffnet!«

Arnie blätterte in seiner Zeitung.

»Ah, ja, nun ... na, das ist doch super!«, murmelte er hinter dem Blättchen, ohne aufzugucken. Seine Begeisterung hielt sich offenbar in Grenzen. Oder hatte er mir nicht richtig zugehört?

Mir fiel eine Situation vor ein paar Monaten ein, es war kurz nach Livs Geburt gewesen, als ich mich mit zwei Kolleginnen über die Veränderungen unterhalten hatte, die sich im Genitalbereich einstellen, wenn man schwanger ist. Wir hatten uns vor allem über das überdimensionale Anschwellen der Labien ausgelassen.

»Ich kam mir immer vor wie eine Seekuh«, hatte ich zum Besten gegeben und die anderen, beide Mütter, hatten zustimmend genickt.

Arnie hatte auch bei dieser Gelegenheit in eine Zeitung vertieft in der Ecke des Pausenraums gesessen. Damals hatte es plötzlich hinter dem knisternden Papierrechteck hervorgebrummt: »Also ich fand, du sahst sehr hübsch aus, als du schwanger warst!«

Die anderen Mädels waren verstummt und hatten mich mit Fragezeichen in den Augen angeguckt. Es war ihnen auf die Stirn geschrieben gewesen: *Gibt es hier etwas, was wir wissen sollten?*

»Aha, Arnie«, hatte ich gekontert. »Ich kann mich gar nicht daran erinnern, dass du mir da zwischen die Beine geschaut hast?«

Die Zeitung hatte sich gesenkt und Arnies wolkig errötendes Gesicht war sichtbar geworden.

»Äh, was? Nein, wieso?«

Meine Kolleginnen und ich hatten uns kaum einbekommen können vor Lachen. Wahrscheinlich wusste er bis heute nicht, worüber wir damals gesprochen hatten.

»Ja, wirklich super«, sagte ich nun sarkastisch und ging zurück zu Sophie.

Keine Stunde später war der Kopf des Babys schon so tief getreten, dass Sophie einen Druck auf den Po verspürte.

»Uh, das ist aber fies«, jammerte sie.

»Jetzt schau mal, Sophie«, sagte ich in aufmunterndem

Tonfall, »du hast dein Baby jetzt fast schmerzfrei bis vor den Ausgang bekommen. Für die letzten Zentimeter brauche ich aber wirklich deine Kraft. Das Druckempfinden kann ich dir nicht nehmen. Da musst du noch einmal mitmachen. Ohne dass du mitschiebst, geht es nicht. Also komm, das schaffst du!«

Sophie nickte. Tatsächlich legte sie sich ins Zeug. Bald schauten buchstäblich schon die Haarspitzen des Babys aus ihr heraus und ich holte die zuständige Ärztin – Sophie war nicht privat versichert und damit keine von Arnies Patientinnen.

Katja war Assistenzärztin und noch relativ jung, aber auch kein Frischling mehr. Wir hatten schon die eine oder andere Entbindung miteinander gehabt.

Die Herztöne des Babys fielen nun etwas ab, was beim aktuellen Stand des Kopfes nichts Ungewöhnliches oder Gefährliches war, die Geburt war schließlich abzusehen. Katja wurde allerdings schon bald ungeduldig und wollte Sophie unter der Wehe helfen, indem sie von oben auf ihrem Bauch mitschob. Dieses ärztliche Manöver nennt man Kristellern – nach dem Gynäkologen Samuel Kristeller, der diese Methode gegen Ende des 19. Jahrhunderts zum ersten Mal beschrieben hat. Normalerweise tut Kristellern nicht weh. Aber Sophie schrie sofort spitz auf: »Nein, lassen Sie das. Die Esther soll das machen, Sie tun mir hier weh.« Sophie deutete auf eine Stelle links oben an ihrem Bauch. Die Assistenzärztin und ich wechselten einen Blick.

»Gut, Esther, dann bitte!«, sagte Katja. Man musste kein Hellseher sein, um zu merken, dass sie beleidigt war. Ich wechselte mit Katja die Position. Bei der nächsten Wehe wartete ich, bis Sophie richtig mitschob, dann legte ich meinen Unterarm unter ihren Rippenbogen, und schob das Baby sachte nach unten.

»So wird das nichts! Ich mach das jetzt wieder!«, schimpfte Katja mit zusammengezogenen Brauen und schob mich zur Seite. Ich versuchte, mich nicht zu ärgern, und konzentrierte mich darauf, Sophie beruhigend zuzureden. Ich wollte mich nicht mit Katja vor der Patientin streiten.

Die nächste Wehe kam. Katja gab alles beim Kristellern, Sophie schrie auf, doch Katjas Aktion zeitigte tatsächlich Erfolg, der Kopf war da.

»So, prima, da sehen Sie mal!«, triumphierte Katja.

Sie war sichtlich mit sich und der Welt zufrieden. Ich hätte sie dagegen kielholen können, da mir der Sinn dieses Aktionismus nach wie vor nicht einleuchtete. Doch als ein paar Minuten später die kleine Maria durch den Raum quäkte, war alles vergessen.

Sophie und Olaf waren überglücklich, Katja verschwand ins Bereitschaftszimmer und nach der obligatorischen Beobachtungszeit verlegte ich die kleine Familie auf die Station.

Es war bereits Morgen, als ich endlich todmüde zu Hause ins Bett fiel.

*Düt-dü-düt-düt-düt.*

Der Klingelton meines Handys ist einfach, aber durchdringend. Ich zwang meine Augen auf. Die rote Digitalanzeige des Radioweckers zeigte Ziffern, die ich nicht sehen wollte. Es war knapp halb neun am Sonntagmorgen, ich hatte nicht mal drei Stunden geschlafen. Victor und Liv neben mir schliefen weiter, vom Klingelton völlig unberührt.

*Düt-dü-düt-düt-düt.*

Ich schaffte es bis zur Kommode, wo das Handy lag. Die Nummer auf dem Display kannte ich. Es war der Kreißsaal. Was wollten die denn? War eine Frau von mir in den Kreißsaal gekommen, ohne mich vorher zu informieren?

»Hallo?«

Ich klang, als hätte ich einen Lappen im Mund.

Alles schaukelte, ich fühlte mich wie auf hoher See, nicht wirklich geerdet, und konnte kaum gerade gucken.

»Hallo Esther, Heike hier. Arnie hat gesagt, ich soll dich informieren. Deine Frau wird gerade hysterektomiert. Du sollst bitte schnell kommen, wir wissen noch nicht, wie es ausschaut.«

Ich war wie paralysiert.

Die Schiffsbalken bogen sich. Mein Herz begann zu rasen. Schweiß schoss aus jeder Pore meines Körpers. Ich sprang in meine Klamotten vom Vortag, die auf dem Stuhl neben dem Bett hingen. Sieben Minuten nach dem Anruf parkte ich wieder vorm Marienkrankenhaus. Ich rannte in die Lobby, wo mir Olaf totenbleich und blind vor Tränen entgegentaumelte. Er warf sich sofort in meine Arme und schluchzte wie ein kleiner Junge. Dabei bebte er am ganzen Körper.

»Oh Gott, Esther, die Sophie. Wie sie ausgesehen hat. Bitte sag, dass sie das schafft! Bitte!«

Ich strich Olaf über den Rücken. Der Mann, der angefangen hatte zu beten, als seiner Frau vor eineinhalb Jahren eine Braunüle gelegt worden war, und der kollabiert war, nachdem ihm klar geworden war, dass man sein Kind gerade aus seiner Frau geschnitten hatte, derselbe Mann musste sich gerade mit einer Situation auseinandersetzen, in der seine Frau im OP mit ihrem Leben rang. Ich fühlte Übelkeit in mir aufsteigen. Ein Gedanke jagte den anderen. War ich daran schuld? Hatte ich etwas falsch gemacht? Hatte Sophie bei der Geburt eine Ruptur der alten Sectionarbe erlitten? Hätte ich Sophie zum Kaiserschnitt raten sollen?

Tief drinnen wusste ich, dass all diese Gedanken Unfug waren. Man kann nie alle Risiken ausschließen und ich hatte nach bestem Wissen und Gewissen gehandelt. Wer immer nur an mögliche Risiken denkt, wird irgendwann nur noch von Angst beherrscht und verliert das, was einen guten Geburtshelfer ausmacht: Instinkt und Besonnenheit. Wir können nicht allen Frauen auf der Welt die Bäuche aufschneiden, nur weil wir glauben, dass wir einen Kaiserschnitt besser kontrollieren können als die Natur.

Selbst wenn sie eine Ruptur hatte, was dann? Würde ich dann in Zukunft keine Frauen mehr zur Geburt annehmen, die schon mal einen Kaiserschnitt hatten, aus Angst, das könne wieder passieren? Rupturen passieren, und das gar nicht so selten. Aber meistens verlaufen sie harmlos, manchmal sogar unbemerkt. Oft schon während der Schwangerschaft und oft werden sie dann nur durch Zufall entdeckt. Häufiger treten Rupturen aber während der Entbindung auf. Frauen haben dann neben dem herkömmlichen Wehenschmerz einen diffusen Unterbauchschmerz, manchmal begleitet von Blutungen. In so einem Fall fährt man in den OP und entbindet per Sectio und damit ist die Gefahr gebannt. So war es zumindest normalerweise.

Dass Frauen so bluten, dass ihnen die Gebärmutter entnommen werden muss, passiert ausgesprochen selten.

Ich begleitete Olaf nach oben. Er weinte und weinte. Das Baby hatte er in seiner Hilflosigkeit auf der Säuglingsstation abgegeben. Zum Glück war eine Freundin des Paares, die schnell alarmiert worden war, nach ein paar Minuten zur Stelle. Die lustig aussehende Blonde im langen Batikkleid übernahm es, sich um Olaf zu kümmern.

Ich lief zum Kreißsaal. Die Tür stand leicht auf, das Licht war aus, er war leer. Ich sah mich suchend um, als

Frank hereinkam, einer der Ärzte vom Sonntagsdienst. Er begriff sofort.

»Die sind unten im Zentral-OP«, sagte er. »So, wie ich das mitbekommen habe, ist die Frau jetzt stabil, aber sie sind noch nicht fertig.«

Ich ging zurück zu Olaf, der in einer Sitznische auf dem Flur saß und teilt ihm das Wenige mit, das ich wusste. Die Batik-Freundin hatte Kakao aus der Besucherkantine besorgt. Sie plapperte gegen die Schwermut an, die sich über den Raum gesenkt hatte wie ein unsichtbarer Vorhang, redete über das Baby, das wunderbare Spätsommerwetter und versicherte, das alles gut werde, das habe sie im Gefühl.

Nach einer halben Ewigkeit klopfte es und Lioba, die zweite Ärztin vom Sonntagsdienst, trat ein. Hinter ihr erschien meine diensthabende Kollegin, Heike.

»Esther, du sollst zu Arnie kommen. Er wartet hier oben im Kreißsaal«, sagte Heike.

Ich sprang auf und lief. Ich fand ihn schließlich nicht vorn hinter der Theke, er hatte sich ins Hebammenzimmer zurückgezogen. Als ich eintrat, hob er den Kopf und blickte mich erschöpft an. Ich setzte mich, dann erzählte er leise, was geschehen war.

Ungefähr eine Stunde, nachdem ich gegangen war, war Arnie von der Schwester der Wöchnerinnenstation gerufen worden. Sophie war es plötzlich übel geworden und sie hatte stark geblutet. Man hatte ihren Urin untersucht und sie an den Tropf gehängt, dann hatte es ausgesehen, als ob es besser werde. Arnie hatte sich wieder ins Bereitschaftszimmer der Ärzte gelegt.

Doch nach zwanzig Minuten hatte die Schwester wieder angerufen, es hatte erneut stark zu bluten angefangen. Sophie war nun auf die Intensivstation gekommen und hatte ein Mittel bekommen, das die Gebärmutter kontrahieren und die Blutung stillen sollte. Im Ultraschall war nichts Auffälliges zu sehen gewesen. Wieder hatte es nach einer kurzen Pause angefangen zu bluten, diesmal wie verrückt, und Arnie hatte den Entschluss zur OP gefasst. Zu deutlich war noch die Erinnerung an die Frau vor ein paar Wochen, die in buchstäblich letzter Sekunde hysterektomiert worden war. Er wollte nicht riskieren, dass Sophie verblutete.

»Ja und dann?«, fragte ich. »Was war die Ursache? Hatte sie eine Ruptur?«

Mein Herz hämmerte.

Arnie schüttelte den Kopf.

»Nein, mit der alten Sectio hatte das nichts zu tun. Die Naht war dicht. Aber sie hatte am linken oberen Ende ein murmelgroßes Loch in der Uteruswand!«

Arnie formte seine Hand zu einem Zylinder, in dessen Öffnung ein 50-Cent-Stück gepasst hätte. Ich dachte an Sophies spitzen Schrei beim Kristellern. Links oben, ja, genau da hatte sie die Schmerzen gehabt.

»Und das hätte man nicht einfach zunähen können?«, fragte ich und merkte gleich, wie naiv das klang.

Arnie schüttelte mit einem matten Lächeln den Kopf.

»Da hast du keine Chance.«

In meinem Hirn ratterte es wieder: keine Ruptur! Es hatte nichts mit der Sectio zu tun gehabt! Ein dummer Zufall, ein Unglück, das hätte jedem passieren können! Ich war erleichtert, obwohl mir klar war, dass ich mich im Falle einer Ruptur auch nicht hätte schlechter fühlen sollen.

In mir wich auf der einen Seite die Anspannung, auf der anderen Seite fühlte ich mich wie ein Verräter. Auch ich hatte Sophie für einen Jammerlappen gehalten. Ich dachte daran, dass Sophie mir vertraut hatte, und dass sie nun auf der Intensivstation lag, ohne Gebärmutter. Ihre beiden Kinder würden keine Geschwister mehr bekommen. Und Sophie war noch nicht über den Berg. Es sah zwar sehr gut aus, die Hysterektomie war rechtzeitig erfolgt und Arnie ging davon aus, dass sie die Intensivstation in zwei, drei Tagen wieder würde verlassen können, aber ich fühlte mich hundeelend. Ich hatte objektiv gesehen nichts falsch gemacht und doch schien es mir so. Mir liefen plötzlich die Tränen über die Wangen und hörten nicht mehr auf.

»Komm mal her!«, sagte Arnie und breitete die Arme aus. Ich legte meinen Kopf an seine Brust und heulte, bis sein Kittel über dem Namensschild ganz nass war.

Als ich mich wieder gefangen hatte, gingen wir gemeinsam zu Olaf. Auch er hatte aufgehört zu weinen und zitterte nicht mehr. Er wollte sofort zu Sophie. Ich drückte ihn noch einmal fest und bat ihn, mich zu informieren, sobald es Neuigkeiten gab.

Dann fuhr ich zurück nach Hause. An Einschlafen war nicht zu denken.

Es war ein herrlich sonniger Spätsommertag.

Am gleichen Nachmittag erhielt ich eine SMS von Sophie: ICH KANN SCHON WIEDER FAST AUFRECHT SITZEN.

Galgenhumor hatte sie, das musste man ihr lassen.

Am nächsten Tag besuchte ich sie. Sophie wirkte nicht wie eine Frau, die gerade eine große Operation hinter sich hatte. Ihre Wangen waren rosig und sie redete munter drauflos.

»Weißt du, Esther, der Arzt, der mich operiert hat, war vorhin da. Er hat eine Ewigkeit herumgedruckst und sich erklärt …«

Ich stellte mir vor, was Arnie sich für Gedanken machen

musste, ob er richtig gehandelt hatte. Ob es nicht doch noch einen Weg gegeben hätte, die Gebärmutter zu retten. Trotz des Lochs.

Sophie war noch nicht fertig.

»Irgendwann habe ich zu ihm gesagt: Ich sage Ihnen jetzt einmal was, Herr Doktor. Ich lebe, ich habe zwei gesunde Kinder, ich werde für den Rest meines Lebens keine Tampons mehr brauchen und ich kann Sex haben, wann immer ich will! Es gibt wahrlich Schlimmeres!«

Meine Sophie!

Ich hätte sie knutschen können. So eine Reaktion hätte ich ihr nie zugetraut. Dann erzählte sie mir noch, dass Olaf und sie sich während des Wartens auf die PDA angeschaut hatten. Da hätten sie beide gewusst: Wir bekommen kein Kind mehr, wenigstens kein eigenes. Sie fühlten sich nicht für das Gebären geschaffen. Beide.

Ich habe in meinen Jahren als Hebamme noch nie jemanden getroffen, der ein so klares Bild von sich selbst hatte und so ehrlich mit sich und seiner nächsten Umwelt umging.

Sophie hat ein paar Wochen später eine Therapie angefangen, damit nicht Jahre später »irgendein verdrängter Scheiß«, wie sie es nannte, ihr das Leben schwer machen würde.

Sie überließ nichts dem Zufall.

Leider haben wir keinen Kontakt mehr, sie lebt mittlerweile mit ihrer Familie in München und lehrt dort an der Uni. Aber immer, wenn ich an sie denke, fällt mir nur das eine Wort ein: Chapeau!

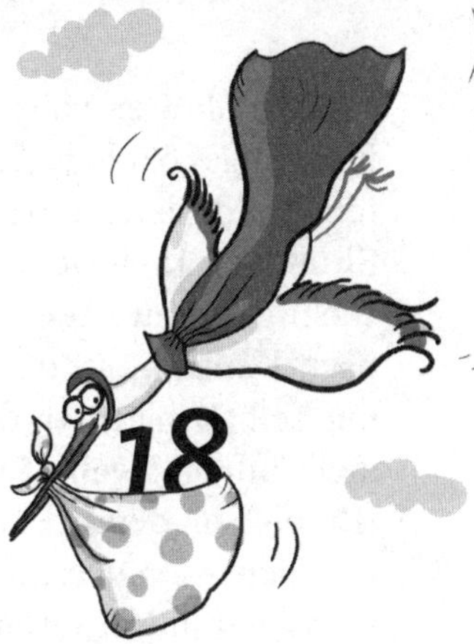

# 18

# DOPPELT HÄLT BESSER

Mathilda fragt mich gerne, ob ich an Gott glaube.

»Ja«, sage ich dann, »das tu ich.«

»Nee, Mama, echt?«, fragt sie darauf immer und verdreht die Augen. »Glaubst du echt, da sitzt irgendwo so ein Gott und guckt auf unsere Welt und lässt kleine Kinder verhungern und uns Kriege machen? Nee, also ich glaub das nicht. Da gibt es nix.«

Mathildas Argumentation ist auf den ersten Blick natürlich logisch. Trotzdem denke ich, dass sie unrecht hat. Gerade Mathilda sollte an die Existenz einer höheren Macht glauben. Denn anders wäre ihre Zeugung trotz Verhütung nicht zu erklären gewesen …

Ich muss dieses Etwas, an das ich glaube, gar nicht »Gott« nennen, das tu ich aber nun mal – warum auch nicht? Ich glaube jedenfalls, dass es neben unserer irdischen Existenz noch etwas gibt, und ich glaube nicht an Zufälle. Ich bin fest davon überzeugt, dass mir nichts passiert, das ich nicht auch in der Lage wäre, zu meistern. Und ich glaube, dass man nichts erzwingen kann oder sollte. Nach einem gescheiterten Vorhaben tritt eben etwas anderes zutage.

Mein ältester Sohn, Leon, wollte nach seinem Abi ein Freiwilliges ökologisches Jahr machen. In seinem favorisierten Bundesland bekam er aber keinen Platz. In dieser Situation erinnerte ich mich daran, wie er einmal sehnsüchtig erzählt hatte, ein Freund von ihm gehe für ein Jahr nach Kanada, um dort *Work and Travel* zu machen. Für ihn selbst, hatte er damals traurig gesagt, käme das ja nicht infrage, weil wir dafür kein Geld hätten. Also setzte ich mich an den Rechner und fand heraus, dass die Sache gar nicht so teuer war, und schickte ihm ein paar Links. Nun ist er in Neuseeland.

Langer Rede kurzer Sinn: In dem Moment, als er keine Stelle zu bekommen schien, habe ich das als Zeichen gedeutet, dass es für ihn etwas anderes, Besseres gibt. Auf diese Weise lebe ich mein Leben und das bedeutet es für mich, gläubig zu sein. Ich sammle mich jeden Abend vor dem Schlafengehen und bete. Ein Gebet, das ich mir ausgedacht habe, als ich elf Jahre alt war. Seitdem gab es keine Nacht, in der ich ohne Gebet eingeschlafen bin. Dann habe ich das Gefühl, ich nehme mich noch einmal kurz zusammen, bevor ich mich in den Schlaf fallen lasse. Denke an den verbrachten Tag mit seinen Höhen und Tiefen, werde mir meiner selbst, meiner Kinder und meines Lebens klar. Ich glaube, dass ich durch dieses Ritual Dinge bewältige, die andere vielleicht nicht schaffen. Es ist auch diese Art zu leben, die mich meiner Intuition und meinen Instinkten vertrauen lässt. Etwas, was mich in meinem Beruf schon oft in Sekundenbruchteilen die richtige Entscheidung hat treffen lassen, wie sich hinterher herausstellte.

Leider haben nicht nur viele Schwangere dieses Vertrauen in sich und buchstäblich ihren Bauch verloren, sondern auch manche Geburtshelfer, egal ob Hebamme oder

Arzt. Je höher man in einer Klinik den Sicherheitsstandard setzt, umso mehr Instinkte werden unterdrückt und umso mehr herrscht ein Klima aus Angst und Vorsicht.

Daraus können sich dann wieder andere Komplikationen ergeben …

Wie bei Katharina.

Wie immer stand ich morgens in der Küche und schmierte Pausenbrote, während die Empfänger derselben noch mit Zähneputzen beschäftigt waren. Ich war gerade beim letzten Brot angelangt, als das vertraute *Düt-dü-düt-düt-düt* zum ersten Mal an diesem Tag erklang. Es war Katharina. Sie hatte schon die ganze Nacht über Wehen, aber nun wurden sie wirklich schmerzhaft und kamen alle drei bis fünf Minuten.

»Okay«, sagte ich. »Dann treffen wir uns in der Klinik.«

»Musst du in den Kreißsaal, Mama?«, fragte Liv, nachdem ich aufgelegt hatte.

Ich nickte: »Ja, mein Schatz, aber das macht nichts, du musst nämlich auch in den Kindergarten!«

Liv sah mich skeptisch an. Sie schien zu überlegen, ob ihr diese Information gefiel oder nicht. Ich scheuchte die Schulbande aus dem Haus, hängte mir meine Handtasche und meine Arbeitstasche – es standen auch noch vier Hausbesuche auf dem Programm – über die Schulter, klemmte mir Liv unter den Arm und verließ das Haus, das Handy am Ohr und den Autoschlüssel in der Hand. Ich rief meine Schwester an.

»Morgen Rebecca!«

Rebecca muss immer in die Bresche springen, wenn es bei mir eng wird – und das wird es oft. Ich wüsste nicht, was ich ohne sie tun würde.

»Ich muss in den Kreißsaal, kannst du bitte meinen

Rückbildungskurs absagen? Katharina kriegt ihr erstes Kind, kann dauern.«

»Alles klar, Chef! Bin quasi schon dabei«, sagte Rebecca und legte auf.

Livs Kindergarten liegt direkt hinter dem Marienkrankenhaus, das ist sehr praktisch. So verliere ich morgens keine Zeit und kann sie um 15 Uhr, wenn Schließzeit ist, einfach schnell rüber in den Kreißsaal holen, falls ich dann noch nicht durch bin mit der Geburt. In ihrem zarten Alter durfte sie schon eine ganze Menge frisch geschlüpfte Kinder begutachten und hat auch bereits einiges andere mitbekommen.

Einmal hatte ich kurzfristig zu einem Kaiserschnitt in die Klinik gemusst und hatte sie darum zu einer Freundin gebracht, die einen Sohn im gleichen Alter hat.

Als der Vater des Jungen nach Hause gekommen war, hatte er Liv gefragt, wo denn die die Mama sei.

»Die ist bei einem Kaiserschnitt«, gab Liv bereitwillig Auskunft. Der Vater, ein US-Amerikaner, hatte Liv nicht richtig verstanden und darum noch einmal nachgefragt.

»Das ist, wenn das Baby nicht normal geboren werden kann und durch den Bauch geschnitten wird«, hatte sie doziert.

»Oh, das tut bestimmt weh«, hatte der Vater geantwortet.

»Ja, sehr«, hatte Liv erklärt. »Aber weißt du, wenn die Babys normal geboren werden, dann tut das auch ganz schön weh. *Aahhhh* schreien die Mütter dann. Aber da muss man dann halt mal die Zähne zusammenbeißen!«

Ich bin in herzliches Gelächter ausgebrochen, als meine Freundin mir davon erzählt hatte.

Doch heute war Liv nicht dabei, zumindest vorerst nicht. Wer auch noch nicht zugegen war, war Katharina. Ich kramte darum schon einmal ihre Akte aus dem Schrank. Außer einer Ärztin und Arnie war im Kreißsaal noch ein mir unbekannter Weißkittel anwesend, der noch etwas grün hinter den Ohren wirkte.

»Guten Morgen«, sagte das blässliche Jüngelchen. »Ich heiße Peter, ich bin Famulant.«

Ich lächelte ihn an und stellte mich vor. Die armen Medizinstudenten müssen einen Einsatz im Kreißsaal absolvieren, ganz egal, welche Fachrichtung sie später eigentlich einschlagen wollen. Das gilt selbst für angehende Zahnärzte oder Orthopäden. Auch dieser junge Mann machte, gemessen an seiner doch sehr mäßigen Begeisterung, bei uns zu sein, auf mich den Eindruck, als würde er nach Abschluss seines Studiums nicht in der Frauenklinik landen. Ich tippte eher auf Dermatologie oder Hals-Nasen-Ohren.

Es klingelte, und Katharina kam mit ihrem Mann herein. Sie wirkte noch recht entspannt, das Kind schien nicht kurz vorm Rausfallen zu sein. Wäre auch zu schön gewesen. Ich brachte sie in einen freien Entbindungsraum und nachdem die 30 Minuten des Aufnahme-CTGs geschrieben waren, untersuchte ich sie: Die Öffnung des Muttermundes lag bei drei Zentimetern, das Gewebe war schön weich, aber nicht belastet, das heißt, der Kopf des Babys übte noch nicht wirklich Druck aus.

Ich empfahl ihr, noch einmal das Krankenhaus zu verlassen und mit ihrem Mann ein Stündchen im Park spazieren zu gehen. Vielleicht hatten die beiden auch noch Lust, irgendwo etwas zu frühstücken? Katharina war einverstanden und verzog sich mit ihrem Ehemann. Als sie zwei Stunden später wiederkam, waren die Wehen deutlich stärker. Ich bot ihr ein warmes Kirschkernkissen für ihren schmerzenden Rücken an. Sie fand die Idee super, ich holte das Kissen aus dem Schrank und begab mich damit zur Mikrowelle im Hebammenzimmer. Aha, hier hielt sich also der Grünschnabel vor unangenehmen Aufgaben versteckt! Der Student saß am Tisch und las in einer Zeitschrift. Ich pfefferte das Kirschkernkissen ein wenig zu schwungvoll in die Mikrowelle und knallte die Tür zu.

»Sag Bescheid, wenn es brennt«, scherzte ich in Richtung des Jungspundes und ging zu Katharina rüber, um ihr schon mal das CTG umzuschnallen. Als ich wieder auf den Gang trat, hörte ich ein Knistern aus dem Hebammenzimmer. Ein Knistern? Ich versuchte das Geräusch einzuordnen, aber es gelang mir nicht – und dann rannte ich. Tatsächlich, das Hebammenzimmer hatte plötzlich einen verglasten Kamin: Die Mikrowelle stand in Flammen, hinter der Tür loderte ein hübsches Feuerchen. Mit einem halben Hechtsprung war ich an der Klappe, zog das brennende Kirschkernkissen an der einzigen noch unversehrten Ecke heraus, ließ es auf den Boden plumpsen und trampelte wie verrückt darauf herum, um die Flammen zu löschen. Dabei barst das von den Flammen zerfressene Kissen, die Kirschkerne spritzten in alle Richtungen und verbreiteten das angenehme Odeur gebrannter Mandeln. Der Famulant saß noch immer mit der Zeitschrift an seinem Platz und sah mir mit offenem Mund dabei zu.

»Ich habe dir doch gesagt, du sollst Bescheid sagen, wenn es brennt!«, beschwerte ich mich.

Der Junge sah erst mich an, als sei ich des Wahnsinns fette Beute, dann sackte sein Blick in Richtung Fußboden, wo die Kerne bis in die entlegensten Ecken unseres Aufenthaltsraums kullerten. Zum Duft gebrannter Mandeln gesellte sich aus irgendeinem Grund nun noch der Geruch eines herzhaften Barbecues, der sich im gesamten Kreißsaal und vermutlich darüber hinaus ausbreitete. Als ich ein

Kehrblech holte und begann, die Bescherung aufzukehren, kam – endlich – Bewegung in den Studenten und er half mir, die Kerne unter den Schränken herauszupulen. Tja, das hatte er nun von seinem Versteckspiel.

Eine Stunde später betrat Arnie den Kreißsaal. Er hob die Nase und schnüffelte.

»Habt ihr heimlich angegrillt und mir nicht Bescheid gesagt? Da wär ich doch früher gekommen!«

»Ich wollte bloß ein Kirschkernkissen aufwärmen«, erklärte ich wahrheitsgetreu.

»Ach so«, sagte Arnie. »Und da hast du dir gedacht, du stellst die Mikro mal gleich auf 30 Minuten, oder wie?«

Arnie betrachtete mich belustigt.

»Nee, du Klugscheißer. Das Kissen hat schon nach einer Minute Feuer gefangen, weil irgendein Schluri beim Aufwärmen gekleckert und nicht wieder sauber gemacht hat. Ich habe die Sache detektivisch analysiert: Da war ein Tropfen Soße in der Mikro und zwar nicht auf der gläsernen Drehscheibe, sondern davor auf dem Metall. Ein Zipfel des Kissens hing genau in der Soße und hat ruckzuck Feuer gefangen.«

Arnies Grinsen wurde breiter.

»Aha, du hättest also bald die Bude hier abgefackelt!«

Er schubste mich neckend.

»Klar, ich bin doch immer schuld«, gab ich zurück. »Würde mich nur interessieren, wer sich da gestern sein Gulasch warm gemacht hat. Was gab's denn bei dir vorgestern zu essen?«

Ich pikte ihm mit spitzem Finger in die Seite.

»Na? Gulasch? Gib's zu!«, frotzelte ich. »Da hast du dir am Montag den Rest mit hergenommen und aufgewärmt!«

Jetzt war ich diejenige, die grinste.

Er beugte sich zu mir nach vorne und steckte mir nun seinerseits einen Finger zwischen die Rippen.

»Selbst wenn, das kannst du nicht beweisen«, flüsterte er mir ins Ohr.

»Oh doch!«, flüsterte ich zurück. »Du riechst nämlich immer noch nach Gulasch!«

Ich rümpfte die Nase und wandte mich schnell ab. Es stand 1:1, das wollte ich nicht gefährden.

Katharinas Entbindung zog sich in die Länge.

Sie wollte unbedingt eine PDA, und da ihr Muttermund erst fünf Zentimeter offen war und das Ende nicht abzusehen, stimmte ich ihr zu. Sie war eine ziemlich verkopfte und sensible Person, sie erinnerte mich ein wenig an Lisa, die Frau in Chanel. Ich fand es schon gut, dass Katharina es bis hierher ohne PDA geschafft hatte. 30 Minuten später lag die PDA. Drei weitere Stunden später war der Muttermund vollständig geöffnet, der Kopf des Babys näherte sich der Beckenmitte und ich stellte den Tropf der PDA aus.

Eigentlich hätte Katharina jetzt schon Pressdrang gehabt, aber diese PDA hier saß zu gut, sie spürte nichts. Das kommt schon mal vor: Wenn die PDA zu viel Gefühl nimmt, versagen die Muskeln, zu denen ja auch die Gebärmutter gehört, vorübergehend den Dienst. Erst eine weitere Stunde später kam das Gefühl langsam wieder, wenigstens bemerkte Katharina einen unangenehmen Druck nach unten. Ich untersuchte sie erneut, der Kopf war jetzt deutlich in der Beckenmitte, und ich sagte ihr, sie könne einmal probieren, mitzuschieben. Sie versuchte, was sie konnte, leider kam dabei nicht viel Druck unten an.

Die Herztöne des Ungeborenen verschlechterten sich bereits. Ich fluchte innerlich über die vermaledeite PDA, die es Mutter und Kind am Schluss leider oft schwerer macht als nötig. Das Kind müsste nun eigentlich auf die Welt kommen, die Mutter hat aber das Gespür dafür nicht.

Ich lief zu Sandra, der Ärztin im Dienst.

»Sandra, ich muss mal kurz mit dir über Frau Böker sprechen.«

Sandra saß hinter der Kommandozentrale im Flur.

»Sie ist jetzt seit einer guten Stunde vollständig. Der Kopf ist gut in der Beckenmitte, aber die Frau hat durch die PDA kaum Gespür zum Mitschieben und das CTG wird allmählich ein wenig unschön. Ich würde gerne Arnie zur VE holen.«

VE ist unser Kürzel für die Vakuumextraktion, so heißt die Entbindung mit Saugglocke.

»Aber warum kristellern wir nicht erst einmal?«, fragte Sandra. »Lass uns das doch erst versuchen, bevor wir Arnie rufen!«

Sie sah mich auffordernd an.

»Halte ich für keine gute Idee, das bringt nix«, sagte ich. »Damit verschlechtern wir nur die Herztöne noch weiter. Das Gewebe von Frau Böker ist zu fest und danach zu urteilen, wie der Kopf jetzt steckt, glaube ich nicht, dass das was bringt. Der kommt so nicht tiefer.«

»Ach Quatsch, wir probieren das jetzt erst einmal«, wischte Sandra meine Bedenken beiseite und stand auf.

Sandra war die Ärztin und damit mir gegenüber weisungsbefugt. Außerdem war sie eine gestandene Medizinerin und kein junges Küken mehr. Sie schritt also voran ins Entbindungszimmer, wo sie Katharina freundlich anlächelte.

»Sie haben es ja fast geschafft, aber ihr Baby will jetzt raus, und da helfe ich Ihnen mal ein wenig mit«, erklärte sie. »In der nächsten Wehe holen Sie wieder tief Luft, und schieben mit, so wie vorher auch, und ich schiebe von oben aus auf Ihrem Bauch mit. Einverstanden?«

Katharina nickte, was sollte sie auch machen? Und was sollte ich schon machen? Sollte ich sagen: »Ich glaub nicht, dass das hier was bringt, aber wir müssen das leider tun, Frau Doktor wünscht es so?«

Es war einer dieser Momente, in denen ich die Hierarchien verfluchte

Über zwei Wehen hinweg versuchte Sandra nun, das Kind durch Druck von außen in Richtung Ausgang zu schieben. Ohne Erfolg. Das Köpfchen hatte sich keinen Deut nach unten bewegt. Nur die Herztöne waren – wie von mir erwartet – schlechter geworden.

»Okay, das haben wir probiert. Können wir dann jetzt bitte Dr. Arnold holen?«, fragte ich ungeduldig. Ich klang klar verärgert, aber das war mir egal. Sandra sagte nichts, sondern verließ achselzuckend den Raum und ich bereitete das Bett für eine Saugglockenentbindung vor. Dabei erklärte ich Katharina, was wir jetzt tun würden. Meine Kollegin Heike, die Dienst hatte, schob mir schon einmal das VE-Gerät herein.

Arnie erschien in der Tür, warf einen schnellen Blick auf das CTG und stellte sich Katharina kurz vor.

»So, wir helfen Ihnen jetzt von unten«, sagte er. »Sie brauchen keine Angst zu haben, hören Sie nur immer auf das, was Esther Ihnen sagt.« Nachdem er sich noch einmal vom Höhenstand des Köpfchens überzeugt hatte, setzte Arnie die Saugglocke an.

Keine drei Minuten später war Katharina glückliche Mutter eines kleinen Jungen. Der pH-Wert des Babys war kontrollbedürftig, aber nicht kritisch, und der Kontrollwert kurze Zeit später dann tatsächlich einwandfrei.

Alles war gut gegangen.

Doch nichts geschieht aus Zufall, davon bin ich, wie gesagt, überzeugt.

Eine Woche später: gleicher Ort, gleiches Team, andere Schwangere. Pamela hatte beim ersten Kind einen Kaiserschnitt aufgrund einer Infektion gehabt. Die Infektion war längst überstanden, es gab folglich keinen Grund, beim zweiten Kind nicht normal zu entbinden. Um den Termin herum bekam sie Wehen und einen Blasensprung. Die Geburt lief normal zügig, allerdings war Pamela recht bald ziemlich fertig und wünschte sich eine PDA.

Ich stöhnte innerlich. Schon wieder.

Ich bin selten glücklich darüber, wenn eine Frau eine PDA haben will. Die Geburt wird durch eine PDA nun mal oft unnötig verlängert. Eine weitere Nebenwirkung ist, dass die Frauen den normalen Wehenschmerz nicht mehr von Schmerzen unterscheiden können, die auf eine andere Ursache hindeuten und auf die die Geburtshelfer – Ärzte wie Hebammen – eigentlich sofort reagieren müssten.

Doch wenn eine Frau die Schmerzen nicht mehr aushält oder sie durch den Schmerz verkrampft, dann ist das natürlich kontraproduktiv. Pamela sollte also ihre PDA bekommen. Vorher wurde noch ein Ultraschall gemacht, da sie über Schmerzen an der linken unteren Bauchhälfte klagte. Die Ärztin Sandra schaute sich den gesamten Bauchbereich genau an. Die alte Kaiserschnittnaht war gut zu sehen, es gab keine Auffälligkeiten. Der PDA stand nichts im Wege. Das Legen der Periduralanästhesie verlief ohne jegliches Problem, Pamela war kurze Zeit später schmerzfrei und so gelöst, dass sie fast eindöste. Allerdings währte ihre Entspannung nicht sehr lange. Ungefähr eine Stunde später sagte sie, sie habe Druck auf dem Po. Ich untersuchte sie. Tatsächlich war der Muttermund komplett geöffnet, der Kopf des Babys befand sich kurz vor der Beckenmitte. Wir nennen das –1. Ich wartete die nächste Wehe ab, die das Kind auf +1 vorschob, bei +4 wäre der Beckenboden erreicht.

»Oje, es drückt so, darf ich nachgeben?«, keuchte Pamela bittend.

»Ja, das ist okay«, beruhigte ich sie. »Du darfst jetzt auch mitschieben.«

»Grrrrr«, knurrte sie und gab dem Druck nach. Jetzt war das Köpfchen schon auf +3.

Dann warf ich einen Blick auf die Herztöne – und hielt die Luft an: Die Herztöne tanzten Boogie. Sie fielen ab, doch während des Abfallens schienen sie sich gleichzeitig auch wieder berappeln zu wollen und pendelten auf diese Weise hoch und runter, von Herzschlag zu Herzschlag unterschiedlich. Prinzipiell ist so etwas kein Grund zur Panik. Das Kind war schon fast da, ich hatte so kurz vor der Geburt schon weitaus schlechtere CTGs gesehen. Trotzdem war ich seltsam alarmiert.

»Pamela, ich hole einen Arzt dazu«, sagte ich ruhig. »Bin sofort wieder da.«

Hebammenkollegin Heike saß an der Theke des Kreißsaales.

»Könntest du bitte sofort Arnie anrufen und das VE schon einmal vor die Tür stellen?«, bat ich sie. Dann ging ich zurück zu Pamela.

»Pamela, dem Baby geht es nicht so gut«, erklärte ich. »Ich bereite gerade alles für eine Saugglocke vor.«

Sie sah mich ernst, aber nicht verwundert an. Nüchtern entgegnete sie: »Ja, ich habe auch auf einmal wieder so Schmerzen. Aber diesmal auf der rechten Seite.«

Sie zeigte auf ihren Bauch.

Bei der nächsten Wehe ließ ich Pamela zwar dem Druck nachgeben, aber bat sie vorsichtshalber, nicht aktiv mitzuschieben. Meine Intuition beharrte störrisch darauf, dass hier etwas nicht in Ordnung war. Ganz und gar nicht in Ordnung. Ich sah durch die halb offene Tür des Entbindungszimmers, wie Arnie im Kreißsaal erschien. Auch Sandra als diensthabende Ärztin war inzwischen aufgetaucht. Ich hatte sie noch nicht informiert, obwohl sie eigentlich die zuständige Ärztin gewesen wäre. Das war zwar formal nicht korrekt von mir, aber ich wollte, dass Arnie sich erst ein Bild machte. Vor allem wollte ich nicht riskieren, dass Sandra sofort wieder anfing zu kristellern.

»Was ist denn los?«, wandte sich Arnie an Sandra.

»Ich weiß nicht«, entgegnete Sandra leicht schnippisch mit Blick auf die Saugglocke, die vor dem Zimmer bereit stand. »Esther meint offensichtlich, wir brauchen ein VE ...«

Arnie beachtete sie nicht weiter, sondern kam ins Entbindungszimmer.

»Hallo, Arnold ist mein Name«, stellte er sich Pamela vor.

Er sah erst das CTG an, dann mich, dann nickte er.

»Ihrem Baby gefällt wohl gerade etwas nicht, wir helfen jetzt ein wenig von unten nach ...«, erklärte er ohne Umschweife.

Kurz darauf war die kleine Valerie auf der Welt.

Aber irgendwas stimmte hier trotzdem nicht. Pamela wirkte mitgenommener, als es für eine Geburt mit PDA normal war, und vor allem das Baby machte einen müden Eindruck. Träge lag die Kleine in meinen Armen. Ich rubbelte sie ordentlich mit dem Handtuch trocken, trotzdem dauerte es seine Zeit, bis sie ihren ersten kleinen Baby-Krächzer von sich gab. Auch ihr Nabelschnur-pH-Wert war nicht gut. Nicht extrem schlecht, aber eben viel schlechter, als man es aufgrund des CTG hätte erwarten können.

Während ich mit dem Baby befasst war, tastete Arnie nach der alten Sectionaht. Plötzlich zog er düster die Brauen zusammen: »Ruptiert! Ich bin mit der Hand im Bauchraum. Sofort in den OP!«

Zum Glück hat der Kreißsaal im Marienkrankenhaus einen OP, sodass alles Weitere wirklich schnell ging. Die Anästhesisten waren sofort zur Stelle und keine zehn Minuten später lag Pamela im Tiefschlaf. Sie hatte eine Ruptur über die gesamte Kaiserschnittnaht vom vorigen Mal erlitten. Nicht nur das: An der rechten Seite der aufgegangenen Naht gab es einen Riss hinunter bis in den Gebärmutterhals. Arnie tat alles, um Pamela den Uterus zu retten – und er schaffte es.

Ich beglückwünschte mich insgeheim, dass ich auf mein Gefühl gehört und nicht den »korrekten Dienstweg« eingehalten hatte. Ohne meine Erfahrung mit Sandra in der vorhergehenden Woche hätte ich mich sicher anders verhalten. Aber hätte ich als Erstes Sandra informiert, die eigentlich die für Pamela zuständige Medizinerin war – Arnie betreut als Oberarzt eben eigentlich nur Privatpatienten – hätte die eventuell wieder versucht, zu kristellern und dem suspekten CTG vielleicht nicht die nötige Aufmerksamkeit geschenkt. Ob das Kind diese Zeitverzögerung ohne Schaden zu nehmen überstanden hätte, ist fraglich. Ob Pamela ihre Gebärmutter hätte behalten können erst recht.

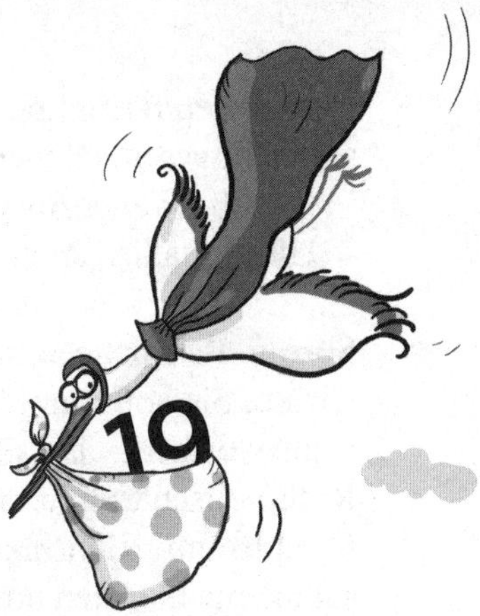


# ÜBERRASCHUNGEN

Mit dem Ultraschall ist das so eine Sache.

Die meisten werdenden Eltern sind es heute gewohnt, dass Ärzte die Schwangerschaft bis ins Detail per Ultraschall observieren, als sei das eine Garantie für Unversehrtheit. Eine Versicherung gegen das Schicksal. Dadurch wird immer weniger gefühlt und stattdessen immer mehr gesehen. Ein Ultraschallbild, besonders ein ganz modernes, hochauflösendes, auf dem man die winzigen Zehennägel des Babys erkennt, gaukelt Objektivität vor. Dabei handelt es sich in Wahrheit immer nur um einen Momentausschnitt.

Plötzlich erscheinen Dinge als potenzielle Gefahr, die eigentlich ganz natürlich sind und von denen man ohne dieses schwammige schwarz-weiße Bild, das da auf dem Monitor vor sich hin wabert, gar nichts wüsste. Oder aber man wiegt sich in trügerischer Sicherheit.

So waren ja auch meine rätselhaften Blutungen nach dem Unfall auf der A 66 von drei verschiedenen Medizinern auf drei unterschiedlichen Ultraschallgeräten jeweils anders gedeutet worden. Und dann gab es da noch das angeblich zwergwüchsige afrikanische Baby oder den Fall von

Jessica, deren Kind per Ultraschall mehr als ein halbes Kilo zu leicht geschätzt worden war.

Das sind keine Ausnahmen.

Ultraschallirrtümer gibt es eigentlich ständig.

So zum Beispiel geschehen bei einer Schwangeren namens Ulrike. Sie sollte unter der Geburt von Eva oder mir betreut werden – je nachdem, wer von uns zweien gerade Rufbereitschaft haben würde, wenn die Wehen einsetzten. Die Idee mit der Praxis war, dass wir die Frauen gemeinsam kennenlernten und die Schwangere auf jeden Fall eine Hebamme, die sie gut kannte, bei der Geburt dabeihatte. Eva war mein Back-up, ich war ihres.

So saßen wir also beide mit Ulrike zusammen in unserem Vorfreuderaum, wie zuvor schon zwei Mal. Ulrike war 36, erwartete ihr erstes Kind und war inzwischen im siebten Monat. Bis jetzt war ihre Schwangerschaft unspektakulär und entspannt verlaufen. Normalerweise versprühte die Frau mit den bunten Hippiekleidern eine ansteckende Fröhlichkeit, doch heute wirkte sie ernster als sonst.

»Also, ich würde gerne wissen, was ihr davon haltet …«, sagte sie, schob sich die Brille auf der Nase zurecht und begann zu erzählen. Ihre Gynäkologin hatte beim Ultraschall vor zwei Wochen bei ihrem Fötus eine Auffälligkeit der Nieren vermutet. Darum hatte sie Ulrike zur Sicherheit zum Spezialultraschall bei einem sehr renommierten Spezialisten überwiesen, dafür war sie am Vortag mit ihrem Mann Carsten extra von Frankfurt ins Rheinland gefahren.

»Und?«, fragte Eva.

»Das war ganz unheimlich«, sagte Ulrike. »Der Arzt ist bestimmt eine halbe Stunde auf meinem Bauch hin und hergefahren mit seinem Ultraschallding. Er hat die ganze Zeit nur auf den Bildschirm gestarrt und nichts gesagt.

Casi hat neben mir gestanden und immer wieder gefragt: ›Aber der sieht doch gut aus, der Kleine, oder? Der ist doch total fit, oder?‹, aber der Arzt hat einfach nicht reagiert. Null. Und ich habe die ganze Zeit versucht zu erraten, was er da wohl an unserem Kind sieht.«

Ulrike sah aus, als wolle sie den schweigenden Doktor jetzt noch schütteln.

»Ja, und als er endlich mit seinem Herumgeeiere auf meinem Bauch fertig war, hat er uns angeguckt und heruntergeleiert, der Kleine hätte gestaute Nieren, keinen Magen und außerdem eine ›singuläre Nabelschnurarterie‹. Da hat er dann gesagt, das stehe häufig im Zusammenhang mit Fehlbildungen und er tippe auf eine Trisomie.«

Eva und mir klappte fast die Kinnlade herunter, doch Ulrike wirkte erstaunlich gefasst. Und das, obwohl sie als Kunsttherapeutin mit Behinderten arbeitete und eine genaue Vorstellung davon haben musste, was auf sie zukäme.

»Aber wisst ihr was?« Ulrike lächelte jetzt plötzlich. »Ich glaube das nicht! Ich habe das Gefühl, mit dem Baby ist alles okay! Außerdem hat meine Frauenärztin vorher schon den Magen gesehen, der wird sich ja wohl nicht einfach in Luft auflösen, oder?«

»Nein«, pflichtete Eva bei. »Wenn der einmal da war, ist er immer noch da.«

Mehr sagte sie nicht, aber es war klar, was sie dachte. Natürlich konnte sich auch einer der beiden Ärzte verguckt haben. Die Frage war nur, wer. Hatte die Gynäkologin mit dem gewöhnlichen Ultraschallgerät einen Magen gesehen, wo keiner war, oder hatte der Spezialist mit dem hochauflösenden Superbild keinen entdeckt, obwohl es einen gab? Oder hatten sich vielleicht beide geirrt?

Wir verabschiedeten uns und wünschten Ulrike und dem Baby alles Gute, ein seltsames Gefühl blieb.

Wegen eventueller sofort behandlungsbedürftiger Fehlbildungen sollte Ulrike nun in der Uniklinik entbinden und nicht, wie eigentlich geplant, mit uns im Marienkrankenhaus. Eva würde aber die Nachsorge übernehmen.

Am Morgen nach Ulrikes Entbindung war Eva schon in der Praxis, als ich reinkam. Sie hantierte mit dem Wasserkocher in der Teeküche.

»Hi Esther«, sagte sie. »Hab eben mit Ulrike telefoniert.«

»Und?«, fragte ich und lehnte mich an den Türrahmen. »Was war denn nun mit dem Baby?«

»Tja, der Herr Superdoktor hatte recht«, antwortete sie. Ich konnte Evas Gesicht nicht sehen, sie nahm gerade eine Tasse aus dem Schrank und einen Teebeutel aus der Earl-Grey-Dose. Mir sank das Herz. Die arme Ulrike, was für ein Schock, und sie war doch so überzeugt gewesen, dass alles in Ordnung sei.

»Allerdings hatte er nur in einem einzigen Punkt recht«, sagte Eva in meine Gedanken hinein. »Der kleine Lars hat gestaute Nieren.«

Sie goss sprudelndes Wasser über ihren Teebeutel, stellte den Wasserkocher ab, drehte sich zu mir um und lächelte triumphierend.

»Das war alles? Gestaute Nieren, sonst nichts?«, fragte ich.

»Genau«, sagte Eva. »Der Magen ist da und auch sonst alles andere. Von Trisomie keine Spur.«

»Oh Mann!«, entfuhr es mir. »Dafür die ganze Aufregung. Das erinnert mich an deine Frau mit der Anhydramnion-Geschichte …«

Eva nickte und grinste: »Ganz genau!«

Die Geschichte mit dem Anhydramnion hatte mir Eva einmal im Marienkrankenhaus in unserem Personalzimmerchen erzählt, kurz nachdem wir uns kennengelernt hatten.

Als Anhydramnion bezeichnet man den Zustand, wenn sich in der Fruchtblase kein Fruchtwasser befindet. Dafür kann es unterschiedliche Ursachen geben. Zum Beispiel kann das ein Zeichen einer Flüssigkeitsunterversorgung des Fötus durch den Mutterkuchen sein – das geschieht manchmal gegen Ende der Schwangerschaft. Oder ein Hinweis auf eine Fehlbildung beim Ungeborenen, einen Defekt von Blase oder Harnleiter, wenn das Kind zwar in der Lage ist, Fruchtwasser zu trinken, es aber nicht wieder ausscheiden kann.

Wie dem auch sei: Das Kind liegt bei einem Anhydramnion im wahrsten Sinne des Wortes auf dem Trockenen und das birgt diverse Gefahren. Die Gliedmaßen können verformen, weil die Pufferwirkung des Fruchtwassers fehlt. Aus dem gleichen Grund kann sich das Kind die Nabelschnur und damit die eigene Versorgung abdrücken und sterben. Wird die Diagnose Anhydramnion gestellt, gibt es darum in der Regel nur eine Lösung, sofern das Baby ein überlebensfähiges Alter erreicht hat: die rasche Geburtseinleitung, damit das Kind geboren wird, bevor ihm im Mutterleib etwas passiert.

Eva hatte eine Frau betreut, bei der man einige Wochen vor dem errechneten Termin ein solches Anhydramnion per Ultraschall diagnostiziert hatte. Die Geburt war eingeleitet worden, die Frau hatte Wehen bekommen.

Als Eva gerade nach dem Geburtsfortschritt hatte schauen wollen, hatte sie nicht mehr ausweichen können – sondern war von einer Woge Fruchtwasser überspült worden …

Einige Zeit nach der Sache mit Ulrike kam Mia zu uns.

Mia hatte anderthalb Jahre zuvor ihr erstes Kind unter

meiner Betreuung zur Welt gebracht, und weil sie mich kannte, meldete sie sich schon in der Frühschwangerschaft bei mir und Eva. Doch eines Tages erschien sie ganz aufgelöst in der Praxis. Ihr Gesicht war gerötet und es sah aus, als ob sie geweint hatte.

Dann erzählte sie.

Mia war 38 und galt damit als Spätgebärende, darum hatte sie in der zwölften Schwangerschaftswoche bei ihrem Frauenarzt per Ultraschall eine Nackentransparenzmessung durchführen lassen. Diese Nackenfaltenmessung kann erste Anzeichen liefern, ob eventuell ein genetischer Defekt vorliegt, zum Beispiel eine Trisomie 21, das sogenannte Down-Syndrom.

»Mein Arzt hat gesagt, der Wert liegt so weit über der Norm, er könne mir keine Hoffnung auf ein gesundes Kind machen«, sagte Mia und begann zu weinen. »Ich habe jetzt einen Termin zur Fruchtwasseruntersuchung – und ich hab furchtbare Angst.«

Ich nickte und legte ihr verständnisvoll die Hand auf den Unterarm.

Die Nackenfaltenmessung des Fötus gibt zwar nur Hinweise auf mögliche Krankheiten, begründet also keine sichere Diagnose, aber in vielen Fällen wird sie bestätigt. Ob allerdings tatsächlich eine genetische Anomalie vorliegt, lässt sich erst eine Fruchtwasseruntersuchung feststellen, dann allerdings mit nahezu 100-prozentiger Sicherheit: Bei der Amniozentese werden mit einer dünnen Nadel Bauchdecke und Fruchtblase durchstochen, um aus dem Fruchtwasser DNA des Babys zu entnehmen. Diese Zellen werden dann unter dem Mikroskop untersucht. Es gibt immer ein geringes Risiko, dass durch den Eingriff eine Fehlgeburt ausgelöst werden kann – darum muss man gut abwägen, bevor man sich dazu entschließt. Falls sich bei der Untersuchung der Verdacht auf eine Behinderung bestätigt, stehen die Eltern dann vor der schweren Entscheidung, ob sie das Kind auch mit dieser Behinderung bekommen wollen oder nicht. Insgesamt eine sehr belastende Untersuchung. Erst recht, wenn man mit einer solch niederschmetternden Prognose hingeschickt wird wie Mia.

Ich riet ihr, sich nicht verrückt zu machen und erst einmal abzuwarten. Das war sicher leichter gesagt als getan, aber etwas anderes blieb weder ihr noch uns übrig.

Drei Wochen später saß Mia wieder bei mir.

»Ich habe vorgestern das Ergebnis der Amniozentese bekommen«, sagte sie und wirkte dabei, als wolle sie gleich wieder losheulen. *Shit*, dachte ich.

»Die Untersuchung hat ergeben, dass das Baby völlig gesund ist«, fuhr Mia mit Trauermiene fort und heftete ihren Blick auf den Elefanten über dem Untersuchungsbett, den Tristan vor langer Zeit einmal gemalt hatte. Ich überlegte, ob ich was an den Ohren hatte. Ihre Weltuntergangsstimmung passte so gar nicht zu dieser frohen Botschaft.

»Aber das ist doch ganz großartig!«, sagte ich fröhlich und sah Mia leicht verwundert an. »Freust du dich denn nicht?«

»Doch, sicher. Vorgestern war ich auch richtig happy.«

Mia zwang sich ein schiefes Lächeln auf die Lippen.

»Doch dann war ich bei meinem Gynäkologen und hab ihm davon erzählt und …«

Ich starrte sie an.

»… und Dr. Münter war überhaupt nicht erleichtert. Kein bisschen. Stattdessen wurde er richtig sauer und hat gefragt, ob ich sicher wäre, dass die das Fruchtwasser nicht verwechselt hätten, da im Labor.«

Sie machte eine Pause, holte mit fahrigen Fingern ein

Taschentuch raus und schnäuzte sich die Nase. »Das war das Einzige, was er gesagt hat. Und seitdem muss ich ständig darüber nachdenken: Was ist, wenn er recht hat? Ich kann ja schlecht noch eine Amniozentese machen.«

Ich wurde sauer.

Statt seinen völlig menschlichen Irrtum einzuräumen und sich zu entschuldigen, dass er Mia ungerechtfertigt in solche Panik versetzt hatte, suchte der Arzt lieber die Verantwortung bei jemand anderem als bei sich selbst – und erzeugte damit bei seiner armen Patientin noch mehr Angst, wo er eigentlich Sicherheit geben sollte.

Ich redete Mia gut zu. Dass das Labor einen Fehler gemacht hatte, war vielleicht theoretisch möglich, praktisch aber sehr unwahrscheinlich.

Ich behielt recht.

Mias Kind, die kleine Lea, kam ein halbes Jahr später vollkommen gesund zur Welt – und ihr Gynäkologe hatte eine Patientin weniger.

Irren kann man sich leider auch in die andere Richtung.

Zu Anfang meiner Laufbahn hatte ich die Bekanntschaft von Grazyna gemacht. Das erste Kind der zierlichen Polin war bei einer Kollegin zur Welt gekommen, die inzwischen in Pension gegangen war. Auch bei dem Baby, das Grazyna nun erwartete, war eine Nackentransparenzmessung durchgeführt worden und auch hier hatte die Messung einen erhöhten Wert ergeben.

Grazyna hatte wegen des Fehlgeburtsrisikos Angst vor einer Fruchtwasseruntersuchung, war jedoch bereit gewesen, sich zum Spezialultraschall überweisen zu lassen. Als ich sie danach besuchte, war sie sichtlich erleichtert: »Die Ärztin hat gesagt, sieht nicht aus wie Trisomie 21, kann ich sicher sein.«

Ich wollte sie gerade beglückwünschen, da fügte Grazyna hinzu: »Das Kind hat nur vielleicht einen winzig kleinen Herzfehler, aber nicht so schlimm!«

Ich hielt die Luft an.

Ich wusste nicht, was ich sagen sollte. Wie alle Hebammen hatte ich in der Ausbildung gelernt, dass Kinder mit einer Trisomie 21 auch in etwa 40 bis 60 Prozent aller Fälle an einem Herzfehler leiden. Von Grazyna konnte ich dieses Wissen nicht erwarten – von der Ärztin schon.

Ich sah Grazynas erleichtertes Lächeln, murmelte »Okay« und dachte: *Mist, wenn da nicht mal was schiefgelaufen ist!*

Hier hatte eine Ärztin durch ihre Aussage mutmaßlich dazu beigetragen, dass ihre Patientin zwar erleichtert war, aber sich in einer trügerischen Sicherheit wiegte. Für mich war das eine vertrackte Situation. Eine Hebamme soll die Schwangere in ihrem Selbstbewusstsein stärken und ihr die Verunsicherungen nehmen, die die Masse an Untersuchungen und Diagnosen heutzutage zwangsläufig nach sich zieht. Das Schlimme war, dass mir in diesem Moment in meiner Rolle als Hebamme nichts anderes übrig blieb, als den Mund zu halten. Ich musste meine Zweifel für mich behalten und Grazyna in ihrer heiklen Sicherheit belassen – als Hebamme die Diagnose eines Arztes anzuzweifeln ist genauso unprofessionell wie ein Arzt, der das Labor einer Fruchtwasserverwechslung bezichtigt.

Der Tag der Entbindung kam und weil das Baby nicht nur in Beckenendlage, sondern mit den Füßen voran lag, wurde es ein Kaiserschnitt.

Ich wartete zwischen Grazynas Füßen darauf, dass mir der operierende Arzt das Baby in den Arm gab. Als das Kind beim Anästhesisten auf dem Wärmebett lag und ich es genauer betrachtete, sah ich, dass etwas nicht in Ordnung war. Grazyna und ihr Mann Michael merkten jedoch nichts, denn sie bekamen ihre Tochter nur ganz kurz zu Gesicht. Der Herzfehler hatte sich bestätigt, das Baby war nicht sehr fit, es musste medizinisch versorgt werden und kam auf die Neugeborenen-Intensivstation im gegenüberliegenden Bürgerhospital.

Zwei endlose Tage dauerte es, bis der Kinderarzt den Eltern die Diagnose Trisomie 21 mitteilte. Zwei Tage, in denen ich weiter schweigen musste.

Die Beziehung zwischen der Hebamme und der von ihr betreuten Frau wird manchmal auf eine harte Probe gestellt. Diese Probe hatten Grazyna und ich nicht bestanden. Ich habe sie dann zwar noch über das Wochenbett betreut, aber ich bin nicht mehr an sie herangekommen. Mit ihrem Kummer hat sie sich privat an ihre erste Hebamme gewandt.

Diese Geschichte ist ein trauriges, aber gutes Beispiel für die Zweischneidigkeit der Überwachung einer Schwangerschaft per Ultraschall.

Kürzlich stellte sich eine Schwangere bei mir zum Kennenlerngespräch vor. Ich schlug ihren Mutterpass auf und war erst mal sprachlos. Die Zeilen, in denen die Vorsorgeuntersuchungen eingetragen werden, waren fast voll – in der 19. Schwangerschaftswoche.

Diese werdende Mutter war seit Beginn ihrer Schwangerschaft wöchentlich beim Frauenarzt gewesen, manchmal sogar zweimal die Woche. Und nicht nur das. Sie hatte auch noch jedes Mal einen Ultraschall bekommen – vorgeschrieben sind lediglich drei Ultraschalluntersuchungen in der gesamten Schwangerschaft.

Als ich sie fragte, was es damit auf sich habe, erklärte sie mir, dass sie vor der jetzigen Schwangerschaft einmal eine Fehlgeburt in der Frühschwangerschaft gehabt hatte.

Eine frühe Fehlgeburt kommt sehr häufig vor, oft merken die Frauen es nicht mal, sondern halten den Abort für eine etwas stärkere Menstruation. Der Körper stellt fest, dass etwas mit dem befruchteten Ei nicht stimmt, und stößt es ab. Eine sinnvolle und natürliche Selektion.

»Eine einzige Fehlgeburt?«, fragte ich ungläubig.

»Ja. Na und?«, antwortete sie angriffslustig. »Wenn ich mich durch die Untersuchungen besser fühle, was soll falsch daran sein?«

Ich wollte sie nicht vor den Kopf stoßen.

Trotzdem versuchte ich, aus ihr herauszubekommen, wie sie sich denn auf ihr Kind freuen wollte, wenn sie so viel Angst hatte, dass in der Schwangerschaft etwas passierte.

Ein Kind wird durch lückenlose Kontrolle nicht gesünder oder vor Komplikationen geschützt. Der Arzt kann auch nur einen Ist-Zustand beschreiben und in der 19. Schwangerschaftswoche ist er bei Komplikationen genauso hilflos wie jeder andere, denn das Kind wäre ja außerhalb des Mutterleibs noch gar nicht lebensfähig.

Die Patientin mit dem vollen Mutterpass war Beamtin und darum privat versichert. Aus meiner Sicht hat der behandelnde Gynäkologe die Angst der Frau vor einer erneuten Fehlgeburt ausgenutzt. An einer Schwangerenvorsorge mit Ultraschall – besonders in 3 D – kann ein Arzt mit einer Privatpatientin viel Geld verdienen. Mit einem ruhigen Gespräch und einer vernünftigen Vorsorge hätte er seiner Patientin mehr geholfen. So schürte er nur noch ihre Angst. Bei der Frau kam natürlich unterbewusst an, dass ihre Schwangerschaft labil sein muss und gleich was passiert, wenn man mal nicht guckt. Schließlich schien der Arzt die vielen Kontrollen als gerechtfertigt anzusehen.

Ich sagte der Schwangeren, dass sie ihr Kind ja nun

auch bald spüren würde. Und ob das ihr nicht auch helfen könne, sich mehr zu entspannen.

Darauf zuckte sie mit den Schultern und sah mich verständnislos an. Das Kind zu fühlen, schien ihr nicht genug zu sein.

Ich erklärte ihr, dass Ultraschall, vor allem 3-D-Ultraschall, im Verdacht steht, das untersuchte Gewebe zu erwärmen und für die ungeborenen Kinder einen ohrenbetäubenden Lärm zu verursachen. Natürlich hören die Babys nicht den Ultraschall selbst – dafür müsste es sich schon um ein Fledermausbaby handeln, das menschliche Ohr kann solch hohe Frequenzen nicht wahrnehmen. Doch die durch den Schall erzeugte Bewegung im Fruchtwasser und im umliegenden Gewebe könnte, so die Befürchtung der Kritiker, auf indirektem Weg hörbare Geräusche erzeugen. Vor einigen Jahren wurde der Hörtest bei Neugeborenen verbindlich eingeführt. Demnach leiden 6 bis 8 Prozent aller Neugeborenen an einer Hörschwäche. Zufall?

Die Angst um das Kind hört jedenfalls nie auf.

Ist es noch im Bauch, haben die Mütter Angst, es könnte sich die Nabelschnur abdrücken – wie Maxi. Ist es auf der Welt, kommt die Angst vor dem Plötzlichen Kindstod. Wenn das Kind läuft, wird daraus die Angst, dass es vor ein Auto rennt. Und immer werden wir Eltern Angst haben, dass jemand unserem Kind etwas antut.

Die Frage ist: Was ist die Konsequenz daraus? Implantieren wir künftig dem Ungeborenen ab dem dritten Schwangerschaftsmonat einen Mikrochip, der rund um die Uhr sämtliche biochemischen Daten an einen Zentralcomputer übermittelt, der wiederum sofort Alarm schlägt, sobald sich irgendeine Auffälligkeit ergibt? Legen wir bald alle unsere Babys auf einen elektronischen Melder, der Bewegungen im Schlaf misst?

Wer ist eine gute Mutter: Die, die ihr Kind den ganzen Tag mit Wii, PC und TV im Haus hält, weil sie Angst hat, ihrem Kind könnte draußen etwas passieren, oder die, die ihr Kind noch im Park spielen lässt?

Ich bin der Ansicht, dass Angst ein schlechter Ratgeber ist. Das war sie schon immer. Was nicht heißt, dass ich immer frei von ihr bin.

Und als die Sache mit Raffaela passierte, hatte ich sogar eine Scheißangst …

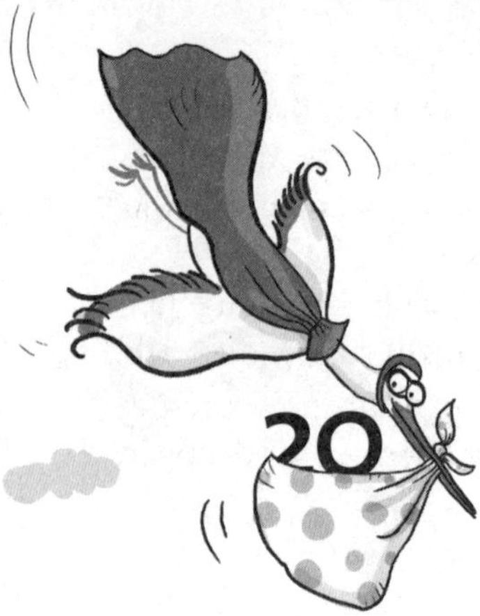

# 20 TRAUTES HEIM – GLÜCK ALLEIN?

Raffaela saß mir in unserem kleinen Vorfreuderaum gegenüber. Sie hatte ihr langes kastanienbraunes Haar zu einem lockeren Knoten im Nacken gebunden und sah mich ernst, aber freundlich an. Ihr Mann Claus lehnte entspannt im Stuhl neben ihr. Äußerlich war er ein typischer »Kreativer«: Er trug ein blondes Ziegenbärtchen, Jeans, Hemd, angesagte Turnschuhe und eine der zu diesem Zeitpunkt ultramodernen Retro-Hornbrillen. Wobei Letztere kein rein modisches Statement zu sein schien. Danach zu urteilen, wie riesig seine Augen hinter den Gläsern aussahen, war er ohne seine Brille blind wie ein Maulwurf. Ich fühlte mich wie unter einer Lupe betrachtet.

Mir wäre es lieber gewesen, Raffaela hätte ihren Gatten zu Hause gelassen. Ich habe nichts gegen Männer und sie können in einer Schwangerschaft eine große Stütze für ihre Frau sein, aber für mich als Hebamme geht es erst einmal darum, die Schwangere kennenzulernen. Mit ihr muss ich zurechtkommen und zum Teil auch sehr intime Details besprechen. Wenn nun deren Mann danebensitzt, herrscht sofort eine andere Atmosphäre. Die Gespräche sind weniger offen, wichtige Dinge bleiben manchmal aus

Scham unausgesprochen, was oft erst im Nachhinein herauskommt.

Erschwerend kam hier noch hinzu, dass auch das vierjährige Töchterchen der beiden mit von der Partie war. So gern ich Kinder habe – in ihrer Anwesenheit kann ich gewisse Fragen nicht stellen. Außerdem sind die Mütter nie richtig bei der Sache, weil die meisten Knirpse automatisch alle Aufmerksamkeit auf sich ziehen, es sei denn, es handelt sich um eins der seltenen stilleren Exemplare. Doch Nanda, das wurde gleich klar, war kein Kind der ruhigen Sorte. Bevor überhaupt einer der Erwachsenen den Mund aufmachen konnte, hatte die Kleine allen erklärt, was Sache ist: In Mamas Bauch wächst ein Baby. Nanda wusste auch darüber Bescheid, wie es da reingekommen war und dass das Baby eines Tages durch die Scheide aus Mamas Bauch wieder rausmuss. Das tut dann doll weh und darum braucht die Mama eine Hebamme.

Nachdem sie uns ihren für meinen Geschmack einen Hauch zu detaillierten Bericht präsentiert hatte, schlenkerte die Kleine auf dem Stuhl mit den Beinen und sah dabei sehr zufrieden aus mit sich und der Welt.

Der Blick der Eltern wanderte zwischen ihrer Tochter und mir hin und her. Beider Lächeln zeigte eine Mischung aus Stolz und peinlicher Berührtheit. Ich wollte lieber nicht wissen, wovon der kleine Naseweis sonst noch so alles Kenntnis besaß, und beeilte mich, das Gespräch zu übernehmen.

»Okay«, begann ich, »vermutlich werden wir uns ja nicht bei der Entbindung sehen, aber für den Fall der Fälle ist es natürlich besser, wenn wir uns vorher schon einmal kennengelernt haben.«

Eigentlich wurde Raffaela von meiner Kollegin Eva betreut. Sie hatte nach der Geburt von Nanda auch schon die Nachsorge übernommen. Das hatte Raffaela so gut gefallen, dass sie sich Eva nun als Beleghebamme ausgesucht hatte. Einzelbetreuungen waren bei uns eine große Ausnahme, normalerweise kümmern wir uns immer gemeinsam um die Frauen – das war ja auch die Idee mit unserer Praxis. Die Geburt übernimmt dann, wer gerade von uns beiden Rufbereitschaft hat. Aber Raffaela hatte sich nun eben ausdrücklich Eva als Hebamme gewünscht. Ich traf sie nur, damit wir uns nicht völlig fremd waren, falls Eva zum Entbindungszeitpunkt krank oder sonst wie verhindert war.

Bei Raffaela kam allerdings noch ein klitzekleiner Aspekt hinzu: Eva hatte mir anvertraut, dass sie eventuell eine Hausgeburt in Erwägung zog. Davon war ich alles andere als begeistert. Eva und ich genießen als Beleghebammen zwar auch bei Hausgeburten Versicherungsschutz – denn es kann ja immer mal passieren, dass man es nicht schnell genug ins Krankenhaus schafft, weil das Kind es etwas eiliger hat. Wir bieten diese aber nicht ausdrücklich an. Bei Hausgeburten ist kein Arzt anwesend, also ist man als Hebamme die zentrale Figur mit der medizinischen Verantwortung. Ich nehme jedoch lieber die schützende Hand des Krankenhauses in Anspruch. Eva war da zwar etwas flexibler, allerdings hatte sie noch nicht sehr viel Erfahrung mit Hausgeburten.

In Raffaelas Fall hatte Eva nun also zu meinem Bedauern die Bereitschaft signalisiert, sie bei der Entbindung auch im trauten Heim zu betreuen. Das war natürlich Evas Entscheidung. Der Haken an der Sache war, dass sie anschließend mich gefragt hatte, ob ich als Unterstützung mit dazukommen könne. Insgeheim hoffte ich, dass Raffaela den Gedanken an eine Hausgeburt schon wieder verworfen hatte. Bei unserem Treffen wollte ich auf keinen Fall schlafende Hunde wecken und sprach die Sache lieber erst einmal nicht an. Stattdessen erklärte ich Raffaela und ihrem Mann das Entbindungsprozedere im Marienkrankenhaus und meine Arbeitsweise.

»Aber, wie gesagt, bei der Geburt wird euch ja aller Wahrscheinlichkeit nach Eva begleiten«, schloss ich meinen Bericht. »Es sei denn, das Kind macht sich ausgerechnet zu Karneval auf den Weg …«

Alle lachten. Raffaela und Claus kannten Eva inzwischen gut genug, um zu wissen, dass sie ein »rheinsche Mädsche« war und damit zwangsläufig ein echter Karnevalsjeck. Sie war in der Nähe von Köln aufgewachsen, und wenn es etwas gab, das ihr heilig war, dann waren es die Tage zwischen Altweiberfastnacht und Aschermittwoch. In dieser Zeit fuhr sie jedes Jahr zurück in heimatliche Gefilde, komme, was da wolle. Ich hegte den dringenden Verdacht, dass sie in dieser Woche noch nicht mal zu ihrer eigenen Entbindung erscheinen würde. Ich hingegen hasse Fastnacht. Vereinsmeierei, Alaaf, Helau und Duff-Dä-Dä sind mir ein Graus, da arbeite ich lieber. Auf diese Weise ergänzen wir uns wirklich hervorragend, Eva und ich.

Raffaelas errechneter Entbindungstermin lag allerdings erst eine ganze Woche nach Aschermittwoch und da auch Raffaelas erstes Baby am Termin geboren worden war, machte ich mir nicht allzu viele Gedanken.

Ich wollte mich gerade schon verabschieden, als Raffaela plötzlich meinte: »Du, Esther, noch was … Ich hatte mit Eva auch über die Möglichkeit einer Hausgeburt gesprochen, ich weiß nicht, ob sie das erwähnt hatte …«

*Mist*, dachte ich.

»Ja, hat sie«, gab ich zu. »Aber Eva hat dir bestimmt auch erzählt, dass wir normalerweise keine Hausgeburten betreuen.«

Ich zog eine Schublade in einem Schränkchen neben dem Schreibtisch auf und holte eine Liste mit den auf Hausgeburten spezialisierten Frankfurter Hebammen hervor, die ich vor Raffaela auf den Tisch legte: »Wenn du dich dazu entschließen solltest, das Kind auf jeden Fall zu Hause zu bekommen, möchte ich dir empfehlen, dich bei einer dieser Kolleginnen vorzustellen. Die sind da besser drauf eingestellt als wir.«

Raffaela runzelte die Stirn, nahm die Liste aber an sich.

In diesem Moment begann Nanda zu quengeln: »Mama, krieg ich jetzt mein Eis?« Schon kurze Zeit später waren alle drei zur Tür hinaus …

In den kommenden Monaten hatte ich wenig Anlass, an Raffaela zu denken. Sie fiel mir erst wieder ein, als Eva mir eines Tages berichtete, dass sie sich trotz aller Ratschläge dazu entschlossen hätte, das Kind zu Hause zu entbinden. Und zwar, na wunderbar, nicht mit einer der von mir empfohlenen Hebammen, sondern mit Eva. Das bedeutete: zwangsläufig auch mit mir.

»Wenn das so ist«, sagte ich, »möchte ich sie aber auf jeden Fall noch einmal sehen.«

Einige Tage später saßen Raffaela und ich uns also ein zweites Mal gegenüber, ihr Babybauch war inzwischen zu einer stattlichen Kugel angewachsen. Diesmal war sie glücklicherweise ohne Anhang erschienen. Das war dann so weit die gute Neuigkeit. Die schlechte folgte, als ich mich nochmals genauer nach dem Verlauf ihrer ersten Entbindung erkundigte. Raffaela erzählte mir im Plauderton, dass sie von Arnie im Marienkrankenhaus entbunden worden war. Nun ist Arnie einer der verantwortungsbewusstesten Ärzte, die ich kenne, und so gut er als Arzt ist, so gute Nerven hat er auch. Er würde bei einer zu einer Spontangeburt entschlossenen Frau niemals einen Kaiserschnitt machen, wenn er nicht vorher sein Möglichstes getan hätte, damit das Kind auf natürlichem Wege zur Welt kommt. Doch bei Raffaela hatte er sich zum Kaiserschnitt durchgerungen – nach geschlagenen sechs Stunden, in denen ihr Muttermund bereits komplett geöffnet war. Ein Arzt mit weniger Geduld und Menschenliebe hätte da längst zum Skalpell gegriffen, denn normalerweise wird ein Baby bei diesem Befund nach spätestens zwei Stunden geboren. Raffaelas Kind kam dann im allerletzten Augenblick zwar doch noch spontan, aber eins war mir sofort klar: Nandas Entbindung musste alles andere als ein Spaziergang gewesen sein. Ich fluchte innerlich. Na, herzlichen Dank, Eva!

»Eva, bitte sag, dass das nicht dein Ernst ist! Raffaela hat alles andere als locker entbunden. Das war haarscharf an ’ner Sectio vorbei!«, explodierte ich, als ich Eva im Anschluss an Raffaelas Besuch gerade noch in der Küche erwischte, bevor sie zu ihren Nachsorgen verschwand. Meine junge Kollegin verzog entschuldigend das Gesicht.

»Ja, ich weiß, Esther«, entgegnete sie. »Aber die Hausgeburt ist ihr wirklich wichtig …«

Das konnte mich nicht besänftigen, ich war auf 180.

»Das Kind ist nicht gerade klein, das Raffaela da im Bauch hat«, schimpfte ich. »Lass es nur 500 Gramm mehr haben als das erste, und wir kriegen ’ne satte Schulterdystokie!«

Schulterdystokie bedeutet, dass der Kopf des Babys bereits geboren wurde, es aber mit der Schulter im Mutterleib stecken bleibt. Eine sehr gefährliche Situation.

»Jetzt mal doch nicht gleich den Teufel an die Wand«, entgegnete Eva und schlüpfte in ihren Mantel. »Das wird schon gut gehen. Ist schließlich das zweite Kind.«

Ich überlegte kurz. Es stimmte natürlich, dass die zweiten Kinder in der Regel schneller und problemloser geboren wurden. Schließlich sagte ich: »Gut. Aber ich mach bei dieser Geschichte nur unter einer Bedingung mit: Sobald es auch nur die Andeutung eines schrägen Herztons beim Baby gibt, brechen wir ab und verlegen die ganze Chose in die Klinik!«

Eva grinste und nickte: »Na klar, auf jeden Fall, das habe ich Raffaela sowieso schon gesagt.«

Es war in der Nacht zum Fastnachtssonntag als mich mein Handy nachts um kurz nach eins aus dem Schlaf riss. Am anderen Ende war Michelle, eine Neunundzwanzigjährige, die ihr zweites Kind erwartete. Sie ließ mich wissen, dass sie bereits auf dem Weg in den Kreißsaal sei. Ich beeilte mich, aus dem Haus zu kommen, und als ich gut zwanzig Minuten später im Marienkrankenhaus ankam, kniete sie schon schwer atmend vor dem Kreißbett. Es wurde eine rasche, schöne Geburt und bereits um Viertel vor sieben war ich wieder zu Hause. Hundemüde zwar, aber glücklich, dass alles so reibungslos und flott über die Bühne gegangen war. Ich zitterte vor Müdigkeit, Kälte und Erschöpfung, doch zwang mich noch zum schnellen Duschen und Zähneputzen. Dann lief ich auf Zehenspitzen über unser furchtbar knarzendes Parkett ins Schlafzimmer und schlüpfte zu Liv und Victor unter die kuschlig warme Decke. Sofort spürte ich, wie jeder Muskel meines Körpers sich entspannte. *Ja, das hast du gut gemacht. Das hast du dir jetzt verdient. Hoffentlich lässt Liv dich noch ein paar Stunden schlafen.*

Ich ließ mich in diese wohlige Schwere hineinsacken, das leise Schnarchen meines Freundes driftete langsam aus meiner Wahrnehmung und dann … schnellte ich hoch.

Mein Handy klingelte in der Diele. Meine eben noch so herrlich bettschweren Muskeln waren sofort wieder auf Zack, jahrelange Konditionierung. Ich schlug die Decke zurück und schwang meine Beine über den Bettrand. Kurz wurde mir schwarz vor Augen, dann tapste ich benommen in den Flur, wo das Mobiltelefon auf der Kommode vor sich hin hüpfte:

»Hallo?«

»Hallo Esther, hier ist Raffaela. Ich hab jetzt seit drei Stunden Wehen. Ich denke, du könntest dich langsam auf den Weg machen.«

»Okay, gut, bis gleich«, hörte ich mich sagen.

Ich ging zurück ins Schlafzimmer, das Handy noch in der Hand. Setzte mich auf die Bettkante. *Ich kann nicht. Gott, ich bin so müde.*

Plötzlich überkam mich Angst. Diese verdammte Hausgeburt. Eva hatte unbedingt eine zweite Hebamme dabeihaben wollen. Die ganze Zeit hatte ich mich gewehrt und jetzt hatte ich den Salat! Jetzt war ich ganz allein, denn Eva war natürlich in Köln bei ihren bescheuerten Jecken. *Ich muss Arnie anrufen,* schoss es mir durch den Kopf. *Du kannst Arnie jetzt nicht anrufen,* kam der nächste Gedanke gleich hinterher. Ich klickte auf »Messages«, um ihm wenigstens eine SMS zu schreiben. Ich hatte das dringende Bedürfnis mich jemandem mitzuteilen, der mich kennt und mich und meinen Beruf versteht.

HI ARNIE, schrieb ich, DU KANNST DIR NICHT VORSTELLEN. An dieser Stelle hielt ich inne, weil mir plötzlich klar wurde, dass mir Arnie jetzt auch nicht helfen konnte. Niemand konnte mir helfen. Ich begann zu weinen. Ich weiß nicht genau, wie lange ich da auf der Bettkante saß und still vor mich hin weinte, bis meine Angst auf einmal in Wut umschlug. *Ich könnte dich um-*

*bringen, Eva. Dass du mir das eingebrockt hast.* Aus der Wut auf Eva wurde schließlich Wut auf mich selbst. *Ich Rindvieh! Ich blöde Kuh! Ich hätte es wissen müssen! Warum bin ich so ein Volldepp?* Und dann kam schließlich der Gedanke, der mir in unausweichlichen Situationen immer kommt: *Da muss ich jetzt durch!*

Es half alles nichts, ich musste jetzt raus in die Nacht, ich musste da hin. Ich warf einen Blick auf den Digitalwecker neben dem Bett. Immerhin, eine halbe Stunde war schon rum. Es konnte gut sein, dass Raffaela schon presste und mir das Kind in die Arme fiel. Oder eben nicht. Aber dann würde ich einfach warten, bis der erste falsche Herzton kam – und ab ging es in die Klinik. Auf einmal fühlte ich so was wie Entschlossenheit. Ich zog mich rasch an, warf mir meinen Mantel über, verließ die Wohnung und rannte zum Auto. Im Radio suchte ich noch schnell nach einem Sender, so viel Zeit musste sein. Auf hr3 lief »Highway To Hell«. Das passte. Ich ließ den Motor an und fuhr los.

Die Gegend, in der Raffaela wohnte, kannte ich sehr gut, denn hier hatte mein Vater die letzten Jahre seines Lebens gewohnt, bis er den Kampf gegen den Krebs verloren hatte. Ich hatte ihn häufig mit meinen Kindern besucht, manchmal sogar für mehrere Tage. Eine melancholische Stimmung breitete sich sofort in mir aus, als ich jetzt in die Siedlung mit den typischen Mehrfamilienhäusern hineinfuhr.

Um zwanzig vor acht parkte ich meinen Wagen. Der gefrorene Schnee knackte unter meinen Reifen. Ich stand direkt an dem Spielplatz, auf dem ich vor wenigen Jahren noch so viel Zeit verbracht hatte. Sonst war hier ein beliebter Treffpunkt, aber an einem Sonntagmorgen im Februar bei minus drei Grad Celsius war natürlich keine Menschenseele zu sehen. Ich stieg aus dem Wagen und die eisige Luft legte sich sofort wie ein kalter Waschlappen auf mein Gesicht. Eigentlich bin ich eine richtige Frostbeule, aber an diesem Morgen belebte und beruhigte mich das gleichermaßen. Ich schloss die Augen und atmete noch einmal tief durch …

Fräulein Naseweis empfing mich mit einem fröhlichen »Hallo!« an der Tür. Klar, die war natürlich auch mit dabei, heute musste mein Glückstag sein. Die Kleine hüpfte wie ein aufgescheuchtes Huhn durch die Wohnung, der Vater grinsend hinterher.

Die Einrichtung präsentierte sich als eine bizarre Mischung aus modernem Minimalismus und sozialem Wohnungsbau. Der Fußboden bestand aus edlen polierten Holzdielen, sehr unüblich für solch ein Mietshaus, mein Vater hatte auf Laminat gewohnt. Die Küche vorn links war der übliche schmale Schlauch, in dem sich schmutziges und nicht ganz so schmutziges Geschirr eine Schlacht um den letzten freien Platz lieferten. Im Wohnzimmer gegenüber erhaschte ich den Blick auf gerade mal drei Einrichtungsinseln: Ein kleiner Tisch mit zwei Stühlen, ein schmales Sofa und eine Stereoanlage mit riesigen Boxen.

Das Schlafzimmer stand im krassen Gegensatz zu dieser Kargheit. Der kleine Raum war vollgestopft. Einem Monstrum von Kleiderschrank stand im Minimalabstand ein von Kommode und Nachttischchen eingerahmtes Doppelbett gegenüber, das die beiden möglicherweise von ihren Großeltern geerbt hatten. Man konnte es jedenfalls mit Fug und Recht als »gutbürgerlich« bezeichnen. Mitten auf diesem Bett hatte sich Raffaela positioniert. Sie kniete auf dem Bett, den nackten Po dem Eintretenden – in diesem Fall also mir – zugewandt. *Kommune* 1, dachte ich unwillkürlich. Diese Leute machten aus der Geburt definitiv ein Happening. Von mir aus sollten sie das natürlich tun, aber warum ausgerechnet mit mir als Hebamme?

Ich begrüßte Raffaela, sie konnte sich trotz Wehen sogar noch ein Lächeln abgewinnen. Ich war mir allerdings nicht sicher, ob ihr wirklich danach zumute war, oder ob sie sich in Gegenwart ihrer Tochter zur guten Laune zwang. Dann verschwand ich schnell im Badezimmer, um mir die Hände zu waschen – dieser Raum war nun die absolute Krönung. Hier war wohl seit Grundsteinlegung der Siedlung nichts mehr erneuert worden. Noch nicht einmal warmes, geschweige denn heißes Wasser gab es am Waschbecken. Nur über der Badewanne und das vermutlich auch nur sonntags! Was ein Glück, dass das hier die Realität war, und nicht ein Spielfilm, in dem man zum Kinderkriegen immer eimerweise heißes Wasser brauchte!

»Soll Nanda wirklich mit dabei sein?«, fragte ich, als ich zurück im Schlafzimmer war und machte eine Kopfbewegung in Richtung des kleinen Mädchens, das neugierig im Türrahmen stand. Statt Raffaela antwortete mir ihr Mann: »Aber sicher, warum denn nicht? Das ist doch alles ganz natürlich!«

Oje, die Pädagogiknummer, ich hatte es befürchtet – wenn das mal kein ganz natürliches Trauma für das Töchterchen gab. Ich zuckte mit den Schultern und quetschte mich in den engen Spalt zwischen Kommode und Doppelbett, um die Herztöne des Babys abzuhören: *Dedum, dedum, dedum.* Von schrägem Herzton keine Spur, alles klang fein. Dann untersuchte ich Raffaela. Dabei stellte ich fest, dass der Muttermund bereits vollständig geöffnet war, die Blase aber noch stand. Letzteres ist unser Hebammen- und Ärztejargon für eine noch nicht gesprungene, also noch nicht geplatzte Fruchtblase. Den Kopf des Babys ertastete ich durch Raffaelas Bauchdecke im Beckeneingang.

»Also, wenn wir jetzt in der Klinik wären, könnte ich die Fruchtblase öffnen«, sagte ich zu Raffaela. »Dann wäre das Baby bestimmt sehr schnell da. Hier kann ich das allerdings nicht machen …«

Raffaela nickte lächelnd: »Ist in Ordnung, dann warten wir eben.«

Okay, den Versuch war es wert gewesen. Zwar hätte man auch in der Klinik die Fruchtblase nicht geöffnet, aber ich hatte gehofft, Raffaela mit dieser Aussage vielleicht dorthin zu bekommen. Nun, das hatte wohl nicht geklappt. Ich unterdrückte ein Seufzen und erläuterte ihr, dass wir mit offenem Muttermund noch eine Stunde warten könnten. Falls das Kind innerhalb dieser Stunde nicht zur Welt käme, müssten wir ins Krankenhaus fahren. Und sollten vorher andere Auffälligkeiten auftreten, sei es notwendig, dass wir sofort abbrächen. Sie war mit allem einverstanden.

Ich widmete mich also wieder hoffnungsvoll den Herztönen. Ein kleiner Holperer war alles, was ich als Rechtfertigung brauchte, um zum Aufbruch zu blasen. *Dedum, dedum, dedum*, hörte ich. Alles fein, immer noch. Fünf Minuten später das Gleiche wie zuvor: *Dedum, dedum, dedum*. Vielleicht mal während der Wehe horchen? *Dedum, dedum, dedum*.

Inzwischen war es acht Uhr geworden. Raffaelas Lächeln war verschwunden, ihre Lippen waren zu einem schmalen Strich zusammengepresst. Sie sagte, dass jetzt stark etwas drücke, auch die Wehen waren noch stärker geworden. Ich untersuchte sie erneut. Wie schon beim ersten Mal kniete sie dabei aufrecht im Bett, hatte die Hände an die

Wand gestützt und hielt mir den Po entgegengestreckt. Bereits im Scheideneingang fühlte ich die Fruchtblase und zog meinen Finger vorsichtig wieder heraus.

»Das, was da so drückt, ist die pralle Fruchtblase«, erklärte ich. »Leider nicht der Kopf. Das heißt, er sitzt noch ziemlich weit oben. Da können wir weiter nur abwarten.«

*... oder ins Krankenhaus fahren,* dachte ich und hörte zur Abwechslung noch mal die Herztöne ab.

Acht Uhr fünf: *Dedum, dedum, dedum.*

Acht Uhr neun: *Dedum, dedum, dedum.*

Acht Uhr fünfzehn: *Dedum, dedum, dedum.*

Raffaela stand inzwischen deutlich die Angst ins Gesicht geschrieben, dass diese Geburt sich ebenso ziehen könnte wie ihre erste. Der Zwang, sich zusammennehmen zu müssen, um ihre kleine Tochter nicht zu erschrecken, setzte ihr auch sichtlich zu. Die Arme sah richtig verzweifelt aus, während sie ihre Zähne zusammenbiss und einen Schmerzensschrei nach dem nächsten herunterschluckte. Fräulein Naseweis hatte allerdings längst mitbekommen, dass das hier alles andere als ein Kindergeburtstag war. Obwohl, nun ja, genau genommen war es ja einer. »Mama!«, jammerte sie leise. Die Kleine war ziemlich blass geworden und knetete den Stoffhasen, den sie in der Hand hielt. Ihr Papa versuchte sie mit gekünstelter Heiterkeit abzulenken, aber es gelang ihm nicht so recht.

Acht Uhr dreißig, die Stunde neigte sich dem Ende. Ich wagte noch einmal vorsichtig eine Untersuchung. Der Befund war der gleiche wie zuvor: Die Blase war prall, vom Kopf keine Spur. Ich gab Anweisung, einen Krankenwagen zu schicken. Raffaela nickte erleichtert und fing nun wie befreit an zu weinen. Das war endgültig zu viel für die kleine Nanda. Sie begann lauthals mitzuschluchzen. Ihr Vater nahm sie auf den Arm, tätschelte ihr den Rücken und versuchte ihr zu erklären, dass leider nicht alles so geklappt hatte, wie sie sich das gedacht hatten, und dass die Mama jetzt im Krankenhaus das Baby bekäme. Die Worte verfehlten vollkommen ihre angestrebte beruhigende Wirkung. Die Kleine wurde jetzt geradezu panisch und schrie wie am Spieß!

Währenddessen versuchte ich Raffaela von der Notwendigkeit zu überzeugen, sich untenrum ein wenig zu bekleiden, doch sie schien das nur mit halbem Ohr mitzubekommen. Entkräftet kniete sie noch immer auf dem Bett und ich probierte, ihr in dieser Position Unterhose und Hose halbwegs überzuziehen. Von dem engen Zwischenraum zwischen Kommode und Bett aus war das eine geradezu akrobatische Übung. Als die Umstandshose schließlich auf Dreiviertel der Pobacke hängen blieb, beschloss ich, dass das reichen musste. *Dingdong*, klang es nun aus der Diele. Endlich! Die Sanis waren da!

War es bislang schon recht eng gewesen, drängte sich eine halbe Minute später eine geradezu grotesk große Menschenmenge im winzigen Schlafzimmer. Raffaelas Mann stand mit der heulenden Vierjährigen auf dem Arm am Fußende des Bettes, ebenso wie die drei Sanitäter – zwei Männer und eine Frau. Derweil versuchte ich, Raffaela irgendwie aus dem Bett zu bugsieren. Benommen und schwerfällig kroch sie rückwärts auf allen vieren in Richtung Bettkante – auf die engste Stelle zu, die es in diesem schon engen Schlafzimmer überhaupt gab. Ich kniete mich schließlich neben das Fußende auf den Boden, mit Raffaelas Schuhen in der Hand, damit sie aus ihrer rückwärtigen Position direkt hineinschlüpfen konnte. Links von mir auf dem Boden, direkt vor der Kommode, lag ein Stapel Papiere, der mir jetzt erst auffiel. Es sah aus wie Abschriften von Geburtsurkunden, Dokumente, die man zur Anmeldung eines Kindes braucht. *Warum liegen die ausgerechnet hier*, schoss es mir durch den Kopf.

Endlich hatte Raffaela die Bettkante erreicht und streckte mir den linken Fuß entgegen. In diesem Augenblick sprang die Blase. Ich entging knapp einer Dusche, stattdessen unterspülte eine Fruchtwasserflut die Dokumente zu meiner Linken. Für einen kurzen Moment schaukelten die Papierbögen auf den Fluten wie Flöße, die man gerade zu Wasser gelassen hatte. Raffaela schrie. Ich warf die Schuhe zur Seite und zerrte ihr, so gut es ging, die Hose wieder herunter. Die Sanitäterin reichte mir ein Paar Handschuhe, alle anderen starrten wie gebannt auf das, was da jetzt kam …

Und was da kam, das war Maximilian.

Es war exakt neun Uhr, als ich ihn zwischen Kommode, Bett, Beinen und feuchten Dokumenten hervorangelte. Er schrie kräftig, zappelte mit den Ärmchen und zauberte allen ums Bett Stehenden ein fettes Grinsen aufs Gesicht. Selbst der kleine Naseweis konnte wieder lachen. Und ich, ich war einfach nur heilfroh! Lieber Gott, vielen Dank! Darauf ein dreifaches Kölle Alaaf!

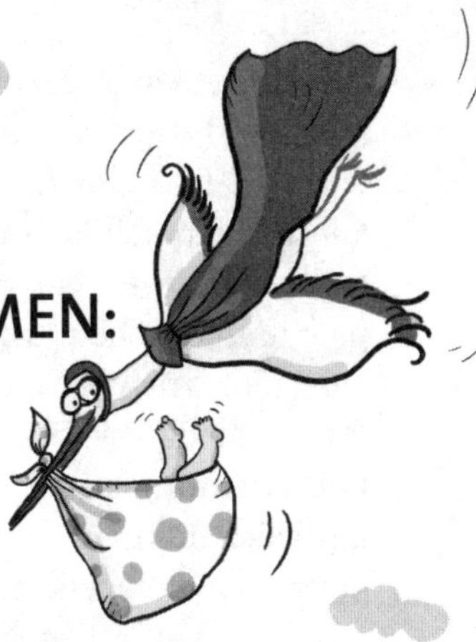

# ZUSAMMENGENOMMEN: STATT EINES NACHWORTS

Das Leben ist zu kurz, um sich hängen zu lassen.

Das Poster von Alfred Hitchcock in meinem Flur, von dem er mir insgeheim *Nimm dich zusammen* zuzurufen scheint, erinnert mich jeden Tag daran. Was nicht heißt, dass ich nicht auch jammern kann.

Manchmal abends, wenn die Kinder schlafen, rolle ich mich erschöpft in meinem Bett zusammen und fange ganz unvermittelt an zu heulen. Weil das alles doch ganz schön viel ist: die Arbeit, die Kinder, zwei Kaninchen, zwei Meerschweinchen und drei Exmänner – und trotzdem niemand, der mich abends mal in den Arm nimmt, oder mir ein Bad einlässt, mir einen Tee kocht oder sich mit mir auf die Couch setzt und mir etwas vorliest.

Aber spätestens am nächsten Morgen, wenn Hitchcock mir seinen Zeigefinger geradezu in die Nase zu stecken droht, ist es wieder vorbei.

*Schon gut, Alfred,* denke ich dann, *ich mach ja schon.*

An ein paar Tagen in der Woche fahre ich seit einiger Zeit nicht mehr in unsere Praxis. Da bin ich in unserem Hebammenladen, den ich mit Eva eröffnet habe. Auf die

Idee waren wir gekommen, weil Eva und ich von den jungen Müttern oft nach der richtigen Kleidung gefragt wurden. Das war immer schwierig zu beantworten. Wir kannten einfach kein Geschäft, das wir durchweg empfehlen konnten. Es gab natürlich punktuell hier und da ein paar gute Sachen, aber die waren über die ganze Stadt verstreut. Also warum nicht selbst einen Laden eröffnen, der genau das bietet, was wir von Babykleidung erwarten? Die Kleidung sollte bequem sein, ohne Giftstoffe, aus natürlichen Textilien. Sie sollte aus Kindern keine Modepüppchen machen, aber eben auch nicht aussehen, wie aus der Waldorf-Mottenkiste. Sie sollte ökologisch und sozial fair gehandelt sein. Und es sollte sie natürlich auch in ganz kleinen Größen geben – für Frühchen.

Der Laden soll Entlastung für die Zukunft bringen und eine Einnahmequelle für das Alter sein, falls Eva und ich mit 60 Jahren mal keine Kinder mehr entbinden und uns die Nächte um die Ohren schlagen wollen. Aber im Moment ist der Laden noch ein zusätzlicher Job – zusätzlich zur Praxis mit Vorsorgen und Kursen, unseren Nachsorgen und natürlich den Geburten. Fünf bis sieben Geburten betreue ich im Monat. Wenn ich in den Kreißsaal gerufen werde, dann muss der übrige Arbeitstag umgeschmissen oder umorganisiert werden.

Dann heißt es: Eva und Rebecca, bitte übernehmen! Umgekehrt ist das natürlich genauso. Wenn die Geburt über die ganze Nacht geht, dann verbringe ich den nächsten Tag übermüdet. Und an Tagen, an denen der Anruf aus dem Kreißsaal ganz ungünstig kommt, also zwischen drei und sechs Uhr morgens, muss ich meine Jüngste, Liv, auch mal nachts wecken und ins Marienkrankenhaus mitnehmen, wo sie dann im Hebammenzimmer schläft, bis ich fertig bin.

Ach ja, das Marienkrankenhaus.

In spätestens zwei Jahren soll es abgerissen werden. Die geburtshilfliche Abteilung zieht dann um ins Elisabethenkrankenhaus. Das macht mich ein bisschen traurig. Zwar bleibt das Team erhalten, aber mit dem Marienkrankenhaus, diesem großen, sonnenfarbenen alten Gebäude, verbinde ich einfach viele Erinnerungen. Meine beiden Söhne habe ich hier entbunden, hier habe ich mein Praktikum gemacht. Und hier arbeite ich als Beleghebamme, seit ich diesen Beruf ergriffen habe.

Die Atmosphäre im Marien ist liebevoll. Das merken auch die Frauen, die ich betreue, und das ist sehr wichtig für eine entspannte Geburt. Ich kenne keine andere Klinik, in der auf die Patienten derart eingegangen wird, vor allem auf der Wochenstation. Auch die Stimmung unter den Hebammen ist einfach gut. Es gibt kaum Mobbing und so gut wie keine Querulanten.

Als ich anfing, hatte ich darum keine Scheu, die älteren und erfahreneren Kolleginnen um Rat zu fragen. Inzwischen gehöre ich zu den Erfahrenen und werde von den Jungen um meine Einschätzung gebeten, das ist schön. Dass Ärzte und Hebammen auf Augenhöhe miteinander umgehen können, lernte ich ebenfalls im Marienkrankenhaus.

Vor allem von und mit Arnie.

Eigenartigerweise hatte ich die meisten interessanten Geburten mit ihm. Meist waren das die, bei denen nicht alles wie am Schnürchen lief. Im Laufe der Jahre wurde es zu einer Art *running gag*: Wir geben uns immer gegenseitig die Schuld daran, wenn wir mal wieder bei einer gemeinsam betreuten Geburt einen Verlauf abseits der Norm hatten. Eine Kollegin tröstete uns einmal mit der Theorie, dass uns beiden Unerwartetes darum so oft passiere, weil wir auch in der Lage seien, solche Situationen souverän zu meistern!

Man kann sich natürlich alles schönreden, aber das Kompliment nehmen wir gerne an. Arnie und mich verbinden dabei auch noch ganz unerwartete Dinge: Mathilda wünschte sich vor ein paar Jahren ein bestimmtes Hochbett, das es aber in dem großen skandinavischen Möbelgeschäft nicht mehr zu kaufen gab. Über Wochen probierte ich, im Internet eines zu ersteigern, das in der Gegend von Frankfurt angeboten wurde. Aber ich hatte nie Glück. Die Preise stiegen entweder ins Absurde oder ich konnte zu Auktionsende nicht an den Rechner. Dann kam der Morgen, an dem ich mal wieder übermüdet von einer Geburt – mit Arnie – nach Hause kam, und mir einfiel, dass ich auf ein Bett geboten hatte. Ich schaltete den Computer ein und hatte kurz darauf ein entzücktes Grinsen im Gesicht: *Herzlichen Glückwunsch* gratulierte eine Mail des Auktionshauses. Ich loggte mich ein, um den Verkäufer zu kontaktieren, und was las ich da? Es war Arnie! Mathilda schläft also bis heute in dem Bett, das einmal einer seiner Töchter gehörte …

Meine Kinder versuchen nach all den Jahren immer noch, sich meinem Leben anzupassen, aber verstehen tun sie es wohl bis heute nicht so richtig. Mathilda hat mir einmal ein Bild gemalt, nachdem ich sehr lange bei einer Entbindung gewesen war. Damals war sie sieben Jahre alt. Auf dem Bild waren in bunten Farben Eier und Küken zu sehen. Daneben stand: ›Das Küken schlüpft ganz alleine aus dem Ei! Mama, bring doch lieber Küken zur Welt, dann hast du mehr Zeit!‹

Ich wusste nicht, ob ich lachen oder weinen sollte.

Natürlich versuche ich, so viel Zeit wie möglich mit meinen Kindern zu verbringen. Wir ziehen unsere Energie aus den Momenten, in denen wir gemeinsam durch die Wohnung tanzen, Kuchen backen oder uns auf ein Wochenende freuen, an dem vermutlich keine Geburten stattfinden. Im Sommer fahren wir nach Holland, da freuen wir uns das ganze Jahr drauf. Dort leben wir direkt am Strand, gehen mit sandigen Füßen ins Bett und wachen vom Meeresrauschen wieder auf.

Aber ich gebe es zu, ich bin auch glücklich, wenn ich wieder nach Hause komme. Ich genieße es, wenn ich die Tür zur Praxis öffne und rieche, dass Rebecca schon Tee gekocht hat. Ich bin glücklich, wenn ich die Babys im Rückbildungskurs auf den Knien schaukele oder wenn eine neue Lieferung Strampler im Hebammenladen eintrifft. Aber vor allem freue ich mich, wenn ich wieder einem winzigen Menschen gesund auf die Welt geholfen habe.

Ich mag mein Leben. Und ich mag meinen Beruf.

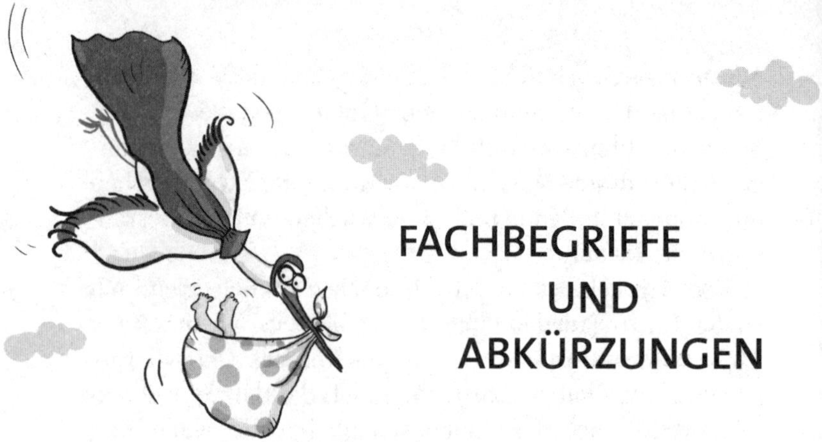

# FACHBEGRIFFE UND ABKÜRZUNGEN

**Amnion:** Innere gefäßlose Schicht der Fruchtblase

**Amniozentese:** Fruchtwasseruntersuchung zur Bestimmung genetischer Anomalien, etwa der Trisomie 21

**Anhydramnion:** Ein Mangel an Fruchtwasser, das Kind liegt auf dem Trockenen, ein Zustand, der bestimmte Risiken birgt

**Beckenendlage (BEL):** Das Baby liegt mit dem Po zuunterst, bis vor Kurzem war diese Lage immer eine Indikation für einen Kaiserschnitt, inzwischen haben immer mehr Kliniken Spezialisten, die eine Spontangeburt auch mit BEL möglich machen.

**Blasensprung:** Das Bersten der Fruchtblase im Verlaufe der Geburt

**Dopton:** Herztonmesser

**Eihaut:** Fruchtblase, siehe auch Amnion

**Fundus:** Die Oberkante der Gebärmutter. Als Hebamme kann man sie von außen ertasten, sie gibt Aufschluss über den Stand der Schwangerschaft

**Hysterektomie (HE):** Entfernen der Gebärmutter, eine seltene Notmaßnahme, oft infolge unkontrollierbarer Blutungen

**Kardiotokograph (CTG):** Kombinierter Wehenschreiber und Herztonmesser, wird den Schwangeren zur besseren Geburtsüberwachung umgeschnallt

**Kristeller-Manöver:** Manöver, bei dem die Geburtshelfer – Arzt oder Hebamme – das Kind von außen Richtung Geburtskanal schieben. Die Methode ist benannt nach dem Gynäkologen Samuel Kristeller, der sie gegen Ende des 19. Jahrhunderts zum ersten Mal beschrieben hat.

**Nabelschnurumschlingung (NSU):** Das Baby hat im Mutterleib die Nabelschnur um den Hals, das ist bei etwa einem Drittel aller Schwangerschaften der Fall. Kann gefährlich sein, muss aber nicht.

**NRW:** Kurz für Notrettungswagen, Krankenwagen

**Periduralanästhesie (PDA):** Eine in den Hohlraum zwischen innerer und äußerer Schicht der Rückenmarkshaut gesetzte Betäubung, die den Geburtsschmerz teilweise nimmt

**Ruptur:** Bersten einer Narbe durch erneute Belastung, zum Beispiel einer alten Kaiserschnittnarbe bei einer darauf folgenden natürlichen Geburt

**Sectio:** Fachbegriff für den Kaiserschnitt, bei dem das Kind durch einen Bauschnitt aus der Gebärmutter geholt wird

**Saugglockengeburt:** Siehe Vakuumextraktion

**Spontangeburt:** Eine ›normale‹ vaginale Geburt ohne Kaiserschnitt

**Vakuumextraktion (VE):** Das Kind wird per Saugglocke aus dem Mutterleib gezogen.

**Verstreichen:** Das Abflachen des Muttermundes im Verlaufe der Geburt